Autonomie und Vertrauen

Holmer Steinfath
Claudia Wiesemann

zusammen mit
Reiner Anselm • Gunnar Duttge • Volker Lipp
Friedemann Nauck • Silke Schicktanz

Autonomie und Vertrauen

Schlüsselbegriffe der modernen Medizin

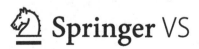
Springer VS

Holmer Steinfath
Philosphisches Seminar
Georg-August-Universität Göttingen
Göttingen, Deutschland

Claudia Wiesemann
Ethik u. Geschichte d. Medizin
Universität Göttingen
Göttingen, Deutschland

Gefördert von der VolkswagenStiftung

ISBN 978-3-658-11073-4   ISBN 978-3-658-11074-1 (eBook)
DOI 10.1007/978-3-658-11074-1

Die Deutsche Nationalbibliothek verzeichnet diese Publikation in der Deutschen Nationalbibliografie; detaillierte bibliografische Daten sind im Internet über http://dnb.d-nb.de abrufbar.

Springer VS

Lektorat: Frank Schindler, Monika Mülhausen

Gedruckt auf säurefreiem und chlorfrei gebleichtem Papier

Springer Fachmedien Wiesbaden ist Teil der Fachverlagsgruppe Springer Science+Business Media (www.springer.com)

Inhalt

Vorwort

Die Selbstbestimmung des Patienten wird in liberalen und individualisierten Gesellschaften zu Recht hochgehalten. Doch die Handlungsfreiheit des Einzelnen in einer hochkomplexen, von wissenschaftlich-technischen Rationalitäten durchstrukturierten Welt wächst nur in dem Maße, wie Personen- und Systemvertrauen ermöglicht wird. Wenn Autonomie ein Schlüsselbegriff moderner Gesellschaften ist, dann muss dies auch für Vertrauen gelten. Das betrifft in besonderem Maße die moderne Medizin. Denn Verletzlichkeit und Verunsicherung der Akteure nehmen mit den Handlungsmöglichkeiten der modernen Medizin eher zu als ab. Im Mittelpunkt der Beiträge dieses Bandes stehen deshalb Vertrauen stiftende Praktiken und Sozialsysteme sowie Ansätze, Autonomie stärker relational oder sozial zu fassen. Untersucht wird, inwiefern interpersonelles Vertrauen bzw. Systemvertrauen und Selbstbestimmungspraktiken in der Medizin zusammenhängen, wie sie generiert oder unterminiert und wie sie gerechtfertigt werden. Ein besonderes Augenmerk gilt dabei Organisationen und Institutionen, wie dem Krankenhaus oder dem Recht, sowie Kollektivakteuren, wie der Familie oder Patientengruppen. Welche Rolle spielen sie für die Interpretation und Umsetzung von Vertrauen und Autonomie in der Medizin? In sieben einander ergänzenden Beiträgen aus Philosophie, Medizinethik, Medizin, Theologie und Recht werden diese Fragen untersucht. Die Antworten, zu denen die Beiträge gelangen, weisen weit über den Bereich der modernen Medizin hinaus. Sie betreffen letztlich die Frage, wie wir uns in komplexen sozialen Zusammenhängen zugleich als selbstbestimmungsfähige und konstitutiv abhängige Wesen begreifen können.

Der Band fasst die Ergebnisse der dreijährigen gemeinsamen Forschungstätigkeit der interdisziplinären Forschergruppe „Autonomie und Vertrauen in der modernen Medizin. Erkenntnis – Praxis – Norm" an der Universität Göttingen zusammen. Die Koordination der Gruppe lag in den Händen von Dr. Katharina Beier, der wir für ihre tatkräftige und umsichtige

Arbeit sehr zu Dank verpflichtet sind. Rico Krieger, B.A. danken wir für sein sorgfältiges und gründliches Lektorat dieses Bandes. Unser besonderer Dank aber gilt der VolkswagenStiftung, die diese Zusammenarbeit durch ihre großzügige Förderung im Rahmen der Schlüsselthemen der Geisteswissenschaften erst ermöglichte.

Göttingen, im Frühjahr 2015

Holmer Steinfath   Claudia Wiesemann

Holmer Steinfath

1. Das Wechselspiel von Autonomie und Vertrauen – eine philosophische Einführung

1.1 Autonomie und Vertrauen als Schlüsselbegriffe moderner Gesellschaften

‚Autonomie' und ‚Vertrauen' sind Schlüsselbegriffe für das Verständnis und Selbstverständnis moderner Individuen und Gesellschaften.

So strittig es ist, was genau unter ‚Autonomie' verstanden werden muss, so unstrittig ist doch, dass Vielen Autonomie im Sinne eines autonomen oder selbstbestimmten Handelns und Lebens erstrebenswert erscheint. Sein Leben nach eigenen Vorstellungen führen zu können und so zu handeln, wie es den eigenen tiefsten Überzeugungen entspricht, erscheint heute vielen Menschen unverzichtbar für ein auch nur halbwegs gelungenes Leben. In zentralen Belangen ihres Lebens (und zunehmend auch ihres Sterbens) möchten sie selbst entscheiden, was zu tun und was zu unterlassen ist. Das gilt jedenfalls solange, wie ihre Entscheidungen nicht andere in deren Möglichkeiten, selbstbestimmt zu leben, beeinträchtigen oder sie mit ihren Entscheidungen andere in unzulässiger Weise schädigen. Das Ideal eines autonomen Lebens ist in modernen, liberalen Gesellschaften so fest verankert, dass jede Beschneidung von Freiheitsräumen und Partizipationsmöglichkeiten legitimationsbedürftig geworden ist. Demokratische Gesellschaften leben davon, dass sich ihre Bürgerinnen und Bürger als Gleiche achten, und diese Achtung ist wesentlich eine Achtung, in der sich die Bürgerinnen und Bürger wechselseitig als autonomiefähige Personen respektieren. Das moralische Recht wie auch die moralische Verantwortung, zumal in grundlegenden Fragen des Lebens dem eigenen Gewissen sowie eigenen Zielen und Idealen zu folgen, betrifft heute den Kern menschlicher Würde.[1]

---

[1] Vgl. R. Dworkin 1993, 166.

Im Vergleich zu ‚Autonomie' sticht ‚Vertrauen' weniger prominent als Selbstverständniskategorie moderner Individuen und Gesellschaften hervor. Das mag daran liegen, dass Vertrauen grundlegend nicht nur für moderne Gesellschaften, sondern für jede Form menschlichen Zusammenlebens ist. Ohne Vertrauen in andere und in die Verlässlichkeit lebensbestimmender Praktiken würden wir in jenen Naturzustand zurückfallen, den Hobbes drastisch als „einsam, armselig, ekelhaft, tierisch und kurz" beschrieben hat.[2] Vertrauen ist ein unverzichtbares Bindeglied nicht nur in engeren persönlichen Beziehungen, sondern gerade auch in jenen zahllosen Begegnungen mit mehr oder minder Fremden, die das soziale Gewebe jeder komplexeren Gesellschaft wesentlich ausmachen. Trotzdem ist es kein Zufall, dass vor allem Soziologen Vertrauen einen besonderen Stellenwert gerade für die Analyse spezifisch moderner Gesellschaften zuerkannt haben.[3] In modernen Gesellschaften, in denen soziale Interaktionen komplexer, flexibler und anonymer geworden sind als in traditionellen, wird Vertrauen zugleich fragwürdig und dringender denn je benötigt. Vertrauen wird zur weiterhin oder besonders heute unabdingbaren und doch oft als prekär wahrgenommenen Ressource sozialer Beziehungen und Abläufe.

In unserem individuellen wie sozialen Leben ist uns beides eminent wichtig: Autonomie und Vertrauen. Aber gerade wegen ihrer Lebensrelevanz ist die Ausdeutung von ‚Autonomie' wie von ‚Vertrauen' Gegenstand anhaltender Kontroversen, in denen das Selbstverständnis moderner Individuen und Gesellschaften sowohl artikuliert wie ständig neu geformt wird. ‚Autonomie' und ‚Vertrauen' sind deutungsoffene Kategorien, die in unterschiedlichen Kontexten Unterschiedliches bedeuten und auch in ein und demselben Kontext eine Vielzahl von Facetten aufweisen können. Und es sind Kategorien, die Phänomene umschreiben, die einander sowohl widersprechen als auch fruchtbar ergänzen können. Es ist nicht ausgemacht, dass wir beides uneingeschränkt haben können: Autonomie wie Vertrauen. Unser Streben nach Autonomie und Selbstbestimmung könnte auf Kosten von Beziehungen zu

---

[2] Hobbes 1984, 96.
[3] Siehe etwa die Arbeiten von Luhmann (2000), Giddens (1995) und Sztompka (1999). Frevert (2013) deutet Vertrauensfragen sogar als ‚Obsession' der Moderne; seit dem 18. Jahrhundert würden moderne Gesellschaften Vertrauen „zu einem Leitmotiv sozialen Handelns erheben" (Frevert 2013, 24).

anderen gehen, die von Vertrauen getragen sind. Umgekehrt könnte unsere Bereitschaft, anderen und unserer Umwelt zu vertrauen, Möglichkeiten selbstbestimmten Handelns begrenzen. Dass es Spannungen zwischen Autonomie und Vertrauen geben kann, ist schwerlich von der Hand zu weisen. Ebenso offenkundig ist jedoch, dass sich Autonomie und Vertrauen gegenseitig zu stützen vermögen und es viele Situationen gibt, wo das eine nicht ohne das andere möglich ist. Zwar gehört zu selbstbestimmtem Handeln ein gewisses Maß an Kontrolle über das eigene Handeln und seine Umstände, während Vertrauen mit einer stets riskanten Abgabe von Kontrolle einhergeht. Aber eine Person, die nicht auf andere und wesentliche Aspekte ihrer Umwelt vertrauen könnte, wäre gänzlich handlungsunfähig; ohne ein gewisses Maß an Vertrauen würden wir als Akteure wie gelähmt sein. In einem radikalisierten Hobbesschen Naturzustand epidemischen Misstrauens ließe sich nicht nur schlecht, sondern gar nicht leben. Wir brauchen beides: Autonomie nicht weniger als Vertrauen. Beide Phänomene stehen in vielfältigen Spannungen zueinander und sind doch aufeinander angewiesen. Dieser Gedanke zieht sich wie ein Leitfaden durch die Beiträge dieses Bandes.

So sehr es freilich unserem alltäglichen Verständnis entspricht, dass Autonomie und Vertrauen sich zuweilen in die Quere kommen, aber grundsätzlich miteinander vereinbar sind, so herausfordernd bleibt es, das Verhältnis beider Phänomene in seiner ganzen Vielschichtigkeit gedanklich auszuleuchten. Die Autorinnen und Autoren dieses Bandes versuchen zur Bewältigung dieser Aufgabe beizutragen, indem sie sich verschiedener Spielarten von Autonomie und Vertrauen sowie deren Verhältnis zueinander im besonderen Kontext der modernen Medizin annehmen, wie sie sich heute paradigmatisch im hochtechnisierten und hochprofessionellen Krankenhauswesen manifestiert. Autonomie und Vertrauen und ihr kompliziertes Verhältnis sind für kaum einen anderen Bereich moderner Gesellschaften ähnlich stark diskutiert worden. Im Medium der modernen Medizin zeigen sich insofern allgemeingesellschaftliche Tendenzen und Konflikte in einem besonders scharfen Licht. Der Bereich der modernen Medizin hat aber natürlich auch seine Besonderheiten, so dass Vorsicht geboten ist bei der umstandslosen Übertragung von Ergebnissen, die in diesem Bereich gewonnen wurden, auf andere Sphären der Gesellschaft. Die Beiträge dieses Bandes versuchen deswegen eine Balance zwischen der Beachtung der Besonderheit des medizinischen Kontextes und seiner über ihn hinausweisenden Bedeutung zu halten. Sie arbeiten dabei nicht mit einem einheitlichen theoretischen Ansatz. Vielmehr werden Autonomie und Vertrauen für sich und in ihrem Verhältnis zueinander aus einer Vielzahl unterschiedlicher theoretischer wie praktischer Perspektiven betrachtet. Diese Perspektiven werden nochmals durch die verschiedenen disziplinären Gebiete gebrochen, deren je eigenen Standards und Fragestellungen sich die Autorinnen und Autoren dieses Bandes jeweils verpflichtet fühlen. Einige der generellen, die Disziplinen und Problemkontexte übergreifenden Aspekte, die dabei gleichwohl zum Tragen kommen, sollen in dieser Einführung aus einem primär philosophischen Blickwinkel erörtert werden. Sie ist darum bemüht, eine Landkarte zu zeichnen, die hoffentlich hilft, die Einordnung der spezielleren Beiträge zu erleichtern und ihre Beziehungen untereinander besser einzuschätzen. Zugleich stellt sie aber auch einen eigenen Beitrag dar, der einzelne Ideen der anderen Autorinnen und Autoren dieses Bandes kritisch befragt und umgekehrt im Licht dieser Ideen selbst kritisch zu prüfen ist.

1.2 Das Recht auf Autonomie

In den auf die moderne Medizin bezogenen bioethischen Debatten spielt Autonomie mehr noch als in allgemeinen Diskussionen eine viel sichtbarere Rolle als Vertrauen. Autonomie steht im Mittelpunkt, Vertrauen wird nur am Rand betrachtet, sowenig dies der tatsächlichen Relevanz beider Prinzipien in der medizinischen Praxis entsprechen dürfte. Es ist von einem ‚Triumpf' der Autonomie in der Bioethik gesprochen worden,[4] und ein neues Ethos der Autonomie soll ein älteres Ethos des Vertrauens und der Fürsorge als normatives Leitbild für die medizinische Praxis abgelöst haben. Solche Diagnosen treffen sicherlich reale Entwicklungen, überzeichnen diese jedoch. Selbst in bio- und medizinethischen Debatten und allemal in der Praxis der Medizin herrscht in Wirklichkeit eine Unübersichtlichkeit vor, die holzschnittartige Bilder zu Zerrbildern macht.

---

[4] Wolpe 1998; vgl. auch Veatch 1984.

Wie viele andere Sektoren moderner Gesellschaften ist die moderne Medizin ein stark durch das positive Recht normiertes Praxisfeld. Autonomie tritt uns deswegen hier zunächst als Rechtsprinzip entgegen. Um Verwirrungen zu vermeiden, sollte statt von ‚Autonomie als Recht' allerdings besser von einem ‚Recht auf Autonomie' gesprochen werden.[5] Ein solches Recht verleiht seinem Träger einen bestimmten normativ-rechtlichen Status. In der Medizin sind die wichtigsten Träger eines Rechts auf Autonomie die Patientinnen und Patienten, und dies ist eine maßgebliche Facette dessen, was gemeinhin unter ‚Patientenautonomie' verstanden wird.[6] Über wichtige Verzweigungen des Rechts auf Autonomie informiert in diesem Band der Beitrag von Volker Lipp und Daniel Brauer. Grob gesprochen handelt es sich beim Recht auf Autonomie primär um ein Abwehrrecht, das sicherstellen soll, dass niemand gegen seinen Willen einer medizinisch indizierten Behandlung unterzogen wird. Die Patientin oder der Patient sollen das Recht haben, eine vom Arzt oder medizinischen Personal vorgeschlagene Maßnahme abzulehnen; dieses Recht ist von ärztlicher Seite unbedingt zu beachten. Bei einer Behandlung gegen den Willen des Patienten würde sich der Arzt strafbar machen; eine Operation beispielsweise wäre dann keine Hilfsleistung mehr, sondern eine unzulässige Körperverletzung. In der öffentlichen Diskussion der letzten Jahre sind Auswirkungen und Reichweite des Rechts auf Autonomie vor allem im Zusammenhang mit dem Instrument der Patientenverfügung und in Bezug auf kritische Situationen am Lebensende ausführlich und kontrovers erörtert worden.[7] Aber das Recht auf Autonomie (respektive Selbstbestimmung)[8] als Schutz vor fremdbestimmten Maßnahmen gegen den Patientenwillen erstreckt sich natürlich nicht nur auf Fragen am Lebensende, son-

---

[5] Von Autonomie als Recht spricht z.B. Joel Feinberg (1986), dessen vierteilige – und im Übrigen nicht immer hilfreiche – Klassifikation verschiedener Bedeutungen von ‚Autonomie' auch im deutschen Sprachraum einflussreich geworden ist (vgl. Feinberg 1986, 47 ff.).

[6] S. dazu Wiesemann/Simon 2013.

[7] S. z.B. die Stellungnahme des Nationalen Ethikrats zu Patientenverfügungen aus dem Jahr 2005 (Nationaler Ethikrat 2005).

[8] Ich verwende ‚Autonomie' und ‚Selbstbestimmung' (bzw. ‚autonom' und ‚selbstbestimmt') synonym. Einen anderen Vorschlag formulieren Owusu Boakye et al. in diesem Band (s. dort Anm. 3). Dort, wo zwischen Autonomie und Selbstbestimmung unterschieden wird, geschieht dies meist in der Weise, dass Autonomie als Fähigkeit betrachtet wird, Selbstbestimmung dagegen als die Ausübung dieser Fähigkeit.

dern schlechterdings auf alle medizinischen Maßnahmen, sofern sie einzelne Patienten betreffen.

Zu den Besonderheiten dieses Rechts gehört, dass der mit ihm verliehene rechtliche Status auch Personen zukommen kann, die noch nicht oder nicht mehr (und vielleicht nie mehr) in der Lage sind, ihren Willen zu artikulieren und umzusetzen. Grundsätzlich kann auch ein Kind, ein im Koma liegender oder ein altersdementer Mensch ein Recht auf Autonomie haben. Nur muss dieses Recht dann stellvertretend für ihn durch andere wahrgenommen werden, z.b. durch Familienangehörige oder einen gerichtlich bestellten und nicht notwendig verwandten Betreuer. In der Konstruktion des Rechts haben solche Vertreter jedoch nur eine instrumentelle Funktion: sie sollen helfen, den Willen des nicht einwilligungsfähigen Patienten zu eruieren, zu artikulieren und umzusetzen; ihr eigener Wille und ihre eigenen Interessen dürfen dabei kein Gewicht erhalten. Ob diese Konstruktion der Lebenswirklichkeit gerecht wird, erscheint durchaus fraglich. Die Zuschreibung eines bestimmten Willens (und nicht z.B. eines Interesses oder Wohls) an nicht einwilligungsfähige Patienten wirkt oft wie eine Fiktion[9], und der instrumentelle Blick besonders auf Familienangehörige könnte deren wahre Funktion problematisch verkürzen. Für das Verhältnis von Autonomie und Vertrauen ergibt sich hier gleichwohl eine erste wichtige Naht- und gegebenenfalls Bruchstelle, auf die Volker Lipp und Daniel Brauer in ihrem Beitrag aufmerksam machen. Patienten wie die Instanzen des Rechts müssen nämlich darauf vertrauen können, dass die Vertreter des Patienten tatsächlich gemäß seinem Willen (sofern ein solcher denn tatsächlich gegeben ist) und nicht gemäß eigener Interessen agieren. Es ist eine intrikate Frage, wie dies praktisch gewährleistet werden kann und welche produktiven oder kontraproduktiven Effekte entsprechende Sicherungen für Vertrauensverhältnisse zeitigen können.

Selbst Kritiker eines umfassenden und ganz auf den individuellen Willen des Patienten abstellenden Rechts auf Autonomie werden freilich zögern, die

---

[9] Ich vermute, dass hier die latente Orientierung an einem bestimmten (und fragwürdigen) Verständnis von Kants Konzeption von Autonomie zu Verwirrungen führt. Anhänger dieses Verständnisses möchten sagen, dass alle Menschen, wie immer es um sie bestellt sei, eine Würde besitzen und moralisch zu achten sind. Aber diese Zuschreibung ist grundsätzlich unabhängig von der Zuschreibung eines (empirischen) Willens, der zu respektieren ist.

grundsätzliche Relevanz eines solchen Rechts in Zweifel zu ziehen. Ein Zurück zu einer paternalistischen Medizin, in der der Arzt, wiewohl oft mit Blick auf das Wohl und die Heilung seiner Patienten, ohne Rücksprache mit dem betroffenen Patienten bestimmen konnte, was medizinisch zu unternehmen ist, wird wenige Anhänger finden. Das liegt nicht nur daran, dass sich Vorlieben geändert haben. Vielmehr können wir unsere Situation als Patientin oder Patient heute nicht so von unserem übrigen Leben abtrennen, dass wir die Nichtbeachtung unseres Willens und unserer Überzeugungen im medizinischen Kontext nicht als Herabsetzung unserer Person empfinden müssten. Das Selbstverständnis moderner Individuen, die in allen ihren Lebensbereichen das Recht beanspruchen, in den Grenzen des moralisch und rechtlich Zulässigen ihr Leben nach eigenen Vorstellungen zu führen, kann nicht mit der Einlieferung in ein Krankenhaus an der Pförtnerloge abgegeben werden. Dies muss keineswegs mit Misstrauen gegenüber der modernen Medizin verbunden sein. Doch so wie wir als Patientinnen und Patienten auf die Kompetenzen und das generelle Wohlwollen von Ärzten und medizinischem Personal vertrauen, können wir auch umgekehrt erwarten, dass diese im Allgemeinen auf unsere Fähigkeit vertrauen, aus eigner Überlegung ‚ja' oder ‚nein' zu ihren Behandlungsvorschlägen zu sagen. Dass ein solches Vertrauen faktisch unter dem medizinischen Personal wenig ausgeprägt ist, steht auf einem anderen Blatt.

1.3 Autonomie als moralische Selbstgesetzgebung

Von der Warte philosophischer Grundlegungsbemühungen aus kann sicherlich gefragt werden, wie ein Recht auf Autonomie gerechtfertigt werden kann. Darauf kann hier nicht ausführlich eingegangen werden. Trotzdem sind wenige Bemerkungen zu einem möglichen Begründungsweg angezeigt, denn dieser Weg verweist auf eine besondere Verwendungsweise von ‚Autonomie', die manchmal auch in bio- und medizinethischen Auseinandersetzungen bemüht wird. Gemeint ist Kants Rede von ‚Autonomie' im Sinn moralischer Selbstgesetzgebung. In ihrem für unser Thema essentiellen Buch *Autonomy and Trust in Bioethics* empfiehlt die prominente britische Philosophin Onora O'Neill sogar, die Orientierung an Kants Prinzip der Autonomie an die Stelle der Fixierung auf ‚individuelle' oder ‚personale' Autonomie zu setzen, auf die gleich noch zu sprechen kommen sein wird. O'Neill tut dies nicht zuletzt in der Hoffnung, so wieder mehr Raum für Vertrauenswürdigkeit und Vertrauen in der medizinischen Praxis zu schaffen. Während individuelle Autonomie in permanenter Spannung zu Vertrauensbeziehungen stehe, könne Autonomie im Sinne Kants – O'Neill spricht von ‚prinzipiengeleiteter Autonomie' – eine Grundlage für eben solche Beziehungen bereitstellen.[10]

Tatsächlich hat kantische Autonomie zunächst wenig mit individueller Autonomie zu tun. ‚Autonomie' kennzeichnet bei Kant nicht primär Personen, sondern die Moral selbst und ihre Prinzipien. Negativ formuliert, sind moralische Prinzipien autonom und nicht heteronom, wenn sie sich weder unseren Neigungen und partikularen Interessen noch irgendwelchen religiösen, politischen oder sozialen Autoritäten verdanken. Positiv formuliert, gelten Prinzipien als autonom, wenn sie der (‚reinen praktischen') Vernunft entspringen und so beschaffen sind, dass ihre Befolgung von allen vernünftigen Personen gewollt werden kann. Wer nach einer Maxime – einem subjektiven Handlungsprinzip – handelt, muss sich, will er moralisch agieren, fragen, ob er vernünftigerweise wollen könnte, dass alle anderen ebenfalls nach dieser Maxime handelten, sie also zu einem allgemeinen Gesetz würde. Man kann sich dies mit Hilfe von Kants Idee eines ‚Reichs der Zwecke' versinnbildlichen. Ein solches Reich wird von vernünftigen Personen bevölkert, die ihr Zusammenleben nach selbstgegebenen Prinzipien regeln, denen jeder aus seiner eigenen Perspektive und zugleich aus der aller anderen gesetzgebenden Personen zustimmen können muss.[11] Wie diese Konstruktion genau zu deuten und ob sie überhaupt geeignet ist, konkrete moralische Prinzipien zu generieren, ist strittig. Überzeugte Kantianerinnen wie Onora O'Neill glauben jedoch, dass Kants Erfordernis der Universalisierbarkeit allemal grundle-

---

[10] O'Neill 2002, 97. Während O'Neills Rückgriff auf Kant einer gründlichen Beschäftigung mit dessen Werk entspringt, wirken andere bio- und medizinethische Anleihen bei Kant oberflächlich oder interessegeleitet. Das gilt sowohl für den isolierten Verweis auf die Zweckeformel des Kategorischen Imperativs, die eine Behandlung anderer als bloßes Mittel verbietet, als auch für die Deutung der Autonomie als überempirisches Attribut, das jedem Menschen zukommen und ihm Würde verleihen soll.
[11] Vgl. Kant 1911, AA 438.

gende Pflichten wie die, andere nicht zu töten, zu verletzen, zu demütigen, zu täuschen oder zu manipulieren, zu rechtfertigen erlaubt.

Im Ausgang von einer solchen kantischen Vorstellung von Autonomie kann man nun auch versuchen, das umrissene Recht auf Autonomie im Sinn des Respekts vor dem Willen des Patienten bei ihn betreffenden medizinischen Maßnahmen zu begründen. Der einfachste Weg, den auch O'Neill favorisiert, läuft über die Zurückweisung von Zwang und Täuschung im Umgang mit Patientinnen und Patienten. Handlungsmaximen, die darauf gerichtet sind, andere zu etwas zu zwingen, was sie nicht wollen, oder sie entsprechend zu täuschen, dürften jedenfalls dann nicht als allgemeines Gesetz gewollt werden können, wenn sie nicht schwergewichtigen Interessen Dritter dienen. Die Ärztin oder der Arzt würde so die ‚informierte Zustimmung' des Patienten zu einer Behandlung einholen müssen, weil die Nichtbeachtung des Patientenwillens eine Form von Zwang oder Täuschung wäre. Für O'Neill ist die Abwesenheit von Zwang wie Täuschung in der medizinischen Praxis darüber hinaus die entscheidende Voraussetzung für die Vertrauenswürdigkeit des medizinischen Personals und der medizinischen Institutionen und damit mittelbar auch für die Erzeugung von Vertrauen.

Es wäre indes eine Überlegung wert, ob das Recht auf Autonomie nicht noch tiefere Wurzeln in Kants Ethik hat. Als gesetzgebende Glieder eines Reichs der Zwecke, die das eigene Handeln stets aus dem Blickwinkel der eigenen Person wie auch aller anderen vernünftigen Personen betrachten, achten wir einander als gleichberechtigte Urheber der Moral. Und dieser Respekt voreinander als in normativer Hinsicht gleiche Personen manifestiert sich auch, so ließe sich argumentieren, in der Anerkennung des Wollens von Patienten hinsichtlich der Zustimmung zu oder Ablehnung von vorgeschlagenen medizinischen Behandlungen. Das Übergehen des Willens des Patienten käme dann seiner Missachtung als einer Person gleich, die moralisch nicht weniger zählt als andere.

1.4 Minimale individuelle Autonomie und informierte Zustimmung

Was hat es dann aber mit der von O'Neill so kritisch beäugten ‚individuellen Autonomie' auf sich, die im Zentrum der meisten bio- und medizinethischen Arbeiten steht? Und warum könnte diese Autonomie, wie O'Neill insinuiert,

in einer problematischen Spannung zu Vertrauensverhältnissen stehen? Wir
haben es hier mit einer verwickelten Diskussionslage zu tun.

Es gibt eine minimale Konzeption individueller Autonomie, der auch Kri-
tikerinnen wie O'Neill eine wichtige, wiewohl begrenzte Rolle für die medizinische Praxis und deren Bewertung zubilligen. Diese Konzeption ist zugleich
diejenige, auf die das juristische Recht auf Autonomie zugeschnitten ist. Ihr
Kern bildet das schon berührte Postulat der ‚informierten Zustimmung' (respektive Ablehnung). Angesichts ihrer Verbreitung in der bio- und medizinethischen Literatur kann diese Konzeption als ‚liberale Standardauffassung'
von individueller Autonomie im medizinischen Kontext bezeichnet werden.[12] Ihre Vertreter konzentrieren sich in der Regel auf die Bestimmung von
Kriterien für die Autonomie einzelner Entscheidungen und der aus ihnen
resultierenden Handlungen. In diesem Sinn operieren sie mit einem ‚lokalen'
Verständnis von Autonomie.[13] Gefragt wird, was gegeben sein muss, damit
die Entscheidung einer Patientin oder eines Patienten gegen (oder für) weitere medizinische Maßnahmen als autonome Entscheidung gewertet werden
kann und dann wegen des Rechts auf Autonomie respektiert werden muss.

Welche Kriterien im Einzelnen erfüllt sein müssen, damit eine Patientenentscheidung – man denke etwa an die Entscheidung zum Abbruch lebens-
verlängernder Maßnahmen – für selbstbestimmt gelten kann und somit zu
respektieren ist, ist Gegenstand einer uferlosen Literatur. Einigkeit herrscht
darüber, dass die fragliche Entscheidung auf der Grundlage hinreichender
Information und eines hinreichenden Verständnisses bezüglich der relevanten medizinischen Maßnahmen erfolgt sein muss.[14] Doch wann sind Information und Verständnis hinreichend? Und welche Informations- und Aufklärungspflichten erwachsen daraus für das medizinische Personal?

Die Antwort auf solche Fragen kann schwerlich in einem bloßen *Mehr* an
Informationen liegen. Viele medizinische Maßnahmen sind derart komplex

---

[12] Bekannte Vertreter der ‚liberalen Standardauffassung' sind z.B. Beauchamp und Childress (2009).
Im deutschen Sprachraum wird die liberale Standardauffassung z.B. von Schöne-Seifert (2007) vertreten.
[13] Zu einschlägigen Unterscheidungen wie die zwischen ‚lokaler' und ‚globaler' Autonomie vgl.
Steinfath/Pindur 2013. Ich nehme in dieser Einführung stillschweigend eine Reihe von Gedanken auf,
die in dem Aufsatz von Anne-Marie Pindur und mir entwickelt worden sind.
[14] Eine bahnbrechende Studie zur informierten Zustimmung bietet Faden/Beauchamp (1986).

und mit so vielen verschiedenen Risiken und Chancen verbunden, dass eine vollständige Übersicht über ihre Implikationen weder möglich noch erstrebenswert erscheint. Es gibt eine Menge an Informationen, die jeden durchschnittlichen Patienten überfordern muss. Und die zu beobachtende Tendenz zur weitgehenden Formalisierung von Zustimmungs- und Ablehnungsakten droht die Mitbestimmungsmöglichkeiten von Patientinnen und Patienten zu einem bloßen Schein verkommen zu lassen; das Einholen des ‚*informed consent'* des Patienten dient dann am Ende nur noch der Rechtsicherheit des behandelnden Personals. Interessanterweise kommt an dieser Stelle eine eigene Wechselwirkung von Autonomie und Vertrauen zum Tragen. Das Wissen des Patienten, gegen medizinische Maßnahmen zumindest sein Veto einlegen zu können und in dieser Entscheidung unbedingt respektiert werden zu müssen, dürfte nämlich im Allgemeinen zur Stärkung des Vertrauens in das medizinische Personal und in medizinische Institutionen beitragen. Die Beachtung der informierten Zustimmung oder Ablehnung des Patienten stellt eine wichtige Sicherung gegen Zwang und Täuschung dar. Sie kann Patientinnen und Patienten das Gefühl geben, dass sie als Personen zählen. Aber das dadurch gestärkte Vertrauen kann durch ein Zuviel an Information und das Setzen auf rein formale Verfahren zum Abfragen von Zustimmung (etwa durch Formblätter, auf denen zahllose Kästchen anzukreuzen sind) wieder untergraben werden. Zu jedem Detail einer medizinischen Maßnahme die explizite Zustimmung des Hauptbetroffenen einzufordern, ist oft geeignet Misstrauen zu schüren (oder Gleichgültigkeit zu provozieren) statt Vertrauen zu schaffen. Gleichzeitig verrät es wenig Interesse an der genuinen Zustimmung des Patienten.[15]

Ist ein bloßes Mehr an Information und formaler Aufklärung so weder im Hinblick auf Autonomie noch im Hinblick auf Vertrauen zielführend, so scheint es auf *relevante* Informationen anzukommen. Auch dieser Vorschlag führt freilich sofort auf ein Feld sich weit verzweigender Fragen. Was soll der Maßstab für Relevanz sein? Hängt dieser einfach davon ab, was der Patient will? Oder soll er durch einen vernünftigen und wohlwollenden Arzt festgelegt werden? Oder können wir uns an der Figur eines durchschnittlich vernünftigen Patienten und dessen, was dieser wollen würde oder sollte, orien-

---

[15] Vgl. O'Neill 2002, 157.

tieren? Wer soll dann wiederum dies bestimmen? Welche Rolle könnten dabei neue Institutionen wie Ethik-Komitees oder Patientenorganisationen spielen? Auf einige dieser Fragen wird in diesem Band eingegangen. Doch erscheint es von vornherein aussichtslos, auf die Formulierung eines Satzes notwendiger und hinreichender Kriterien für relevante Informationen (und deren angemessene Aufnahme!) oder für irrtumsimmune Entscheidungsverfahren zu hoffen. Um zumindest ein Mindestmaß an Autonomie und Vertrauen zu gewährleisten, bedarf es in der modernen Medizin – wie auch weit über sie hinaus – einer Ethik der vertrauensvollen Kommunikation, die sich an allgemeinen Normen wie Wahrhaftigkeit, Wohlwollen und Respekt vor den Entscheidungen von Patientinnen und Patienten orientiert.[16] Ärzte und medizinisches Personal würden ihre Aufgabe missverstehen, sähen sie sich nur als Vermittler von Informationen und nicht vor allem als zugewandte Gesprächspartner.

Diese Dimension des Miteinanders gerät leicht aus dem Blick, wenn liberale Medizinethiker die nötige minimale Autonomie als in der Regel gegeben betrachten und die Beweislast bei denen sehen, die einer Patientenentscheidung Autonomie absprechen wollen. Autonomie ist dann die *Default*-Position. Dies gilt jedenfalls solange, wie kein Zweifel an der generellen Kompetenz eines Patienten besteht, für sich selbst zu entscheiden. Dass auch die Unterstellung einer generellen Kompetenz nicht ohne Tücken ist, zeigt sich z.B. am Status von Kindern, denen meist die volle Entscheidungskompetenz abgesprochen wird, obwohl sie zuweilen emotional und kognitiv reifer sind als manche Erwachsene, oder auch an der Diskussion um den Vorschlag, Anforderungen an Kompetenztests nach der Höhe des Eingriffsrisikos zu graduieren.[17] Hinzu kommt, dass eine generell kompetente Person in einzelnen prekären Situationen alle Entscheidungssicherheit verlieren kann

---

[16] Vgl. dazu Manson/O'Neill 2007. Es verdient hervorgehoben zu werden, dass liberale Medizinethiker wie Beauchamp, Childress und Faden die von Kritikern wie O'Neill eingeklagten moralischen Prinzipien gelungener Kommunikation in ihren Anforderungen an informierte Zustimmung und die Aufklärungspflichten von Ärztinnen und Ärzten der Sache nach durchaus berücksichtigt haben. Darauf wird zu Recht in Ach/Schöne-Seifert 2013 hingewiesen.

[17] Zu Letzterem s. Beauchamp/Childress 2009, 116. Risikorelative Ansätze werden z.B. vertreten von Roth et al. (1977); Drane (1985); Buchanan/Brock (1989). Kritisch dazu: Culver/Gert (1990); Wicclair (1991).

und dass umgekehrt Menschen mit deutlich eingeschränkten Entscheidungskompetenzen (man denke an demente Patienten) in einzelnen für sie wichtigen Belangen durchaus kompetent artikulieren können, woran ihnen liegt (z.B. an einem bestimmten Essen, einer bestimmten Unterbringung, der Vermeidung bestimmter Medikamente).

Das Anliegen liberaler Medizinethiker, die Anforderungen an die Autonomie von Entscheidungen möglichst anspruchslos zu halten, ist zweifellos verständlich. Dafür sprechen sowohl pragmatische als auch normative Gründe. Aus pragmatischen Gründen entscheidet man sich für einfache Überprüfungsverfahren; dabei dürfte auch das Interesse an Rechtssicherheit eine nicht geringe Bedeutung haben. Aus normativen Gründen werden die Autonomieanforderungen niedrig gehängt, um niemanden ungerechtfertigt als Person zweiter Klasse (oder gar Nicht-Person) herabzuwürdigen und Tendenzen zu Zwang und Manipulation entgegenzuwirken. Und doch muss man sich fragen, ob diese Herangehensweise nicht ihre blinden Flecken hat. Wie weit ist sie geeignet, die gezielte Herstellung persönlicher Verhältnisse und institutioneller Arrangements zu befördern, die Autonomie merklich stärken? Der Respekt vor autonomen Patientenentscheidungen ist eine Sache; die Schaffung eines Klimas, in dem Patientinnen und Patienten auch dazu befähigt werden, für sich selbst zu entscheiden, ist eine andere und komplexere Angelegenheit.

1.5 Robuste individuelle Autonomie und die philosophische Autonomiedebatte

Onora O'Neill hebt gegen die minimale Autonomie der informierten Zustimmung, die sich ja *de facto* meist auf die Möglichkeit zum bloßen Widerspruch gegen eine vorgeschlagene medizinische Maßnahme beschränkt, Konzeptionen einer ‚robusten‘ individuellen Autonomie ab. Gemeint sind damit anspruchsvollere Auffassungen der Autonomie von Personen, wie sie seit den 1970er Jahren intensiv in der allgemeinen philosophischen Literatur diskutiert werden und von dort in die Medizin- und Bioethik eingesickert sind. O'Neill hält diese Auffassungen im Kontext der Medizin, in dem wir es mit Patientinnen und Patienten zu tun haben, die durch Krankheit und Verletzungen in ihren Vermögen oft erheblich eingeschränkt sind[18], für weitgehend unbrauchbar und mit Vorstellungen von Unabhängigkeit verknüpft, die mit der für vertrauensbasierte Praktiken typischen Abhängigkeit nur schwer kompatibel seien.[19]

Die Bewertung dieser provozierenden These wird erheblich durch die kaum noch überschaubare Vielzahl von Vorschlägen zur Bestimmung robuster ‚individueller' oder ‚personaler' Autonomie erschwert.[20] Für die Zwecke einer ersten Übersicht muss eine stichwortartige Kartierung der relevanten Konzeptionen genügen. Der von O'Neill hervorgehobene Gedanke der Unabhängigkeit steht dabei keineswegs notwendig im Zentrum, jedenfalls dann nicht, wenn dabei an die Unabhängigkeit von anderen Personen gedacht wird. Regelmäßiger Ausgangspunkt von Konzeptionen individueller Autonomie ist vielmehr die zunächst vage Intuition, dass die Entscheidungen, Handlungen oder Lebensweisen einer Person in einem distinkten Sinn ihre eigenen sein müssen, um als autonom gelten zu können. Was muss gegeben sein, dass das, was ich will, wirklich Ausdruck *meines* Willens ist und nicht eines mir fremden oder unterschobenen Wollens? Diese Herangehensweise an Fragen der Autonomie ist eng mit der Orientierung an erst einmal nicht minder vagen Vorstellungen von ‚Authentizität' verknüpft.[21]

Ein Weg zur Einkreisung des gesuchten Sinns von Autonomie besteht in der Benennung als fragwürdig empfundener Einflüsse, die die Autonomie einer Person und ihres Willens beeinträchtigen und im Extrem zunichte machen können. Dies spielt schon bei der Auszeichnung einer Zustimmung

---

[18] Wie massiv die Einschränkungen und Belastungen durch eine Krankheit sein können, bringen in diesem Band Owusu Boakye et al. nachdrücklich in Erinnerung.

[19] Charakteristisch ist etwa folgende Aussage: „By themselves [...] conceptions of individual autonomy cannot provide a sufficient and convincing starting point for bioethics, or even for medical ethics. They may encourage ethically questionable forms of individualism and self-expression and may heighten rather than reduce public mistrust in medicine, science and biotechnology" (O'Neill 2002, 73).

[20] Hilfreiche Sammelbände zu Konzepten individueller Autonomie sind Christman (1989); Taylor (2005); Frankel Paul et al. (2003); Betzler (2013).

[21] Eine repräsentative allgemeine Charakterisierung von robuster Autonomie, die diese unmittelbar mit dem Thema der Authentizität verknüpft, gibt Christman: „Put most simply, to be autonomous is to be one's own person, to be directed by considerations, desires, conditions, and characteristics that are not simply imposed externally upon one, but are part of what can somehow be considered one's authentic self" (Christman 2011, Abschnitt 1).

als ‚informiert‘ eine wichtige Rolle, so dass hier eine sachliche Verbindung und ein fließender Übergang zwischen minimaler und robuster Autonomie zu verzeichnen sind.[22] Natürlich ist wieder strittig und letztlich wohl nur kontextspezifisch zu klären, wann sich der Wille einer Person problematischen Einflüssen verdankt. Relativ klar sind Fälle von Zwang, Täuschung und Manipulation etwa durch Einschüchterungen oder durch Vorenthalten und Verzerren wichtiger Informationen, aber selbst diesbezüglich sind scharfe Grenzen beispielsweise zwischen Überzeugen und bloßem Überreden manchmal schwer zu ziehen. Neben dem Zwang und der Täuschung durch andere gibt es innere Zwänge und Formen von Selbsttäuschung, die sich ebenfalls autonomiemindernd auswirken.

Eine Einkreisung anspruchsvoller individueller Autonomie allein *via negationis* vermag indes nicht zu befriedigen. Was muss also positiv gegeben sein, damit eine Entscheidung, eine Handlung oder gar die Lebensführung der Person insgesamt als autonom betrachtet werden kann? Eine bis heute intensiv diskutierte Antwort haben früh Harry Frankfurt und Gerald Dworkin gegeben.[23] Beide sehen Personen durch die Fähigkeit ausgezeichnet, zu ihren handlungsleitenden Neigungen und Motiven auf einer höheren Ebene Stellung zu nehmen. Frankfurt spricht von einem Vermögen zur ‚reflexiven Selbstbewertung‘.[24] In einem landläufigen Sinn entspringt alles, was ich tue, meinen Wünschen und Motiven. Aber ob diese Wünsche und Motive sowie die aus ihnen resultierenden Handlungen auch in einem emphatischen Sinn meine eigenen sind, soll sich daran bemessen, ob ich mich mit ihnen reflexiv identifiziere, ob ich hinter ihnen stehe und sie mir wirklich wichtig sind. Wünsche und Handlungen sind erst meine eigenen, wenn ich gleichsam noch einmal ‚ja‘ zu ihnen gesagt und sie mir auf diese Weise angeeignet habe.

---

[22] In ihrem Werk zur Geschichte und Theorie der informierten Zustimmung arbeiten Ruth Faden und Tom Beauchamp mit einem Konzept von Autonomie, dem zufolge sich autonome Entscheidungen nicht dem ‚kontrollierenden‘ Einfluss anderer verdanken dürfen. Die Bedingung der ‚noncontrol‘ wird dann vor allem über die Abwesenheit von Zwang und Manipulation konkretisiert (Faden/Beauchamp 1986, 256 ff., sowie Kap. 10).

[23] Der am meisten zitierte Aufsatz von Frankfurt ist Frankfurt 1971. Gerald Dworkin hat seine Konzeption zunächst entwickelt in G. Dworkin 1970 und 1976.

[24] Frankfurt 1988b, 12.

Für Frankfurt muss eine ‚reflexive' Selbstbewertung jedoch keine sonderlich ‚reflektierte' sein. Er hält es sogar für möglich, dass wir auch ohne Gründe, ja manchmal selbst gegen unsere Überlegungen zu unserem Wollen stehen; wir mögen einfach des Umstands gewahr werden, dass wir bestimmte Dinge nicht tun können, ohne uns deswegen fremdbestimmt fühlen zu müssen.[25] Eine in schwierigen sozialen Verhältnissen lebende und allein auf sich gestellte Mutter mag nach reiflicher Überlegung zu dem Schluss kommen, dass sie ihr Kind zur Adoption freigeben sollte, und dies dann doch nicht über sich bringen, weil sie merkt, dass es ihr tiefster, wiewohl vielleicht (selbst in ihren Augen) unvernünftiger Wunsch ist, das Kind zu behalten. Frankfurt vertritt eine dezidiert nicht-rationalistische Auffassung authentizitätsstiftender Identifikationen mit den eigenen Wünschen. Ihn trifft deswegen der immer wieder zu hörende Vorwurf einer Überintellektualisierung menschlichen Verhaltens nicht.

Die meisten Autoren betonen dagegen die Notwendigkeit kritischer und Gründe abwägender Kompetenzen als Voraussetzung für Autonomie. Einige machen Autonomie an der Fähigkeit von Personen fest, ihr Handeln und Leben von umfassenden Plänen und Grundsätzen leiten zu lassen, die einer kritischen und kontinuierlich erneuerten Überprüfung im Licht neuer Erfahrungen zu unterziehen seien.[26] Andere sehen als Ziel kritischer Selbstbewertung die Herstellung eines möglichst kohärenten und stimmigen Geflechts von Präferenzen und Überzeugungen an.[27]

Eine weitere Differenzierung kommt dadurch ins Spiel, dass einige Autoren – am prominentesten wieder Harry Frankfurt – die Autonomie des Willens einer Person ganz an seiner synchronen Struktur glauben ablesen zu können, wohingegen andere an die zeitliche Erstreckung menschlichen Lebens und die Relevanz der Vorgeschichte von Wünschen erinnern, Autonomie mithin auch unter diachronen Aspekten betrachten. Selbst ein stimmiges und von Gründen gestütztes Selbstbild könnte sich ja einem von Manipulationen geprägten Bildungsprozess verdanken. John Christman hat deswegen

---

[25] Diese Sichtweise ist bei Frankfurt immer stärker in den Vordergrund gerückt; vgl. neben dem Band Frankfurt 1988a, darin vor allem 1988b und 1988c, den Band Frankfurt 1999a, darin vor allem 1999b, 1999c und 1999d.
[26] S. z.B. Bratman 2005.
[27] Vgl. Ekstrom 2005.

vorgeschlagen, die Autonomie von Entscheidungen und Handlungen davon
abhängig zu machen, ob die betreffende Person zu ihren Entscheidungen
auch noch im Wissen um deren Formierungsgeschichte stehen könnte.[28]
Autoren wiederum, denen weniger an einer Konzeption einzelner selbstbestimmter Entscheidungen und Handlungen als an der Autonomie umfassenderer Abschnitte des Lebens einer Person – und in diesem Sinn an ‚globaler
Autonomie‘ – liegt, versuchen, die Authentizität des Willens einer Person
über dessen Einbettung in eine plausible Lebensgeschichte und narrative
Muster zu beurteilen. Damit das, was wir beschließen oder tun, wirklich unsere Entscheidung und unser Tun ist, so der Gedanke, muss es zu der Art,
wie wir zu leben gewohnt sind, und zu unserem Charakter passen.[29]

Die so weit bloß angetippten Konzeptionen robuster individueller Autonomie verstehen sich durchgängig als ‚prozedurale‘ und ‚inhaltsneutrale‘
Ansätze. Sofern es um die Autonomie der Wünsche oder des Willens von
Personen geht, soll entscheidend nicht ihr Gehalt, ihr ‚Was‘, sein, sondern
die Weise ihres Zustandekommens oder ihre Beziehung zu anderen Wünschen und Überzeugungen sowie zur Wirklichkeit, also das ‚Wie‘ des Wünschens. Das, was eine Person vorzieht, mag in den Augen anderer oder der
Gesellschaft noch so skurril oder verrückt erscheinen – als solches soll dies
nicht maßgeblich für die Einschätzung ihrer Autonomie sein. Im medizinischen Kontext kann man etwa an den Wunsch einer Person denken, lieber zu
sterben als sich ein Bein amputieren zu lassen, oder an die religiös motivierte
Weigerung, sich zur Lebensrettung fremdes Blut übertragen zu lassen.[30] Solche Wünsche mögen in konkreten Fällen auf fragwürdige Einflüsse und Annahmen zurückzuführen sein, aber ob sie es sind, lässt sich, folgt man prozeduralen Autonomiekonzeptionen, nicht unmittelbar ihrem Gehalt entnehmen. Die Verteidigung der Inhaltsneutralität von Konzeptionen der Autonomie ist vielen nicht nur aus grundsätzlichen philosophischen Erwägungen
wichtig, sondern auch aufgrund der politischen Überzeugung, dass sich der
Staat und seine Instanzen neutral zu verschiedenen Vorstellungen vom guten

---

[28] Christman 1991. Für eine etwas modifizierte Konzeption vgl. Christman 2009, 7. Kap.

[29] Vgl. Quante 2002, 5. Kap.; s. auch Henning 2009.

[30] Der Fall der verweigerten Bluttransfusion wird immer wieder am Beispiel von Jehovas Zeugen
diskutiert, die solche Transfusionen aus religiösen Gründen ablehnen; s. z.B. Beauchamp/Childress
2009, 102, 111,132, 216, 312.

Leben verhalten sollten und niemandem in seine Lebensweise hineingeredet werden darf, sofern sie nicht nachweisbar und signifikant andere schädigt. Gerade die Inanspruchnahme eines Rechts auf Autonomie soll jedem zustehen, der einigermaßen bei Verstand ist, gleich wie er das Leben sehen und was für ein Mensch er sein mag.

Hinsichtlich der medizinischen Praxis können die Prozeduralität und Inhaltsneutralität verbreiteter Konzeptionen von Autonomie zu überraschenden Konsequenzen führen. So braucht für Gerald Dworkin jemand, der reflektiert wünscht, eine Person zu sein, die im Krankheitsfall ohne Zögern den Anweisungen ihres Arztes oder ihrer Ärztin folgt, nicht weniger selbstbestimmt zu sein, als jemand, der es grundsätzlich vorzieht, solche Anweisungen erst einmal kritisch zu prüfen.[31] Ebenso kann eine Patientin oder ein Patient selbstbestimmt darauf verzichten wollen, über eine Krankheit (z.B. deren letalen Verlauf) und die möglichen Konsequenzen einer medizinischen Behandlung informiert zu werden.[32] Nach den meisten prozeduralen Ansätzen gilt generell, dass noch die Entscheidung zur Abgabe von Verantwortung und zur Aufgabe der Unabhängigkeit in wesentlichen Belangen des eigenen Lebens ein autonomer Entschluss sein kann.[33] Eine prozedural und inhaltsneutral verstandene Autonomie scheint daher auch ohne weiteres mit vertrauensvollen Beziehungen vereinbar zu sein. Die für Vertrauen charakteristische Abgabe von Kontrolle kann ja eine selbst gewollte sein.

Mit der Vorstellung einer autonomen Entscheidung zur Delegation wichtiger Entscheidungen und zur Befolgung fremder Weisungen nähern wir uns indes der paradox wirkenden Figur einer selbstbestimmten Aufgabe von Selbstbestimmung. In der liberalen Tradition ist dies schon bei John Stuart Mill am Beispiel der freiwilligen Auslieferung in die Sklaverei diskutiert worden.[34] Gegenwartsnähere Beispiele könnten Frauen sein, die alle für ihr Leben wichtigen Regelungen ihrem Mann überlassen, oder Menschen, die sich aus eigenem Entschluss in die Fänge einer strikt hierarchischen Sekte bege-

---

[31] G. Dworkin 1988c, 108f.
[32] Nicht nur in der Theorie kann dies zu Konflikten zwischen der Aufklärungspflicht von Ärzten und dem Wunsch von Patienten führen, von weiterer Aufklärung verschont zu werden.
[33] „[...] autonomy includes the possibility of a decision to give up one's independent determination about what one should do" (G. Dworkin 1988c, 118).
[34] Mill 1974, 5. Kap.,11. Absatz.

ben. Mit Blick auf solche Fälle sind verschiedentlich Konzeptionen einer ‚substantiellen' und ‚globalen' (die Lebensführung insgesamt betreffende) Autonomie gegen prozedurale, inhaltsneutrale und stärker lokale Auffassungen verteidigt worden.[35] Aus der Perspektive solcher substantiellen Konzeptionen können auch Patientinnen und Patienten, die sich rückhaltlos den Anratungen ihrer Ärztin oder ihres Arztes überlassen, in den Verdacht geraten, vor den Bürden selbstbestimmter Verantwortlichkeit zu fliehen. Stark substantielle Vorstellungen von Autonomie betonen zudem die Unabhängigkeit selbstbestimmter Personen von anderen oder zumindest von deren Urteil in einem Maße, das in vielen Konstellationen tatsächlich zu Spannungen zwischen Autonomie und Vertrauen führen dürfte. Auch deshalb werden stark substantielle Autonomiekonzeptionen heute mehrheitlich abgelehnt. Vor allem aber werden sie kritisch beäugt, weil sie dazu führen könnten, Menschen paternalistisch vorzuschreiben, wie sie zu leben haben. Trotzdem erscheint es voreilig, diese Ansätze in Bausch und Bogen zu verdammen.

Denn zum einen geht es einigen so genannt ‚stark substantiellen' Autonomiekonzeptionen im Kern um eine Ausweitung und ein gleichsam auf Dauer Stellen prozeduraler Autonomieanforderungen; eine autonome Person soll sich eben nicht einmalig oder hin und wieder ihres kritischen Urteilsvermögens bedienen, sondern sie soll dies in allen wesentlichen Bereichen ihres Lebens tun. Dazu müssen ihr aber reale Lebensmöglichkeiten und Handlungsoptionen offen stehen, zwischen denen sie abwägen und wählen kann. Zwar mag sich theoretisch auch jemand, der sich alles von anderen diktieren lässt und dem es faktisch gar nicht erlaubt würde, anders zu leben, immer wieder aus vollem Herzen zu seiner subalternen Lage bekennen und so wenigstens seine geistige Unabhängigkeit bewahren. Im tatsächlichen Leben dürfte ein solcher Spagat jedoch psychologisch kaum möglich sein. Die Ausbildung ‚prozeduraler' Autonomiefähigkeiten ist in Wirklichkeit an bestimmte soziale Kontexte mit einem Mindestmaß an sozialen Freiheiten gebunden. Hinzu kommt, dass Vorstellungen vom reflektiert glücklichen Sklaven oder von der authentisch unterwürfigen Frau in Bezug auf relevante Lebensformen eine Konstruktion darstellen, da zu diesen Lebensformen

---

[35] Pointiert z.B. bei Oshana (2006).

gerade die Verneinung der Autorität der eigenen Stimme gehört.[36] Zum anderen darf nicht unterschätzt werden, wie sehr die moralische und politische Strahlkraft von Autonomieidealen von der Anziehung von Vorbildern lebt, die sich unabhängig von den Vorgaben der Tradition, ihrer Eltern und anderer Autoritäten gemacht haben, die Vorgaben nicht ungeprüft zu übernehmen bereit sind und ihr Leben selbstverantwortlich in die Hand nehmen wollen. Ein von solchen Vorbildern inspiriertes Handeln lässt sich nicht mit sozialen Bedingungen vereinbaren, die von der strikten Unterordnung der einen unter die anderen leben, gleich ob die Unterordnung freiwillig oder gezwungenermaßen erfolgt. Ein liberaler Staat – und so auch eine liberale Medizin – wird in vielen einzelnen Entscheidungen um Toleranz vor anderen Lebensformen, auch solchen der Unterordnung (etwa der religiös verbrämten von Frauen unter Männern), bemüht sein und niemanden aufgrund seiner illiberalen Überzeugungen von demokratischen Mitbestimmungsprozessen ausschließen oder ihm das Recht auf Autonomie verwehren wollen. Aber ein liberaler Staat wäre auf Dauer nicht lebensfähig, würde er nicht zugleich dafür Sorge tragen, dass möglichst viele seiner Bürgerinnen und Bürger in ihrem Leben nach einer substantielleren Unabhängigkeit streben. In besonderen Situationen kann selbst für Ärzte und das medizinische Personal die Frage aufkommen, ob sie Patientinnen und Patienten nicht aktiv

---

[36] Die Grenzen zwischen ‚prozeduralen‘ und ‚substantiellen‘ Ansätzen verschwimmen hier. Eine ‚Substantialistin‘ wie Marina Oshana hält z.b. die radikale Unterordnung von Frauen unter Männern, wie sie die Taliban fordern, aufgrund des sozialen Unterordnungsverhältnisses selbst – und insofern aus inhaltlichen, substantiellen Gründen – mit (‚globaler‘) Autonomie für unvereinbar. Ein ‚Prozeduralist‘ wie John Christman möchte dagegen die Möglichkeit offen halten, dass auch die ‚Talibanfrau‘ autonom ist, sofern sie ihrer Unterdrückung authentisch (etwa aus tiefen religiösen Überzeugungen) zustimmt. Aber er muss dafür voraussetzen, dass sich die ‚Talibanfrau‘ für ihr Schicksal wirklich entscheiden kann, dass sie ihr Leben im Bewusstsein möglicher Alternativen als ein von ihr selbst ‚autorisiertes‘ Leben führen kann und dass sie sich nicht gegängelt und bevormundet fühlt. Doch dies ist eben erstens empirisch-psychologisch schwer vorstellbar. Und zweitens ist zweifelhaft, dass es das Selbstverständnis der ‚Talibanfrau‘ trifft, für das ja gerade wesentlich sein könnte, dass sie als Frau keine Stimme und Autorität hat, nicht einmal die, ihre Subordination durch ihre Zustimmung zu sanktionieren. Zwar wird auch damit nicht die Möglichkeit einer rein begrifflichen Unterscheidung zwischen prozeduralen und substantiellen Ansätzen hinfällig. Auf die Spitze getrieben kann diese Unterscheidung jedoch vergessen machen, dass noch die Verteidigung minimaler Vorstellungen von Autonomie auf ein distinktes Lebensideal verweist, das dann freilich Raum für sehr viele inhaltliche Ausfüllungen lässt. Zu Oshanas Position s. Oshana 2006; zu Christmans Position s. Christman 2009.

ermutigen sollten, sich aus starken Abhängigkeiten von anderen, etwa vom Partner oder der eigenen Familie, zu lösen, kann daran doch der Erfolg einer Behandlung hängen.

Sicherlich besonders heikel werden substantielle Konzeptionen von Autonomie dort, wo sie Autonomie an die Verpflichtung auf bestimmte, kontroverse Werte binden. Manchen gelten Personen nur dann als autonom oder selbstbestimmt, wenn sie in einem vorgeblich objektiven Sinn vernünftig und moralisch agieren.[37] Aber selbst wenn es eine objektive Vernunft und eine objektive Moral geben sollte, so bleibt doch fraglich, ob man Konzeptionen von Autonomie damit und mit den verwickelten Problemen einer näheren Bestimmung der unterstellten Objektivität belasten sollte. Versteht man ‚Autonomie' nicht als moralische Selbstgesetzgebung wie bei Kant, erscheint es sinnvoller, die Möglichkeit eines autonomen Lebens, das gegen inhaltlich aufgeladene Vorstellungen von Vernunft und Moral verstößt, zumindest begrifflich zuzulassen. Ein selbstbestimmtes Leben muss nicht ein in jeder Hinsicht makelloses Leben sein. Mit ähnlicher Zurückhaltung sollte auf Bemühungen reagiert werden, Autonomie für unvereinbar mit spezifischeren Wert- und Lebensvorstellungen zu erklären. So ist von Feministinnen Kritik an prozeduralen Konzeptionen von Autonomie geübt worden, weil sie zuließen, Frauen als selbstbestimmt einzustufen, die sich von aus feministischer Sicht zweifelhaften Leitbildern von Weiblichkeit leiten lassen.[38] Vieles von dem, was Feministinnen und andere Kritiker aufbringt, kann auch im Rahmen prozeduraler Konzeptionen einer Kritik unterzogen werden, verdanken sich viele Rollenbilder doch mangelndem Wissen und mangelnder Aufklärung, ideologischer Manipulation, der Verstellung echter Optionen oder schlicht nacktem Zwang. Und auch die Orientierung am Ideal eines geistig unabhängigen Lebens, das zwar ein substantielles ist, aber wegen seiner Allgemeinheit offen für verschiedenste inhaltliche Ausgestaltungen bleibt, kann

---

[37] Vgl. Wolf 1990.
[38] Stoljar meint u.a.: „Women who accept the norm that pregnancy and motherhood increase their worthiness accept something false" (Stoljar 2000, 109) und seien deshalb nicht autonom. Ganz praktische Auswirkungen hat eine solche Sicht im medizinischen Kontext beispielsweise dort, wo Feministinnen meinen, Frauen könnten sich *per se* nicht autonom für ästhetisch-chirurgische Eingriffe entscheiden, weil sie sich damit den repressiven Normen für weibliches Aussehen unterwürfen; so Morgan (1991).

helfen. Nur ändert all das nichts daran, dass Menschen auch und gerade in freien Verhältnissen ganz Unterschiedliches vom Leben erwarten und weit auseinanderlaufende Vorstellungen vom guten Leben haben können.

Kehren wir aber zurück zu Fragen, wie sie sich im medizinischen Kontext stellen! Der erwähnte Vorwurf von Onora O'Neill, Konzeptionen robuster individueller Autonomie seien für die medizinische Praxis weitgehend unbrauchbar und oft sogar schädlich, ruht zum einen auf einem verbreiteten Überforderungseinwand.[39] Je mehr kritische Reflexion und Artikulation von Authentizität von Patientinnen und Patienten erwartet wird, unter desto größeren Druck könnten diese geraten; die Einlieferung in ein Krankenhaus ist schließlich schon Belastung genug. Zum anderen sieht O'Neill im Beharren auf individueller Autonomie den Ausdruck einer Konsumideologie, für die die Bereitstellung frei wählbarer Optionen das oberste Gebot sei.[40] In der Tat wäre es verwunderlich, könnte sich die Medizin von den unheilvollen Einflüssen einer um sich greifenden Konsumorientierung und Kommerzialisierung ganz frei machen. O'Neill überspannt den Bogen jedoch. Es hat sich schon angedeutet, dass noch das letztlich bescheidene, aber unverzichtbare Recht auf Autonomie, das sich im Kern auf den Schutz der Möglichkeit zur informierten Ablehnung medizinischer Maßnahmen beschränkt, vom umfassenden moralischen Ideal einer wechselseitigen Achtung von Personen als normativ Gleiche zehrt. Und wenn wir die Bedingungen informierter Zustimmung oder Ablehnung auszubuchstabieren versuchen und vor allem zweifelhaft formalistische Surrogate genuiner Einwilligung zu ersetzen bestrebt sind, sind wir implizit an robusteren Vorstellungen von Autonomie orientiert. Wie das Beispiel von Frankfurts Konzeption zeigt, müssen diese Vorstellungen nicht intellektualistisch überzeichnet sein. Es ist eine wieder nur kontextuell zu entscheidende Frage, wann explizite Überlegungen und das Abwägen von Gründen angezeigt sind und wann nicht. Dass solche Überlegungen aber überhaupt wichtig sein können und dann nicht nur Einzelfragen, sondern das Leben als Ganzes betreffen können, zeigt sich am

---

[39] O'Neill 2002, 38 u.ö. Ein anderer wichtiger Einwand besteht in der Befürchtung, Entscheidungen von Patienten könnten mit der Begründung nicht mehr ernst genommen und als bindend angesehen werden, dass sie nicht reflektiert und authentisch sind; so z.B. Faden (1986, 265f.).
[40] O'Neill 2002, 47f.

dramatischsten bei existentiellen Entscheidungen bezüglich des Lebensanfangs und am Lebensende. Wer sich für oder gegen eine Abtreibung, für oder gegen die Weiterführung lebenserhaltener Maßnahmen entscheidet, wird dies kaum aus einer flüchtigen Laune heraus tun. Sofern ihm noch Kraft und Klarheit bleiben, wird er vielmehr hin und her überlegen, wie er wirklich leben oder sterben möchte, was mit seiner Vorstellung von einem guten Leben und menschlicher Würde vereinbar ist und was nicht, was zu seinen Vorstellungen von seiner Zukunft und seiner Vergangenheit passt, was er auszuhalten bereit ist und was nicht. Nicht zufällig streicht in diesem Band gerade der aus der Palliativmedizin stammende Beitrag von Sonja Owusu Boakye, Friedemann Nauck, Bernd Alt-Epping und Gabriella Marx den umfassenden biographischen Charakter von Selbstbestimmungsfragen am Lebensende heraus. Und wenn wir speziell an das Handeln von Ärzten und medizinischem Personal denken, so sollte es diesen eben nicht nur darum gehen, die autonomen Entscheidungen ihrer Patientinnen und Patienten zu respektieren, sondern auch darum, diese nach Kräften überhaupt erst zu solchen Entscheidungen zu befähigen. Das kann sowohl erfordern, der eigenen Autoritätsrolle bewusst entgegen zu wirken, als auch Formen der aktiven Herstellung einer autonomiefördernden Atmosphäre einschließen.

Darüber hinaus ist zu bedenken, dass die Frage, was einer Person wirklich wichtig ist, worum sie sich sorgt und was nicht lediglich Ausdruck einer flüchtigen Neigung ist, noch im Umgang mit jenen Menschen von äußerster Wichtigkeit sein kann, deren höhere rationale und sprachliche Fähigkeiten durch Formen der Demenz oder andere Beschädigungen erheblich eingeschränkt sind.[41] Noch einem geistig verwirrten Menschen können bestimmte Dinge und Umgangsweisen ,authentisch' am Herzen liegen. Allzu minimalistische Autonomiekonzeptionen können selbst hier zu Vernachlässigung und Missachtung führen. Wahr ist natürlich, dass jede Krankheit die Handlungsmöglichkeiten von Menschen einschränkt, so dass sie vieles von dem, was sie gerne täten, nicht mehr tun können. Philosophische Konzeptionen von Autonomie blenden diesen schlichten, aber wichtigen Umstand nicht selten aus, wenn sie Autonomie von Handlungs- und Wahlfreiheit unter-

---

[41] Instruktiv dazu sind die Arbeiten von A. Jaworska, die an Frankfurts Autonomiekonzeption anschließen und dieses transformieren. Vgl. z.B. Jaworska 2007.

scheiden. Das kann ein fragwürdiges begriffliches Vorgehen sein. Auch im Rahmen eingeschränkter Möglichkeiten und Fähigkeiten zum Handeln gibt es jedoch ein Spektrum von Formen der Autonomie, die über ein Minimum hinausgehen.

1.6 Relationale Autonomie und die Kritik am Individualismus

Die Kritik an vorwaltenden Konzeptionen robuster individueller Autonomie muss allerdings nicht zu einem Rückzug auf die minimale Autonomiekonzeption im Sinn der informierten Zustimmung führen und kann gerade auch diese in Frage stellen. Sowohl robusten als auch minimalen Konzeptionen von Autonomie ist von verschiedenen Seiten der Vorwurf gemacht worden, einem einseitig individualistischen Verständnis von Personen das Wort zu reden. Während einige Autoren – etwa solche kommunitaristischer Provenienz – dies mit der Forderung nach einer Einschränkung von Autonomie verbinden, zielen andere – z.B. viele feministische Autorinnen – darauf ab, Autonomie selbst weniger individualistisch zu begreifen.[42] Diese letzteren Bestrebungen haben sich in den letzten Jahren verstärkt des Begriffs der ‚relationalen Autonomie' bedient.[43] Sie sind nicht zuletzt im Hinblick auf ein besseres Verständnis des Verhältnisses von Autonomie und Vertrauen von besonderem Interesse.

Auch hier ist allerdings wieder einiges an Sortierungsarbeit nötig. Bei mancher ‚relationalistischen' Kritik an vorherrschenden Autonomieverständnissen kann der Eindruck entstehen, dass sie nur Karikaturen von individueller Autonomie treffen. Das stereotype Bild des souveränen und meist

---

[42] Einige Hinweise auf Differenzen zwischen kommunitaristischen und feministischen Autoren gibt Barclay (2000, 52-71, bes. 65ff.).

[43] Einschlägig für die Diskussion ist der Sammelband Mackenzie/Stoljar 2000. In der Einleitung zu ihrem Band halten Mackenzie und Stoljar fest, dass ‚relational autonomy' ein unscharfer Sammelbegriff (‚umbrella term') sei, der alle Auffassungen von Autonomie umfasse, die die Annahme teilten, dass „persons are socially embedded and that agents' identities are formed within the context of social relationships and shaped by a complex of intersecting social determinants, such as race, class, gender, and ethnicity. Thus the focus of relational approaches is to analyze the implications of intersubjective and social dimensions of selfhood and identity for conceptions of individual autonomy and moral and political agency" (ebd., 4). Zur Diskussion relationaler Autonomiekonzeptionen sei exemplarisch verwiesen auf Christman 2004; Ach/Schöne-Seifert 2013 und Anderson 2013.

männlichen Individuums, das frei von sozialen Einflüssen und völlig auf sich gestellt urteilt und handelt, mag subkutan weiterhin kulturell einflussreich sein; mit philosophischen und medizinethischen Konzeptionen von Autonomie hat es wenig zu tun.[44] Natürlich bleibt es wichtig, immer wieder daran zu erinnern, dass wir in unseren ersten (und häufig auch in unseren letzten) Lebensjahren vollständig auf andere angewiesen sind, dass erst unsere Sozialisation uns zu dem macht, wer wir sind, dass wir auch im späteren Leben der Unterstützung durch Familie, Freunde und Gesellschaft bedürfen, dass unsere Erfahrungen und unser Wissen fast ausnahmslos durch andere vermittelt sind, dass wir selbst dann, wenn wir uns einen eigenen Kopf gemacht haben, auf die Anerkennung und den Zuspruch anderer nicht verzichten können und dass uns die anderen, wenn sie wollten, das Leben zur Hölle machen könnten. Und zweifellos ist es empirisch von großer Bedeutung, soziale Einflüsse daraufhin zu untersuchen, ob sie der Autonomie von Personen im Allgemeinen und von Patientinnen und Patienten im Besonderen förderlich oder abträglich sind. Auf einer konzeptionell-philosophischen Ebene ist jedoch zu fragen, ob die soziale Einbettung von Personen und Patienten und die prägende Wirkung sozialer Interaktionen lediglich als Ermöglichungsbedingungen von Autonomie zu begreifen sind oder ob sie tatsächlich dazu zwingen, Autonomie anders – und das heißt in irgendeiner Hinsicht ‚relational‘ – zu denken.

Eine Möglichkeit, soziale Beziehungen in den *Begriff* der Autonomie hineinzuziehen, haben wir schon gestreift. Wenn eine Vertreterin eines ‚stark substantiellen‘ Ansatzes von Autonomie wie Marina Oshana bestimmte soziale Verhältnisse unabhängig davon für autonomieabträglich erklärt, ob diese Verhältnisse von den unter ihnen Lebenden affirmiert werden, dann bindet sie begrifflich Autonomie an inhaltlich besondere Sozialformen.[45] Wer meint, ein Sklave könne wegen seiner sozialen Stellung nicht autonom sein, gleich wie er es findet, in dieser Stellung zu leben, oder meint, dass rechtlose Frauen wegen ihres sozialen Status auch dann nicht voll autonom sein können, wenn

---

[44] Eine Ausnahme könnten libertäre Autonomiekonzeptionen in der politischen Philosophie darstellen.

[45] Das gilt auch für die viel beachtete Autonomiekonzeption von Joseph Raz, der Autonomie begrifflich davon abhängig macht, dass Personen über eine Bandbreite ‚wertvoller‘ Handlungsoptionen verfügen (Raz 1986, 14. Kap.).

sie keine Rechte haben wollen, versteht individuelle Autonomie nicht mehr allein ‚internalistisch' als eine psychische Disposition oder einen psychischen Zustand, sondern definiert sie zumindest partiell ‚externalistisch' über die Einbettung in bestimmte soziale Verhältnisse. Autonomie wird so nicht mehr nur als eine individuelle Fähigkeit, sondern als ein besonderer sozialer Status begriffen. Gerade eine Konzeption wie die von Oshana (und auch von einigen anderen feministisch inspirierten Theoretikerinnen) ist jedoch in anderer Hinsicht ausgesprochen individualistisch, rückt sie doch die weitgehende Selbstverfügung der Individuen in den Vordergrund der Bestimmung von Autonomie. Oshanas Leitbild kommt dem liberalen Ideal des souveränen Individuums, wie es beispielsweise John Stuart Mill im 19. Jahrhundert ausgemalt hat,[46] viel näher als die meisten prozeduralen und dem Anspruch nach inhaltsneutralen Ansätze, die sonst Zielscheibe ‚relationalistischer' Kritiken sind.[47]

Mit Blick auf das Verhältnis von Autonomie und Vertrauen ist daher eine andere Spielart relationaler Autonomiekonzepte instruktiver, die in der zu Scholastizismen neigenden Literatur zuweilen unter die Rubrik der ‚schwach substantiellen' Konzepte subsumiert wird.[48] So haben Joel Anderson und Axel Honneth auf der Basis von Honneths Theorie der Anerkennung vorgeschlagen, Autonomie an gelungenen Selbstverhältnissen zu bemessen, die ihrerseits auf gelungene Beziehungen zu anderen angewiesen seien.[49] Eine selbstbestimmte Person, so der Gedanke, zeichne sich durch ein gewisses Maß an Selbstachtung, Selbstvertrauen und Selbstschätzung aus. Bei allen drei Selbstverhältnissen handelt es sich für Anderson und Honneth um affektiv getönte Weisen sich zu sich selbst zu verhalten. Mich selbst zu achten, mir selbst zu vertrauen und mich selbst wertzuschätzen heißt demnach, in besonderen Weisen zu mir selbst emotional positiv eingestellt zu sein. Und eine solche Einstellung zu erlangen, soll nur möglich sein, wenn sich andere zu mir in analogen Weisen verhalten. Eine stabile Selbstachtung sei auf den

---

[46] Mill 1974, 3. Kap.
[47] Eine ähnliche Einschätzung gibt Christman (2009, 8. Kap., bes. 171).
[48] S. etwa Benson 1994. Zur Unterscheidung von ‚stark' und ‚schwach substantiellen' Autonomiekonzeptionen ist die Einleitung von Mackenzie/Stoljar (2000, 19ff.) hilfreich.
[49] Anderson/Honneth 2005. Die Grundunterscheidungen des Aufsatzes gehen zurück auf Honneth 1992, bes. Kap. 9.

Respekt der anderen angewiesen, wie er sich institutionell in der Zuschreibung von Rechten manifestiere; Selbstvertrauen werde in intimen Beziehungen der Liebe und Freundschaft erworben, und Selbstschätzung sei von der
Wertschätzung anderer abhängig, wie sie in solidarischen Netzwerken und
auf der Grundlage von geteilten Werten geübt werde. Für das Verständnis
von Autonomie führt ein Ansatz wie dieser vor allem in zwei Hinsichten
weiter.

Erstens hebt er stärker als viele etablierte Ansätze die affektiv-emotionalen
Voraussetzungen von Selbstbestimmung ins Bewusstsein. Wer sich selbst
emotional nicht wichtig nimmt, wer kein Zutrauen in die eigenen Fähigkeiten hat oder sich gar selbst hasst und verachtet, der kann auch gegenüber
anderen nicht mit der nötigen Selbstsicherheit auftreten. Implizit ist diese
Beobachtung schon in gängigen Authentizitätskonzepten berücksichtigt, in
denen es ja auch darum geht, dass jemand zu seinen eigenen Gefühlen und
Motiven stehen kann, dass er sich selbst so mit sich identifiziert, dass ihm
überhaupt an etwas liegt. Aber es ist angezeigt, die für Selbstbestimmung
nötigen emotionalen Dimensionen gegen die einseitige Betonung kognitiver
und intellektueller Vermögen in Erinnerung zu rufen. Was alles zur stärker
emotionalen Seite von Selbstbestimmung gehört, ist eine offene Frage, zu
deren Beantwortung mehr empirische Studien nützlich wären. Ob sich
Selbstachtung, Selbstvertrauen und Selbstschätzung so trennscharf unterscheiden lassen, wie Anderson und Honneth meinen, lässt sich bezweifeln.
Andere Autorinnen und Autoren arbeiten mit anderen Begriffen oder mit
nur einem Begriff.[50] Auch wäre näher zu untersuchen, welche weiteren Fähigkeiten nötig oder nützlich sind, um sich selbst zu achten und wichtig zu
nehmen. So fehlt vielen Menschen das Gespür für die eigenen Bedürfnisse
und Gefühle; sie können sie nicht wichtig nehmen, weil sie gar nicht um sie
wissen. Um herauszufinden, was man wirklich will, bedarf es vermutlich
auch einer erhöhten Sensibilität für andere und eines gewissen Maßes an
dialogischen Fähigkeiten.[51] Für die Medizin und Situationen im modernen
Krankenhaus ist aber überhaupt erst einmal wichtig, die Bedeutung emotio-

---

[50] Benson (1994) betont *‚self-worth'*; McLeod (2002) spricht vorzugweise von *‚self-trust'*.
[51] An solche Beobachtungen knüpft die Theorie von für Autonomie notwendigen Fähigkeiten an, die
Diana T. Meyers in zahlreichen Veröffentlichungen entwickelt hat. Vgl. etwa Meyers 2005.

naler Stabilität und Verwundbarkeit nicht nur für das allgemeine Wohlergehen, sondern gerade auch für die Autonomiefähigkeit von Patientinnen und
Patienten präsent zu halten.

Das wird noch deutlicher mit Blick auf die zweite Hinsicht, in der Ansätze
wie die von Anderson und Honneth hilfreich sind. Diese liegt in der Betonung der intersubjektiven – und insofern ‚relationalen' – Voraussetzungen
für den Aufbau befriedigender Selbstverhältnisse. Über Einzelheiten ließe
sich auch hier streiten. Robuste Naturen mögen noch aus der Verachtung
durch Andere Selbstbewusstsein ziehen. Aber es ist eine psychologische Tatsache, dass die Achtung für sich selbst in der Regel wesentlich von der Achtung anderer lebt und dass das Vertrauen in die eigenen Fähigkeiten maßgeblich durch das Vertrauen anderer in einen selbst befördert wird. Darin
liegt ja auch ein Teil der Rechtfertigung des Rechts auf Autonomie. Ein
rechtloser Patient, der bei Entscheidungen über seine Behandlung nicht mit-
reden dürfte, würde der institutionelle Respekt versagt, dessen Fehlen vielleicht nicht jedem Patienten die Selbstachtung nähme, aber allemal ein guter
Grund wäre, sich gedemütigt zu fühlen. Aber die Anerkennung von Patientinnen und Patienten als Träger von Autonomierechten ist eben nur *ein*
Weg, ihr Selbstbewusstsein zu stützen. Die einseitige Fixierung auf diesen
Weg lässt das Verhältnis zwischen medizinischem Personal und Patienten zu
einem bloßen Vertragsverhältnis schrumpfen.[52] Jeder umsichtige Arzt und
jeder sensible Pfleger weiß dagegen aus Erfahrung, wie wichtig noch diesseits
des Respekts vor den Rechten von Patientinnen und Patienten die emotionale Zuwendung ist. Zu einer Ethik der Kommunikation in der modernen Medizin müsste das Bestreben zählen, nicht nur auf das, was kommuniziert
wird, zu achten, sondern auch auf die Art und Weise, in der dies geschieht.
Nur in Formen der emotional getönten Zuwendung kann dem Patienten
glaubhaft demonstriert werden, dass er als Person ernst genommen wird und
seine Anliegen von Belang sind. Natürlich kann von keinem Arzt erwartet
werden, dass er seinen Patienten mit freundschaftlichen Empfindungen ent-
gegentritt; die mögen zuweilen eher hinderlich sein. Aber der Patient darf
nicht zum Objekt oder zum Lieferanten von informierten Akten der Zu-

---

[52] Zur Kritik an der Modellierung des Arzt-Patienten-Verhältnisses nach dem Modell von Vertrags-
partnern vgl. Donchin 2001.

stimmung degradiert werden. Ihm ist mit professionellem Wohlwollen und Formen der Anteilnahme zu begegnen, soll er in seinem Selbstvertrauen nicht beeinträchtigt werden. Im Kern heißt dies aber, dass das Verhältnis zwischen medizinischem Personal und Patienten von interpersonalem Vertrauen getragen sein muss. Vertrauen ist die vielleicht wichtigste Ressource zur Abstützung jener affektiv grundierten Weisen des Selbstverhältnisses, ohne die es Autonomie nicht geben kann.[53]

Für eine stärker an theoretischer Klarheit interessierte Auseinandersetzung ist allerdings weiter kritisch zu fragen, ob die Einsichten, die sich Ansätzen wie dem von Anderson und Honneth entnehmen lassen, mehr als – wiewohl eminent wichtige – Ermöglichungsbedingungen von Autonomie herausstreichen. Wenn Anderson und Honneth Autonomie als die Fähigkeit bestimmen, seine eigene Konzeption eines sinnvollen Lebens zu entwickeln und zu verfolgen,[54] bewegen sie sich im Rahmen verbreiteter Definitionen individueller Autonomie; nichts an einer derartigen Bestimmung macht Autonomie selbst zu einem ‚relationalen‘ Begriff. Autonomie bleibt eine individuelle Fähigkeit, die allerdings nur im Kontext entgegenkommender sozialer Verhältnisse und Beziehungen entfaltet werden kann.[55] Einem genuin ‚relationalen‘ Konzept von Autonomie kommt man vielleicht am nächsten, wenn man den zu einem selbstbestimmten Willen führenden Willensbildungsprozess als einen nicht mehr rein individuellen Vorgang begreift und selbst als Teil von Autonomie ansieht. Gerade in schwierigen Situationen, zu denen die einer ernsten Erkrankung oft gehört, wissen wir in der Regel nicht genau, was wir wollen und was uns wichtig ist. Wir sind dann auf den Austausch mit anderen angewiesen. Im vertrauensvollen Gespräch mit ihnen modellieren wir allererst unser Wollen, und diese Modellierung nehmen wir nicht mehr allein vor, sondern zusammen mit den anderen. Ein willensbildendes Gespräch besteht eben nicht in der gegenseitigen Mitteilung schon bestehender Einschätzungen und Absichten, wie es der Fall sein mag, wenn sich zwei Vertragspartner mit festen Vorsätzen ihre Bedingungen nennen. Die im von

---

[53] In diesem Band machen das auf unterschiedliche Weise die Beiträge von Owusu Boakye et al. und von Anselm/Butz deutlich.

[54] Anderson/Honneth 2005, 130.

[55] Einen ähnlichen Einwand macht auch Christman (2009, 182).

Vertrauen getragenen Gespräch vollzogene Willensbildung ist eine genuin gemeinsame, deren Anteile sich nicht säuberlich auf die Gesprächspartner verteilen lassen. Der Schluss, dass auch die durch sie gewonnene Autonomie eine konstitutiv (und nicht bloß kausal oder konditional) relationale ist, ist dann nur noch zu vermeiden, wenn man darauf insistiert, dass der schließlich geformte Wille der Wille allein der jeweiligen Person selbst bleibt. Aber ist das noch so eindeutig? Warum sollen nicht z.B. ein Patient und eine ihm nahestehende Person sagen können, dass sie in der fraglichen Angelegenheit etwas zusammen entschieden haben, dass ‚wir' hier etwas beschlossen haben?[56] Und warum soll das in bestimmten Konstellationen nicht auch für die Entscheidungen gelten, die aus dem Gespräch zwischen Patient und Arzt hervorgegangen sind? In medizinethischen Debatten kreisen um solche Fragen die Kontroversen um das Für und Wider von Varianten des *shared decision making*.[57] Sicherlich besteht hier die Gefahr, den Paternalismus durch die Hintertür wieder salonfähig zu machen; Entscheidungen, die in Wirklichkeit die des Arztes sind, werden zu gemeinsamen Beschlüssen stilisiert.[58] Aber solche Befürchtungen sollten nicht das Nachdenken über neue Kommunikationsformen zwischen Patienten und medizinischem Personal blockieren; die Dimension des offenen Gesprächs könnte eine paradigmatisch ‚relationale' sein.

1.7 Kollektive Autonomie

Trotz sachlicher Berührungspunkte empfiehlt es sich, deutlich zwischen ‚relationaler' und ‚kollektiver' Autonomie zu unterscheiden. Während relationale Autonomie der Idee nach eine Spielart der individuellen Autonomie bleibt, deren Träger Individuen sind, betrifft kollektive Autonomie die

---

[56] Joel Anderson gibt zu bedenken, dass „der Fall einer Entscheidung, ob man dem Ehemann oder der Ehefrau eine Niere spendet, der Frage wie man einen Tango tanzen soll" ähneln könnte: „Es geht um etwas, das man gemeinsam tut, ein radikal gemeinsames Unterfangen, das beiderseitige Teilnahme erfordert. Die Frage könnte dann lauten: ‚Was machen wir mit meiner ‚verfügbaren' Niere?'" (Anderson 2013, 63).
[57] Eine deutschsprachige Einführung bietet der Sammelband von Scheibler/Pfaff (2003).
[58] Die Gefahr des Paternalismus ist greifbar im Modell der ‚deliberativen' Arzt-Patient-Interaktion von Linda und Ezekiel Emanuel (Emanuel/Emanuel 1992).

Selbstbestimmung kollektiver Akteure. Im Beitrag von Katharina Beier, Isabella Jordan, Silke Schicktanz und Claudia Wiesemann wird auf zwei kollektive Akteure eingegangen: auf Patientenorganisationen und auf Familien. Patientenorganisationen sind ein relativ neues Phänomen; in einer komplexer gewordenen Medizin mit einer Vielzahl von Interessen werden sie zunehmend wichtig.[59] Familien haben dagegen immer schon eine wichtige Aufgabe bei Krankheiten und deren Behandlung gehabt. Doch ist ihre Rolle einem ständigen Wandel unterzogen, und strittig kann schon sein, was überhaupt als ‚Familie' zählen soll. Beier et al. wissen, dass es neben Patientengruppen und Familien weitere wichtige Kollektivakteure im Gesundheitswesen gibt (z.B. die Ärzteschaft und Krankenkassen), die die Gesundheitspolitik maßgeblich mit bestimmen. An Patientengruppen und Familien lässt sich jedoch besonders gut das Wechselverhältnis von Autonomie und Vertrauen ablesen, so dass eine Untersuchung gerade dieser beiden Kollektivakteure Aufschluss auch über die Struktur anderer kollektiver Akteure zu liefern verspricht.

Aus einem normativen Blickwinkel ist die herausforderndste Frage die nach dem moralischen und juristischen Status von kollektiven Akteuren. In der Sicht eines ganz auf individuelle Selbstbestimmung abstellenden positiven Rechts kann kollektiven Akteuren eigentlich nur und allenfalls eine instrumentelle Funktion zugebilligt werden. Wie eingangs erwähnt, mögen Familienangehörige dabei helfen, den Willen des Patienten zu eruieren, zu artikulieren und zu realisieren, und Ähnliches könnte für Zusammenschlüsse zwischen Patienten gelten. Das zu Beginn dieser Einführung besprochene Recht auf Autonomie ist aber ein strikt individuelles Recht. Im liberalen Grundverständnis kann es keine damit möglicherweise konfligierenden Kollektivrechte geben, etwa in Gestalt eines Rechts von Familien, eine ärztliche Behandlung auch gegen den Willen des Patienten zu veranlassen oder zu verweigern. Selbst Rechte auf Anhörung müssen problematisch erscheinen, sofern sie sich nicht damit rechtfertigen lassen, dass sie der Autonomie des Patienten zuträglich sind. Die Forderung, Patientinnen und Patienten sollten über ihre eigene medizinische Behandlung frei vom ‚kontrollierenden Ein-

---

[59] Einen Vorschlag zur Klassifizierung verschiedener Patientengruppen, die ein breites Spektrum bilden, machen Schicktanz/Jordan (2013, 295f.)

fluss'[60] anderer entscheiden, dient schließlich auch dem Schutz vor der Intervention von Personen, die der Patientin oder dem Patienten nahestehen. Diese Sichtweise wird mit Vehemenz im Beitrag von Volker Lipp und Daniel Brauer verteidigt. Beier et al. stellen dagegen die Frage, ob sich für kollektive Akteure in der Medizin normative Rollen finden lassen, die nicht instrumentell auf individuelle Selbstbestimmung bezogen sind und gleichwohl die Entscheidungsautorität der Einzelnen unangetastet lassen.

Neben ganz praktischen und normativen Problemen, die das Agieren von Kollektiven wie Patientenorganisationen und Familien in der modernen Medizin aufwirft, stellen sich theoretische und konzeptuelle Schwierigkeiten, die auf komplexe und längst nicht hinreichend bearbeitete Forschungsfelder verweisen. Drei Fragen heben die Autorinnen hervor: Erstens bedarf einer Klärung, inwiefern sich Patientenorganisationen und Familien, aber auch andere Gruppen bis hin zu komplexen Organisationen wie dem Krankenhaus selbst, überhaupt als Handlungssubjekte auffassen lassen. Sind die im eigentlichen Sinn Handelnden nicht weiter die individuellen Personen, die sich zu einer Gruppe zusammenschließen? Zweitens fragen sie, wann und in welchem Sinn kollektiven Akteuren Autonomie – eben ‚kollektive Autonomie' – zugesprochen werden kann. Und drittens untersuchen sie, in welcher Weise Vertrauen dazu beitragen kann, kollektive Akteure zu konstituieren und sie autonom agieren zu lassen.

Die erste Frage führt mitten hinein in philosophische Debatten, die in den letzten rund zwei Jahrzehnten in der analytischen Handlungstheorie und in einigen angrenzenden Gebieten intensiv geführt worden sind und weiterhin geführt werden.[61] Nachdem handlungstheoretische Analysen lange Zeit vornehmlich um eine Klärung der Struktur von Handlungen bemüht waren, die einzelne Personen allein vollziehen, haben insbesondere Arbeiten von Raimo Tuomela, John Searle, Margaret Gilbert und Michael Bratman Überlegungen zur Struktur von Handlungen angestoßen, die mehrere Personen gemeinsam ausführen.[62] Dabei hat sich allerdings inzwischen die Auffassung weitgehend

---

[60] Zur ‚*noncontrol*'-Bedingung von Autonomie s. Faden/Beauchamp 1986.

[61] Exemplarisch sei nur verwiesen auf den umfangreichen Sammelband von Schmid/Schweikard (2009).

[62] Als Initialzündung der neueren Debatte zu gemeinsamen Handlungen und kollektiven Absichten gilt vielen der Aufsatz von Tuomela/Miller (1988). John Searle hat seinen Ansatz zuerst ausführlich

durchgesetzt, dass auch genuin gemeinsame Handlungen noch nicht notwendig zur Konstitution von kollektiven Akteuren führen oder diese voraussetzen.[63] Selbst wenn etwa ein Patient und sein Ehepartner die Entscheidung, dass der eine dem anderen eine Niere spendet, in einem irreduziblem Sinne gemeinsam treffen mögen,[64] so ist diese Entscheidung doch schwerlich als Willensbekundung eines von ihnen beiden unterschiedenen kollektiven Akteurs zu fassen; vielmehr ist sie etwas, das ‚zwischen‘ ihnen stattfindet. Anders stellt es sich hingegen dar, sobald wir es mit organisierten Einheiten zu tun haben, die sich über eine längere Zeit erstrecken und in ihren Vollzügen eingespielten Mustern folgen. Natürlich kann auch z.b. ein Unternehmen oder eine Partei nur durch seine Angestellten bzw. ihre Mitglieder planen und handeln. Organisationen sind keine Bewusstseinszentren, die sich selbstständig erinnern, etwas wahrnehmen, empfinden oder eigenständig Überlegungen anstellen könnten. Gleichwohl erscheint es sinnvoll, ein Unternehmen oder eine Partei als einen kollektiven Akteur zu betrachten, dessen Überzeugungen, Entscheidungen und Handlungen von denen seiner Mitglieder abweichen können.[65] So mag eine Partei durch ihre ausführenden Organe feststellen müssen, dass sich die Wünsche ihrer Mitglieder nicht zusammen realisieren lassen, weil sie sich widersprechen oder an den Zwängen der Wirklichkeit scheitern. Politische Parteien kann dies in Zerreißproben führen, sie können solche Zerreißproben jedoch bestehen, wenn es ihnen gelingt, die Vernunft ihrer Mitglieder durch geeignete Verfahren zu ‚kollektivieren‘.[66] Und was für Parteien gilt, gilt augenscheinlich auch für Patientenorganisationen und für Familien.

Werden sie als genuin kollektive Akteure angesehen, so werden diese ähnlich wie Individuen sowohl autonom wie heteronom, selbstbestimmt wie fremdbestimmt agieren können. Das ist eigentlich kein neuer Gedanke. Ursprünglich meinte ‚Autonomie‘ nicht die Selbstständigkeit von Individuen, sondern von Staaten. Diese galten als autonom, wenn sie sich ohne Kontrolle

---

dargelegt in Searle 1995; Gilberts *opus magnum* ist Gilbert 1989, dessen Schlüsselkonzepte in Gilbert 2006 präzisiert werden. Bratman fasst seine Position in Bratman 2014 zusammen.
[63] Vgl. dazu z.B. Pettit/Schweikard 2009a.
[64] Anderson 2013, 63.
[65] Vgl. dazu Pettit 2009b. Das folgende Beispiel ist an Pettits Beispielen angelehnt.
[66] Pettit (ebd.) spricht von der Strategie einer „Kollektivierung der Vernunft".

durch andere Staaten selbst zu regieren in der Lage waren. Dieser politische Autonomiediskurs ist dann später auf Individuen übertragen worden. Heute haben wir es dagegen mit der umgekehrten Überlegungsrichtung zu tun, in der darüber nachgedacht wird, ob und wie sich Bestimmungsmerkmale von individueller Autonomie auf kollektive Akteure übertragen lassen.[67] Gerade an einem Beispiel wie dem der Patientenorganisationen lässt sich recht gut zeigen, welche äußeren Faktoren sich negativ auf die ‚Selbstregierung' dieser Organisationen auswirken. Weniger einfach ist die Antwort auf die Frage, wie das Verhältnis der Mitglieder einer Patientenorganisation gestaltet sein muss, um die ‚Selbstregierung' der Organisation von Innen zu stärken oder wenigstens nicht zu behindern.[68] Genau an diesem Punkt bricht die normative Problematik auf, wie mit möglichen Konflikten zwischen individueller und kollektiver Autonomie umzugehen ist.

Zur Aufhellung der Binnenstruktur kollektiver wie kollektiv-autonomer Akteure trägt nun aber ein vertieftes Nachdenken über die Rolle von Vertrauen für die Konstitution von kollektiven Akteuren bei, worauf die dritte der oben genannten Fragen zielt. Die Überlegungen der Autorinnen des Bandbeitrags zur kollektiven Autonomie streichen die vermittelnde Funktion von Vertrauen besonders heraus. Zwar werden Art und Ausmaß von Vertrauen je nach Gruppe und Organisation variieren. Das Vertrauen zwischen Familienmitgliedern ist in der Regel ein anderes als das zwischen Geschäftspartnern oder eben auch zwischen den Mitgliedern einer Patientenorganisation. Im einen wie im anderen Fall kommt durch das Vertrauen jedoch ein wichtiges Element in die Konstitution von kollektiven Akteuren hinein, das nicht rein kognitiver Natur ist. Seine Berücksichtigung kann daher zum einen helfen, viele bisher einseitig auf die kognitiven und rein organisatorischen Integrationsmechanismen kollektiver Akteure fixierten Ansätze zu korrigieren und zu ergänzen. Und zum anderen verweist sie auf Wege, die mögliche Spannung zwischen individueller und kollektiver Autonomie aufzulösen oder abzumildern. Das setzt freilich voraus, dass wir zuvor eine genauere Vorstellung von der Natur und Funktion des Vertrauens selbst gewonnen haben.

---

[67] Einen hilfreichen Versuch macht Schweikard (2013).
[68] Konkrete Vorschläge dazu finden sich bei Schicktanz/Jordan (2013).

1.8 Personales Vertrauen

Wir sind mittlerweile schon auf eine Vielzahl von Querverstrebungen zwischen Autonomie und Vertrauen gestoßen. Was dabei unter ‚Vertrauen' genau zu verstehen ist, blieb jedoch weitgehend in der Schwebe. Dies ist nicht nur der bisherigen Darstellung geschuldet, sondern spiegelt auch Tendenzen in einem Teil der Literatur wider. Wenn etwa, wie berichtet, Onora O'Neill Bioethikern und Medizinern vorhält, mit ihrer Fixierung auf individuelle Autonomie das Vertrauen in die Medizin zu schwächen, bringt sie dafür nicht nur keine empirischen Belege, sondern operiert auch mit einem sehr blassen Begriff von Vertrauen. Dabei lassen sich der wachsenden Literatur zum Vertrauen durchaus Differenzierungen entnehmen, die auch für die medizinische Praxis wichtig sind.[69]

Mit Blick auf mögliche Vertrauensobjekte ist es hilfreich, zwischen ‚personalem' und ‚institutionellem' Vertrauen zu unterscheiden. Personales Vertrauen ist Vertrauen in Personen, institutionelles Vertrauen ist Vertrauen in Institutionen und institutionelle Abläufe. Damit werden sicherlich nicht alle Bezugspunkte von Vertrauen erfasst. Sofern Vertrauen in Personen Vertrauen in andere Personen meint, bleibt das wichtige Phänomen des Selbstvertrauens ausgespart, dessen Bedeutung für Erlangen und Erhalt individueller Autonomie schon berührt wurde. Und sofern bei den Personen, denen vertraut wird, an andere Menschen gedacht wird, bleibt das Vertrauen in Gott oder auch die Möglichkeit eines Vertrauens in Tiere unthematisch. Der Begriff der ‚Institution' wiederum sollte tunlichst sehr weit gefasst werden, so dass z.B. auch Familien und das Recht als Institutionen angesehen werden können. Dagegen mag es schwerfallen, noch das Vertrauen in ‚abstrakte Systeme', das Anthony Giddens in seiner Theorie moderner Gesellschaften hervorhebt,[70] als Vertrauen in ‚Institutionen' zu rubrizieren. Ein ‚abstraktes System' wie das Expertenwissen oder die Wissenschaft insgesamt ist über viele Personen und Institutionen verteilt. Zur Vereinfachung möchte ich dennoch vorschlagen, auch Varianten des ‚Systemvertrauens' als ‚institutionelles' Ver-

---

[69] Wichtige Arbeiten zum Vertrauen sind: Luhmann 2000; Giddens 1995; Baier 1995b; Govier 1997; Hardin 2002; Lahno 2002; Hartmann 2011.
[70] Giddens 1995.

trauen zu bezeichnen.[71] Hält man sich solche Unschärfen präsent, eignet sich die Differenzierung von personalem und institutionellem Vertrauen gut als Ausgangspunkt für die Erörterung der Bedeutung von Vertrauen gerade auch in der modernen Medizin.

Das Vertrauen zwischen Personen dürfte für viele das Paradigma von Vertrauen überhaupt sein. Es wäre jedoch verkürzt, dabei nur an Vertrauen in engen persönlichen Beziehungen zu denken. Auch das Vertrauen zu einer mir fremden Person ist eine Variante des personalen Vertrauens; genauso z.b. das Vertrauen zwischen Geschäftspartnern, das Vertrauen in bestimmte Politiker oder auch das Vertrauen zwischen Arzt und Patient, obwohl bei diesen Spielarten personalen Vertrauens natürlich offensichtlich ist, dass sie in institutionelle Kontexte eingebettet sind. Das in idealisierten Vorstellungen von persönlichen Beziehungen und Liebe beschworene vorbehaltlose Vertrauen, das ganz dem anderen Menschen gilt und nicht auf irgendwelche ‚Leistungen' von ihm bezogen ist, ist wohl eher ein Grenzfall von Vertrauen, dessen reinste Form der religiöse Glaube sein mag.[72] In der Regel hat personales Vertrauen eine triadische Struktur: Eine Person A vertraut einer Person B in Bezug auf ein C, das A in irgendeiner Hinsicht wichtig und insofern ein Gut für A ist.[73] So vertraut der Geschäftsmann seinem Lieferanten in Bezug

---

[71] Die Rede von ‚Systemvertrauen' ist durch Niklas Luhmann einschlägig geworden, der für komplexe moderne Gesellschaften in vielen Bereichen eine „Umstellung von Personvertrauen auf Systemvertrauen" (Luhmann 2000, 64) konstatiert und dies beispielhaft am Vertrauen in die Geldstabilität, in die Wahrheitsorientierung insbesondere der Wissenschaften und in die Legitimität und Effektivität politischer Macht illustriert. Luhmann verwendet jedoch nicht nur einen spezifischen Systembegriff, der in seine von Parsons inspirierte Systemtheorie eingebettet ist, sondern auch einen zugleich sehr weiten Systembegriff, der es z.B. erlaubt, auch Personen als (personale) ‚Systeme' zu verstehen. Hinzu kommt, dass Luhmann meint, persönliches Vertrauen werde dort, wo es ‚reflexiv' (d.h. seiner Voraussetzungen bewusst) werde, selbst zu einer Variante des Systemvertrauens (Luhmann 2000, 80,90). In diesem Band arbeitet vor allem der Beitrag von Duttge et al. bevorzugt mit dem Konzept des Systemvertrauens.

[72] Georg Simmel spricht in diesem Zusammenhang vom ‚*Glauben* des Menschen an einen anderen' und zählt diesen explizit zur Kategorie des religiösen Glaubens. Zugleich vermutet Simmel aber, dass etwas von diesem religiös getönten Glauben in alle sozialen Vertrauensverhältnisse hineinspielt. S. Simmel 1992, 393f.

[73] In ihrem äußerst einflussreichen Artikel ‚Trust and Antitrust' schlägt Annette Baier vor, Vertrauen (bzw. wichtige Aspekte von Vertrauen) am Modell des ‚Jemandem-etwas-Anvertrauens' (*entrusting*) zu erläutern. Dies führt sie dann dazu, ‚Vertrauen' als dreistelliges Prädikat zu analysieren: „A trusts B with valued thing C" (Baier 1995b, 101).

auf die rechtzeitige und sichere Warenlieferung, an der ihm liegt; der Patient vertraut dem Arzt hinsichtlich seiner Gesundheit, die er als Gut betrachtet. Damit ist vereinbar, dass der Geschäftsmann wie der Patient ihren Vertrauenspersonen in anderen Hinsichten nicht sonderlich vertrauen oder sogar misstrauen.

Doch worin besteht das fragliche personale Vertrauen? Fast immer wird herausgestrichen, dass Vertrauen Risiko involviert, Vertrauen ein Wagnis ist.[74] Wer vertraut macht sich verletzlich im Hinblick auf das Gut, das er der Vertrauensperson ganz oder ein Stück weit anvertraut. Er gibt der Vertrauensperson Macht über sich und riskiert, dass diese Macht missbraucht wird. Genau daher ergibt sich ja eine mögliche Spannung zwischen Autonomie und Vertrauen. Setzt Autonomie ein gewisses Maß an Kontrolle über die eigene Handlungssituation voraus, so kennzeichnet Vertrauen ein Mangel an Kontrolle. Entweder kann die vertrauende Person das Handeln der Vertrauensperson nur eingeschränkt kontrollieren oder sie will es erst gar nicht. Die Möglichkeit, dass Vertrauen missbraucht und enttäuscht werden kann, ist dem Vertrauenden jedoch bewusst. Annette Baier hat deswegen davon gesprochen, dass Vertrauen ‚akzeptierte Verletzbarkeit‘ einschließt.[75] Die im Vertrauen liegende Abgabe von Kontrolle bedeutet zudem, dass der Vertrauende der Vertrauensperson einen Ermessensspielraum einräumt. Vertrauen hat einen offenen Charakter. Wo es gegeben ist, entfällt die Notwendigkeit, im Detail auszubuchstabieren, wie genau es zu erfüllen ist.[76] Insofern erweitert Vertrauen die Handlungsmacht der Vertrauensperson. Im Gelingensfall erweitert es jedoch auch die Handlungsmöglichkeiten der vertrauenden Person, womit die Spannung zwischen Autonomie und Vertrauen wieder entschärft werden könnte. Oft macht Vertrauen Kooperationen, von denen beide Seiten etwas haben, erst möglich, und gerade wegen seines offenen

---

[74] Dass Vertrauen ein Wagnis ist und riskante Vorleistungen impliziert, ist eine der Kernthesen von Luhmanns Vertrauenstheorie (Luhmann 2000, bes. 4.Kap.). Zu den im Text folgenden Merkmalen vgl. Jones 1998.

[75] „Trust, then, on this first approximation, is accepted vulnerability to another's possible but not expected ill will (or lack of goodwill) toward one" (Baier 1995b, 99). Baiers Aufsatz ‚Trust and Antitrust‘ findet sich unter dem Titel ‚Vertrauen und seine Grenzen‘ in deutscher Übersetzung in Hartmann/Offe 2001, 37-84.

[76] Vgl. prägnant Govier 1997, 13.

Charakters vermag es in durch Kontingenzen und Informationsbeschrän-
kungen gekennzeichneten Handlungssituationen Erwartungen in Bezug auf
eine unsichere Zukunft zu stabilisieren.

Einige dieser Züge von Vertrauen sind nicht beschränkt auf das Vertrauen
zwischen Personen, sondern gelten in der einen oder anderen Weise auch für
das Vertrauen in Institutionen. Aber es gibt eine Reihe von Besonderheiten
des personalen Vertrauens, die sich zumindest nicht ungebrochen auf nicht-
personale Konstellationen übertragen lassen. Sie treten zu Tage, wenn Vertrauen von Formen des bloßen Sich-verlassen-auf abgehoben wird. Die Differenz zwischen beiden kann an der Einstellung der vertrauenden Person zur
Vertrauensperson festgemacht werden. Wie genau diese Einstellung zu fassen ist, ist allerdings strittig. Weithin Beachtung hat Annette Baiers These
gefunden, wonach die vertrauende Person außer auf die Kompetenz der Vertrauensperson auch auf deren Wohlwollen ihr gegenüber rechne.[77] Dieser
Vorschlag rückt die Erwartung bezüglich der Motive der Vertrauensperson
in den Blick. Beim bloßen Sich-verlassen-auf spielen die Motive des Gegenübers entweder gar keine Rolle oder es können beliebige Motive sein, sofern
sich nur hinlänglich sicher mit ihrer Handlungswirksamkeit rechnen lässt. In
eine ähnliche Richtung geht der Vorschlag, dem zufolge die vertrauende
Person auf die moralische Integrität der Vertrauensperson baue.[78] Auch hier
greift der Kontrast zum Sich-verlassen-auf, denn die Verlässlichkeit einer
anderen Person mag von seiner Moralität abhängen, kann aber auch durch
andere Faktoren, z.B. die Angst vor Sanktionen, bedingt sein. Ebenfalls instruktiv ist Bernd Lahnos Analyse, nach der die vertrauende Person zur Vertrauensperson eine „teilnehmende Haltung" einnehme und ein „Gefühl der
Verbundenheit" hege.[79] Werde das Vertrauen erwidert, würden sich die vertrauende Person und die Person, der vertraut wird, als Teilnehmer einer
gemeinsamen Praxis verstehen, für die geteilte Ziel- und Wertvorstellungen
konstitutiv seien.[80] Für Lahno handelt es sich bei dieser Art von teilnehmen-
der Haltung um eine Emotion, so dass er Vertrauen als „emotionale Hal-

---

[77] Baier 1995b, 99.
[78] So McLeod (2011), ähnlich Govier (1997, 6).
[79] Lahno 2002, 209.
[80] Ebd., 209f.

tung" charakterisieren kann.[81] Auch darin liegt eine Abgrenzung vom Sich-verlassen-auf, bei dem es sich um eine rein kognitive Einstellung handeln kann. Zugleich dient Lahno die Betonung des emotionalen Charakters von Vertrauen zur Absetzung von in der Spieltheorie und der Ökonomie verbreiteten ‚*risk-assessment*'-Ansätzen, für die Vertrauen im Kern eine rational-kalkulierende Risikoeinschätzung ist.[82]

Schließen wir uns einer oder mehrerer dieser eng verwandten Zugangsweisen an, dann betrachten wir Vertrauen als psychologische Einstellung. Ein anderer Blickwinkel ergibt sich, wenn wir Vertrauen nicht ganz von der vertrauenden Person her denken, sondern als ein Verhältnis zwischen Vertrauendem und Vertrauensperson ansehen. Das ist bei Lahno angelegt, indem er im Fall des angenommenen Vertrauens die vertrauende Person und die Person, der vertraut wird, durch eine gemeinsame Praxis mit geteilten Zielen und Werten verbunden sieht. Martin Hartmann schlägt diesen Weg noch entschiedener ein, indem er vom Phänomen der ‚Vertrauenspraxis' ausgeht. Und in ihrem Beitrag zu diesem Band spitzt Claudia Wiesemann den Praxisaspekt von Vertrauen weiter zu, indem sie Vertrauen als moralische Praxis bestimmt und daraus wichtige Schlüsse für den medizinischen Kontext zieht. Der Fokus auf die Praxisseite des Vertrauens macht die intersubjektive und soziale Dimension von Vertrauen kenntlich und ist besonders geeignet, die normativen Implikationen von Vertrauen sichtbar zu machen.

Im erfüllten Vertrauen realisiert sich ein besonderes interpersonales Verhältnis, das in unterschiedliche Praktiken eingebettet ist, die es oft erst ermöglicht und durch die es ihrerseits modifiziert wird. Eine normative Dimension haben Praktiken zunächst einmal dadurch, dass sie auf ein Gut (oder eine Mehrzahl von Gütern) ausgerichtet sind.[83] Dieses Gut ist in den Augen der Praxisteilnehmer wünschenswert und in diesem Sinn etwas Gutes, während es von Außenstehenden abgelehnt werden kann. Bei medizinischen

[81] Ebd., 7. Kap.; vgl. auch Jones 1996 sowie Frevert 2013, 21 ff.
[82] Der ‚risk assessment'-Ansatz wird gut eingefangen in der Definition von Vertrauen, die Gambetta (1988b) gibt: „Trust (or, symmetrically, distrust) is a certain level of subjective probability with which an agent assesses that another agent or group of agents will perform a particular action, both before he can monitor such action (or independently of his capacity ever to be able to monitor it) and in a context in which it affects his own action" (Gambetta 1988b, 217).
[83] Vgl. zu diesem aristotelisch inspirierten Praxisbegriff: Hartmann 2011, bes. Kap. 11.2.

Praktiken ist das zentrale Gut die Heilung von Patientinnen und Patienten.[84] Indem Vertrauen dabei hilft, das praxiskonstitutive Gut zu befördern, kommt ihm ein instrumenteller Wert zu. Indes kann uns darüber hinaus auch am Vertrauen als solchem liegen, was besonders dort der Fall sein wird, wo eine Praxis wesentlich über das in ihr herrschende Vertrauen definiert ist, wie etwa bei der Praxis der Freundschaft. Wie schon angedeutet, ist es im Hinblick auf das Gut oder die Güter, die einer Praxis zugrunde liegen, essenziell, dass diejenigen, die Teil der Praxis sind, tatsächlich am selben Gut orientiert sind; sie müssen die für die Praxis konstitutiven Güter gemeinsam akzeptieren. Des Weiteren werden sie in einer Vielzahl konkreterer Urteile und Einstellungen übereinstimmen müssen, was für die Medizin heißen könnte, dass nicht nur das Ziel der Heilung geteilt werden muss, sondern auch grobe Vorstellungen davon, welche Art von Maßnahmen angemessen sind oder wie mit unheilbaren Krankheiten verfahren werden soll. Die normative Dimension, die sich über die Ausrichtung von Praktiken an einem Gut oder einem Bündel von Gütern ergibt, manifestiert sich genauer darin, dass die fraglichen Güter Standards liefern, an denen sich bemisst, ob es sich bei einer Praxis um eine intern gute oder schlechte, gelungene oder unzulängliche Praxis handelt. Zum Teil werden sich diese Standards in feste Regeln gießen lassen, die befolgen muss, wer an der Praxis erfolgreich teilnehmen will. Aber nicht alles in einer Praxis muss und kann über Regeln festgelegt werden; vieles muss der kontextsensitiven Urteilskraft der Praxisteilnehmer und nicht-regelförmigen Hintergrundfähigkeiten vorbehalten bleiben, soll die Praxis nicht erstarren. Eine völlig durchregulierte Praxis wäre außerdem nicht mit Vertrauen zu vereinbaren. Vertrauen und eine von ihm getragene Praxis stehen insofern in einem Spannungsverhältnis zu Regeln, als zum Vertrauen ja gehört, dass der Vertrauensperson ein Spielraum bei der Entscheidung gelassen wird, wie jeweils dem Vertrauen praktisch Rechnung zu tragen ist. Im Verhältnis zwischen Arzt und Patient kann dem Arzt ein solcher Spielraum abhanden kommen, wenn sein Handeln streng über zu

---

[84] Anselm und Butz machen in ihrem Bandbeitrag auf die Probleme aufmerksam, die entstehen, wenn die medizinische Praxis an weiteren Zielen, z.B. ökonomischer Art, orientiert ist.

viele Regeln normiert wird.[85] Die Überregulierung von Praktiken kann außerdem der Illusion Vorschub leisten, sich vorab gegen alle denkbaren Gefahren und Risiken absichern zu können und deswegen nicht mehr des Vertrauens zu bedürfen.

Nun ist jedoch zu beobachten, dass einer Praxis durch das in sie eingelassene Vertrauen eine weitere normative Dimension zuwächst, die sich nicht schon über die je besonderen Güter der Praxis ergibt, sondern am Vertrauen selbst hängt. Darauf deuten unsere Gefühlsreaktionen bei Vertrauensbrüchen. Wer sich auf jemanden oder etwas bloß verlässt, wird enttäuscht sein, wenn sich sein Sich-verlassen als verfehlt erweist. Er wird sich vor allem über sich selbst ärgern, darüber, dass er die Sachlage falsch eingeschätzt hat. Wer sich in seinem Vertrauen enttäuscht sieht, fühlt sich dagegen betrogen; er nimmt dem, der sein Vertrauen enttäuscht oder missbraucht hat, den Vertrauensbruch übel. Diese ‚reaktiven‘ Gefühle verweisen auf spezifische normative Erwartungen.[86] Wer einem anderen vertraut, versucht diesen normativ zu binden. Der andere kann versuchen, sich dem dadurch zu entziehen, dass er das Vertrauensangebot nicht annimmt. Aber sobald tatsächlich eine Vertrauensbeziehung eingegangen ist, bringt sie eigene Ansprüche und Verpflichtungen mit sich, die ohne sie nicht gegeben wären. Der, dem vertraut wird, darf den, der vertraut, unter sonst gleichen Bedingungen nicht hängen lassen. Die Vertrauensperson hat eine Verpflichtung, das in sie gesetzte Vertrauen nicht zu enttäuschen und nach Kräften (wiewohl nach eigenem Ermessen) zu erfüllen. Darauf wiederum hat die vertrauende Person einen Anspruch, selbst wenn ihr nicht danach sein mag, einen solchen Anspruch einzuklagen. Diese für das Binnenverhältnis in einer Vertrauensbeziehung konstitutiven Verpflichtungen und Anrechte sind, wie Claudia Wiesemann in ihrem Beitrag zu diesem Band plausibel argumentiert, moralischer Natur. Normalerweise ist es moralisch falsch, ein Vertrauen, das in einen gesetzt wurde, zu enttäuschen. Dies verhält sich analog zu der Verpflichtung, die aus einem gegebenen Versprechen resultiert. Freilich kann es so wie beim Ver-

---

[85] Zur Spannung zwischen Vertrauen und regelförmigen Praktiken vgl. Hartmann 2011, 318, 324 sowie in diesem Band den Beitrag von Duttge et al.

[86] Die Rede von ‚reaktiven‘ Gefühlen und Einstellungen (‚*reactive attitudes*‘) hat in der Philosophie Peter F. Strawson durch seinen Aufsatz ‚Freedom and Resentment‘ prominent gemacht. Für die Analyse des Vertrauens greift Lahno (2002, Kap. 6.5) auf Strawsons Überlegungen zurück.

sprechen auch beim Vertrauen Umstände geben, die es moralisch gerechtfertigt erscheinen lassen, das Vertrauen zu enttäuschen, etwa dann, wenn das Vertrauen eine Praxis möglich macht, die moralisch verwerflichen Zielen dient.[87]

Das Verhältnis von Vertrauen und Moral ist damit längst nicht ausgelotet. Ein weiterer Zusammenhang zwischen beiden wird durch den Umstand angezeigt, dass sich Vertrauen schlecht mit Zwang und Täuschung verträgt. Vertrauen wird normalerweise freiwillig (bzw. nicht unfreiwillig) geschenkt und angenommen. Martin Hartmann meint deswegen, dass nur der Vertrauen haben kann, der mehrere Handlungsoptionen besitzt und deswegen nicht vertrauen *muss*.[88] Hier ist jedoch Vorsicht geboten. Kleine Kinder, die ihren Eltern vertrauen, haben normalerweise keine Wahl, und es gehört zu den Eigentümlichkeiten zumindest vieler Varianten von Vertrauen, dass man sich für es nicht direkt entscheiden kann. Vertrauen entspringt normalerweise nicht der Dezision, sondern wächst meist langsam, während es umso schneller zerstört werden kann. Auch darf nicht darüber hinweg gesehen werden, dass Vertrauen noch in von Ausbeutung und Ungleichheit gezeichneten Verhältnissen bestehen kann, man denke nur an das Vertrauen unterdrückter Ehefrauen in ihre sie klein haltenden Männer oder an das Vertrauen von Untergebenen in eine autoritäre Führungsperson. Für egalitäre und reziproke Vertrauensverhältnisse wird man aber sagen können, dass das für sie maßgebliche Vertrauen die Anerkennung der Vertrauensperson wie des Vertrauenden als eigenständige und verantwortliche Person einschließt und damit einen Respekt, wie ihn die Moral verlangt. Ja man wird, folgt man einer Anregung von Claudia Wiesemanns Beitrag in diesem Band, zu bedenken geben können, dass etwas von dieser Anerkennungsstruktur schon im Vertrauensverhältnis zu noch nicht oder nicht mehr autonomen Menschen präsent ist, so dass das Vertrauen hier einen moralischen Respekt ermöglicht, der nicht auf Autonomie gründet.

Selbst wenn wir das Binnenverhältnis der einander Vertrauenden als ein moralisches charakterisieren müssen sollten, wäre damit allerdings noch nicht entschieden, ob die Praxis, in die das Vertrauen eingelassen ist, auch in

---

[87] Ähnliche Überlegungen finden sich bei Lahno (2002, bes. 419) und Baier (2010b, z.B. 210f.).
[88] Hartmann 2011, 71.

ihrem Verhältnis zu denen, die nicht an ihr teilnehmen, an moralischen Werten und Normen orientiert sein muss. Denkt man an mafiose Vereinigungen mit eigenem Ehrenkodex und spezifischer Binnenmoral, kommen einem Zweifel. Doch lässt sich vermuten, dass das Vertrauen in nach Außen unmoralischen Praktiken instabiler ist als Vertrauenspraktiken, die auch nach Außen moralisch agieren. Die Beachtung moralischer Normen und ihre geteilte Akzeptanz dürfte im Allgemeinen dem Vertrauen förderlich sein, so dass die Moral ein Klima für Vertrauen schafft, in dessen Folge dann Vertrauen seinerseits helfen kann, Moral zu stabilisieren.

Auf das Verhältnis von Moral und Vertrauen wird noch einmal kurz zurückzukommen sein, weil es für das Verhältnis von Vertrauen und Autonomie von Bedeutung ist. Wenn wir jedoch die Aufmerksamkeit wieder auf den medizinischen Kontext lenken, so stellt sich jetzt die Frage, ob personales Vertrauen und entsprechende Vertrauenspraktiken für die moderne Medizin überhaupt (noch) bedeutsam sind. Darauf wird man keine für alle medizinischen Kontexte gültige Erwiderung erwarten dürfen. In manchen medizinisch einschlägigen Situationen bleibt gar keine Zeit, um Vertrauen aufzubauen, man denke etwa an akute Notfälle. In anderen Situationen werden die Motive der Ärztin oder des Arztes für den Patienten nur eine untergeordnete Rolle spielen. Eine komplizierte Operation überlässt man lieber dem erfahrenen Chirurgen, dem es vielleicht nur um seine Reputation und die durch sie garantierten finanziellen Vorteile geht, als einem sympathischen Anfänger, der einem besonders wohlgesonnen ist. Selbst in diesen Fällen müssen Patientinnen und Patienten jedoch auf ein Mindestmaß an moralischer Integrität auf Seiten der Ärztin oder des Arztes vertrauen können. Auch wenn sie nicht davon ausgehen mögen, dass ihnen die behandelnde Person wohlgesonnen ist, so darf sie ihnen doch kein Übel wollen. Skandale wie jüngst um Organspenden zeigen schlaglichtartig, wie moralisches Fehlverhalten trotz tadelloser professioneller Fähigkeiten Vertrauen massiv unterhöhlen kann. Zu bedenken ist auch, dass im hochtechnisierten modernen Krankenhaus die persönliche Ansprechbarkeit von Ärzten und medizinischem Personal wesentlich für die Schaffung eines vertrauensvollen Gesamtklimas ist. Zwar tritt der behandelnde Arzt dem Patienten immer auch als Rollenträger und Vertreter einer institutionell definierten Profession gegenüber; aber das heißt nicht, dass er ihm nicht auch als Mensch (wiewohl nie *nur* als Mensch!) begegnet und damit Anknüpfungspunkte für personales Vertrauen bereit stellt. Außerdem geht es bei Vertrauen in der Medizin nicht nur um das Vertrauen von Patienten in Ärztinnen und Ärzte, sondern ebenso umgekehrt um das Vertrauen des behandelnden Personals in den einzelnen Patienten. Und schließlich muss daran erinnert werden, dass es neben Routinebehandlungen viele Behandlungen gibt, die sich über einen langen Zeitraum erstrecken, die oft mit langen Krankenhausaufenthalten verbunden sind und die damit Zeit und Raum für die Ausbildung tieferer Vertrauensbeziehungen eröffnen. Die Beispiele, die in diesem Band im Beitrag von Sonja Owusu Boakye, Friedemann Nauck, Bernd Alt-Epping und Gabriella Marx aus der palliativmedizinischen Praxis gebracht werden, sind genau von dieser Art. Die medizinische Praxis fächert sich auf in ein breites Spektrum, das Platz für intensive personale Vertrauensverhältnisse wie für zur Anonymität tendierende Interaktionen lässt. Niklas Luhmanns vor über 40 Jahren formulierte Vermutung,

> „daß das Bedürfnis, sich an der Eigenart von Personen zu orientieren, in allen Bereichen des Soziallebens, wo es überhaupt zu wiederholten Kontakten kommt, nach wie vor sehr stark ist, und daß die Sage von dem Massenmenschen auf eine optische Täuschung zurückgeht"[89],

hat nichts an Gültigkeit verloren. Nur gilt das auch für Luhmanns weitere Aussage, „daß die moderne Sozialordnung differenzierter Gesellschaften viel zu komplex ist, als daß mit solch einer Orientierung an Personen allein das lebensnotwendige Vertrauen geschaffen werden könnte"[90]. Die moderne Medizin ist auf personales Vertrauen angewiesen, sie braucht aber ebenso institutionelles und Systemvertrauen.

1.9 Institutionelles Vertrauen

Diejenigen Autoren, die vom Paradigma des persönlichen Vertrauens ausgehen, sind nun allerdings geneigt, institutionelles Vertrauen nicht mehr als genuines Vertrauen anzusehen, sondern eben nur noch als eine Form von

---

[89] Luhmann 2000, 59.
[90] Ebd.

Sich-verlassen-auf.[91] Daran ist sicherlich richtig, dass einer Person zu vertrauen, sagen wir dem langjährigen Hausarzt, und darauf zu vertrauen, dass bestimmte institutionelle Abläufe verlässlich funktionieren, beispielsweise im Krankenhaus Hygienevorschriften eingehalten werden oder Informationspflichten genüge getan wird, zwei sehr unterschiedliche Phänomene sind. Wir können Institutionen nicht so wie Personen psychologische Eigenschaften wie eine wohlwollende Einstellung oder eine einfühlsame Rücksichtnahme zuschreiben. Auch kann das Verhältnis zwischen Person und Institution nicht von jener Wechselseitigkeit geprägt sein, das für das Vertrauen zwischen Personen typisch ist.[92] Im personalen Vertrauen treten wir in eine Beziehung zu einer Vertrauensperson, die sehr häufig von der Erwartung getragen ist, dass sich die Vertrauensperson uns und unserer Interessen annimmt, und zwar auch und gerade weil wir ihr vertrauen. Was könnte es aber für eine Institution heißen, auf das Vertrauen der auf sie Vertrauenden selbst zu reagieren und auf die Interessen der Vertrauenden gerade auch wegen ihres Vertrauens Rücksicht zu nehmen?

Wer personales und institutionelles Vertrauen strikt trennt und letzteres gar nicht mehr als ‚Vertrauen' zählen will, läuft jedoch Gefahr, wichtige Verbindungen und Ähnlichkeiten zwischen beiden Formen des Vertrauens zu übersehen. So spricht viel für die prominent von Anthony Giddens vertretene These, dass institutionelles Vertrauen der Vermittlung durch Vertrauen in Personen bedarf. In diesem Fall agieren Personen an ‚Zugangspunkten',

> „an denen eine Verbindung zustande kommt zwischen Einzelpersonen oder Kollektiven ohne Fachkenntnisse und den Vertretern abstrakter Systeme. Dies sind Orte, an denen abstrakte Systeme verwundbar sind, aber zugleich Kreuzungspunkte, an denen Vertrauen gewahrt und aufgebaut werden kann."[93]

Die Personen, die das Vertrauen in Institutionen und Systeme, die sie zugleich vertreten, stärken helfen, können als ‚Vertrauensintermediäre' bezeichnet werden. Ärzte und medizinisches Personal sind typischerweise als

---

[91] Hartmann schreibt ausdrücklich: „Die These war, dass die Rede vom Institutionenvertrauen metaphorisch ist. Wir meinen letztlich das Vertrauen zum Personal, das im Rahmen der Institutionen agiert, so dass Vertrauen einen interpersonellen Kern behält" (Hartmann 2001, 398).
[92] Vgl. Giddens 1995, 143f.
[93] Giddens 1995, 113.

solche Vermittler und an Zugangspunkten tätig, an denen personales und
institutionelles Vertrauen zusammenkommen. Sie können die nötige Vermittlung dabei nur leisten, weil sie den Patientinnen und Patienten zugleich
als Rollenträger und als ansprechbarer Mensch begegnen – ein Umstand, den
in diesem Band besonders Reiner Anselm und Ulrike Butz herausstreichen.
Die Notwendigkeit, institutionelles Vertrauen über personales zu ermöglichen, verweist insofern auf einen noch grundsätzlicheren Zusammenhang,
als es letztlich zu stabilen institutionellen Regelungen nur kommen können
dürfte, wenn es Vertrauen schon im vorinstitutionellen Raum gibt. Institutionelles Vertrauen baut auf personalem auf und lässt sich als eine spezifische
Generalisierung von diesem begreifen. Umgekehrt ist in hochkomplexen
Kontexten die Stabilität von personalem Vertrauen auf institutionelle Sicherungen angewiesen. In der medizinischen (und nicht nur der medizinischen)
Praxis ist dies eine der Funktionen des Rechts. Es ist zu hoffen, dass Patienten ihrem Arzt nicht vertrauen, weil sie davon ausgehen, dass er sie aus Angst
vor rechtlichen Sanktionen sachgerecht behandeln wird; aber es ist beruhigend und vertrauensförderlich zu wissen, dass sich Ärzte nicht im rechtsfreien Raum bewegen.

Neben diesen Ermöglichungsbedingungen ist zu beachten, dass wir auch
zu Institutionen unterschiedliche Einstellungen einnehmen können und
darunter solche sind, die signifikante Analogien zum Vertrauen zwischen
Personen aufweisen. Beispielsweise kann es wichtig sein – und im medizinischen Kontext ist dies der Normalfall –, dass ich die Institution nicht nur als
einen verlässlichen Mechanismus wahrnehme, sondern als ein Gefüge, das an
bestimmten Prinzipien ausgerichtet ist, Prinzipien, die ich für legitim oder
gerecht erachte; das entspricht in etwa der Unterstellung moralischer Integrität im interpersonalen Vertrauen. Des Weiteren kann es relevant sein, dass
ich nicht nur glauben kann, dass die Institution, auf die ich mich verlasse,
Ergebnisse liefert, die in meinem Interesse sind, sondern auch Anlass habe zu
glauben, dass die Institution eingerichtet wurde, *um* meinen Interessen zu
dienen; darin könnte man ein Analogon zum Wohlwollen der Vertrauensperson in Vertrauensverhältnissen zwischen Personen sehen. Auch erscheint
es nicht abwegig, sich Institutionen vorzustellen und zu wünschen, die aufgrund ihrer Verfahrensregeln responsiv auf mein Verhalten reagieren. Insti-

tutionen können auf eine transparente Weise denen, die sich in ihnen bewegen, eine Mitgestaltung an ihren Regeln erlauben und sich über diese Regeln sensitiv gegenüber dem Vertrauen wie Misstrauen ihrer Mitglieder zeigen.[94]

Aber auch wenn wir uns die Einstellung derer, die Institutionen und systemischen Abläufen vertrauen, anschauen, erscheint es verfehlt, institutionelles Vertrauen durchgängig mit bloßem Sich-verlassen-auf gleichzusetzen. Noch das Vertrauen in Systeme ist nicht einfach eine nüchterne Risikoeinschätzung. Ich begebe mich nicht vertrauensvoll in ein Krankenhaus, weil ich die statistische Wahrscheinlichkeit von Kunstfehlern gering einstufe. Vielmehr nehme ich eine rational funktionale, aber nicht rational kalkulierte Haltung ein, die in ihrer eigentümlichen Unverfügbarkeit einer emotionalen Haltung zumindest nahe kommt. Noch offenkundiger ist, dass, anders als manche meinen, das Vertrauen in die Fähigkeiten einer Ärztin oder eines Arztes in aller Regel nicht in einem bloßen Sich-verlassen-darauf, dass die behandelnde Person ihr Metier beherrscht, aufgeht. Es gibt hier ein eigenes Gefühl der Verbundenheit. „Wenn wir einem Arzt wirklich vertrauen, so fühlen wir uns", wie Bernd Lahno konstatiert, „in der Wertschätzung seiner Fähigkeiten verbunden".[95] Wir teilen mit ihm dann eine in der gemeinsamen Wertschätzung medizinischer Fähigkeiten fundierte Praxis.

Mit all dem soll nicht über die vielen Unterschiede zwischen personalem und institutionellem Vertrauen hinweggesehen werden. Außer auf die schon angedeuteten Divergenzen kann etwa auf den Umstand verwiesen werden, dass in persönlichen Vertrauensverhältnissen der Vertrauende die Bedingungen des Vertrauens in der Regel besser übersehen und kontrollieren kann als beim institutionellen Vertrauen. Heutige Institutionen und Systeme wie die moderne Medizin sind so komplex, dass sie ein Fachwissen erfordern, das nur wenige haben. „Praktisch kann Vertrauenskontrolle also nur im Hauptberuf ausgeübt werden", so Niklas Luhmann.[96] Andererseits, auch darauf macht Luhmann aufmerksam, scheint es oft leichter, institutionelles Vertrau-

---

[94] Vgl. dazu die Beobachtung zur Relevanz von Beschwerdemöglichkeiten und eines Rückmeldewesens im Beitrag von Anselm/Butz in diesem Band S. 144.
[95] Lahno 2002, 332.
[96] Luhmann 2000, 77.

en zu erlernen als personales, das meist erst mit der Zeit wächst.[97] Weitere Differenzen erschließen sich, wenn wir einen Blick auf einige Bedingungen für und Gefährdungen von Vertrauen werfen.

1.10 Vertrauensbedingungen und Vertrauensgefährdungen

Wir hatten gesehen, dass für Onora O'Neill ein Handeln nach moralischen Prinzipien Voraussetzung für Vertrauenswürdigkeit und mittelbar auch für Vertrauen ist. Besonders Zwang und Täuschung seien Vertrauen abträglich. Dem kann schwerlich widersprochen werden. Bei näherem Hinsehen ergeben sich jedoch Komplikationen. Beispielsweise ist zu erwägen, ob für die Stabilität des institutionellen Vertrauens nicht manchmal förderlich sein könnte, dass die ‚Nichtexperten', die der Institution vertrauen, nicht zu viel über die Hintergrundbedingungen und genauen Wirkungsweisen der Institution wissen. Die Kenntnis normaler Unzulänglichkeiten und häufiger Fehler in institutionellen Abläufen (etwa im klinischen Alltag) könnte sich vertrauensmindernd auswirken. In persönlichen Vertrauensverhältnissen mag sich dies nicht so viel anders verhalten, aber hier tun wir uns leichter mit starken Transparenzforderungen. Der Unterschied zeigt sich auch daran, dass in institutionellen Kontexten wie dem medizinischen für die Vermittlung von Vertrauen in die Institutionen bestimmte Rituale und symbolisch vermittelte Rollenmuster – das Aufrechterhalten einer Fassade – in einem Maß wichtig sind, das kein gleichgewichtiges Pendant im persönlichen Umgang hat.[98,99]

---

[97] Ebd., 64, wo es prägnant heißt: „Durch Umstellen von Personvertrauen auf Systemvertrauen wird das Lernen erleichtert und die Kontrolle erschwert." Einige der Befunde von Owusu Boakye et al. in diesem Band deuten aber darauf hin, dass auch personales Vertrauen unter Umständen in kürzester Zeit entstehen kann.

[98] Im Anschluss an Goffman unterscheidet Giddens zwischen „Bühne", dem Ort, wo sich die vertrauenden Nichtexperten und die Vertreter des abstrakten Systems begegnen, und „Kulissen", hinter die die Nichtexperten normalerweise nicht schauen können. Giddens schreibt: „Die klare Unterscheidung zwischen Bühne und Kulissen verleiht dem Auftreten als einem Mittel zur Verminderung der Auswirkungen unvollkommener Berufsbeherrschung und menschlicher Fehlbarkeit erhöhte Bedeutung. Wenn Patienten genau Bescheid wissen, welche Fehler in den Krankenhausabteilungen und auf dem Operationstisch gemacht werden, vertrauen sie dem Krankenhauspersonal wahrscheinlich nicht mehr so rückhaltlos. Ein weiterer Grund betrifft die Gebiete der Zufallswirkungen, die im Funktionsbereich abstrakter Systeme nie ausgeschaltet werden können. Keine Fertigkeit ist so sorgfältig einge-

Quer zu dieser Beobachtung steht der Umstand, dass institutionelles Vertrauen in der Regel ein höheres Maß an formeller Kontrolle erfordert und auch aushält als personales Vertrauen. Die Vertrauenskontrolle kann, wie gesehen, in Institutionen aber nur noch eingeschränkt von den vertrauenden Personen selbst durchgeführt werden. Vielmehr müssen diese sich auf die Effizienz ihrerseits institutionalisierter Kontrollmechanismen verlassen. Installierung und Regulierung solcher Mechanismen sind heute in großem Umfang Aufgabe des Rechts. Der Beitrag von Gunnar Duttge, Derya Er und Eike Sven Fischer vermittelt Einsichten in die janusköpfige Rolle, die das Recht bei der Stabilisierung von Erwartungen und Vertrauen spielt. Je nach konkreter Situation kann das Recht sogar mit ein und demselben Instrument Vertrauen einerseits stützen und andererseits schwächen. Im günstigen Fall sorgen rechtliche Regulierungen für die nötige Sicherheit institutioneller Abläufe; gehen sie jedoch zu weit, rauben sie den Akteuren genau jene Ermessensspielräume, ohne die Vertrauen nicht gedeihen kann. Deswegen sind auch Vertragsbeziehungen, obwohl ihrerseits auf Vertrauen angewiesen, prekäre Grenzfälle von Vertrauensverhältnissen. Verträge, die genau festlegen, welche Rechte und Pflichten die Vertragspartner haben und was wer wann zu tun hat, kommen typischerweise gerade dort zum Einsatz, wo kein Vertrauen herrscht oder Vertrauen nicht benötigt wird.[100] In funktionaler Perspektive können das Recht und andere Regulierungsformen (z.B. standesethische Richtlinien) als institutionelle Instanzen betrachtet werden, die ein Gleichgewicht zwischen Vertrauen und Misstrauen herzustellen suchen. Vertrauen muss über Kontrollmaßnahmen unterbrochen werden, die Ausdruck gleichsam geronnenen Misstrauens sind. Umgekehrt muss dem Gesamtgefüge, das auf diese Weise reguliert wird, so vertraut werden können, dass das institutionalisierte Misstrauen nicht den einzelnen Personen, also

---

übt und keine Form des Expertenwissens so umfassend, daß Elemente von Zufall und Glück gar nicht ins Spiel kämen. Experten gehen normalerweise davon aus, daß sich die Nichtfachleute eher beruhigt fühlen, wenn sie nicht imstande sind zu beobachten, wie häufig diese Elemente die Tätigkeit der Experten beeinflussen" (Giddens 1995, 111).

[99] Die Grenze zwischen dem Persönlichen und dem Institutionellen ist freilich fließend. Letztlich kann jemand auch persönliches Vertrauen nur erwerben, wenn er sich „unter Bezugnahme auf allseitig bekannte Situationen und auf Vorbilder" als vertrauenswürdig präsentiert und somit im weiten Sinn Rollenmuster bedient, so Reemtsma (2008, 77f.)

[100] So Baier (1995d, 139).

etwa den Patientinnen und Patienten, so zugerechnet wird, dass es das Klima in einer Institution vergiftet.[101]

Ein weiteres Problem betrifft die Frage, wie ausdrücklich die Notwendigkeit des Vertrauens thematisiert werden darf, ohne dass dadurch das Vertrauen selbst beeinträchtigt wird. Reiner Anselm und Ulrike Butz dokumentieren in ihrem Beitrag zu diesem Band, dass in konfessionellen Krankenhäusern Vertrauen nur dadurch als hintergründiges Organisationsprinzip des Krankenhausalltags zu fungieren vermag, dass es nicht eigens angesprochen wird bzw. werden muss. Vertrauen wirkt typischerweise im Verborgenen; es lebt von seiner nicht befragten Selbstverständlichkeit.

Von besonderen Spannungen ist schließlich das Verhältnis von Vertrauen und Macht durchzogen. Stabiles wechselseitiges Vertrauen setzt vielleicht nicht die Machtgleichheit der Vertrauenspartner voraus, wird aber durch eine solche Gleichheit unterstützt und oft erst ermöglicht.[102] Zu große Machtungleichheiten wirken sich dagegen in der Regel vertrauensunterminierend aus. Das gilt jedenfalls in Gesellschaften und für Personen, für die persönliche Autonomie ein wichtiges Element ihres Selbstverständnisses ist. Oft korrumpiert Macht, und deswegen wird auch eine moderne und liberale Medizin daran interessiert sein müssen, die ihr innewohnenden Machtasymmetrien nach Möglichkeit abzumildern.

1.11 Autonomie und Vertrauen: Wechselwirkungen und Spannungen

So gelangen wir am Ende noch einmal zurück zu unserem Ausgangspunkt, dem Verhältnis von Vertrauen und Autonomie. Nicht alles, was schon zur Sprache gekommen ist, soll noch einmal aufgegriffen werden, aber einige resümierende Schlaglichter sollten helfen, die Übersicht zu behalten.

Versuchen wir Autonomie und Vertrauen zusammenzudenken, sind wir implizit an Vorstellungen gelungener Selbst- und Sozialverhältnisse orientiert, in denen Autonomie Vertrauen braucht und Vertrauen durch Autonomie befördert wird. Tatsächlich sind wir mehrfach auf entsprechende wechselseitige Verbindungen gestoßen. In einer Familie ‚relationaler' Auto-

---

[101] Dieser Gedankengang nimmt eine Überlegung von Luhmann (2000, 124) auf.
[102] Vgl. Baier 1995d, 160.

nomiekonzeptionen wird, so hatten wir gesehen, die Notwendigkeit gelungener, affektiv grundierter Selbstverhältnisse für autonome Handlungen und Lebensweisen herausgestrichen. Um für sich selbst entscheiden und eigenständig handeln zu können, müssen Menschen ihren eigenen Fähigkeiten vertrauen und sich selbst wichtig nehmen können. Für die Ausbildung und die Bewahrung von Selbstvertrauen und Selbstwertgefühl sind Menschen aber aller Erfahrung nach auf das Vertrauen und die Anerkennung anderer angewiesen. Auch Patientinnen und Patienten werden leichter den Mut für eigene Entscheidungen über sie betreffende medizinische Behandlungen finden, wenn Ärztinnen und Ärzte ihnen vertrauen und ihnen etwas zutrauen. Umgekehrt wird es aber natürlich auch Ärzten und dem medizinischem Personal leichter, Entscheidungen zu treffen, wenn Patientinnen und Patienten ihnen vertrauen und ihnen nicht mit Misstrauen begegnen, das auszuräumen ganz eigene Kommunikationsanstrengungen nötig macht. Wer einer anderen Person vertraut, räumt ihr einen – manchmal erheblichen – Ermessensspielraum in ihn betreffenden Entscheidungen und Handlungen ein. Bei wechselseitigem Vertrauen wachsen dann beiden Seiten neue Handlungsmöglichkeiten zu, die ihre Autonomie erweitern.

Lebt so Autonomie von Vertrauen, so profitiert Vertrauen insofern von Autonomie, als Menschen, die sich selbst vertrauen und die für Autonomie nötige Selbstsicherheit mitbringen, in der Regel leichter vertrauen können als Menschen mit mangelndem Selbstwertgefühl. Wer über die für Autonomie nötige innere Sicherheit verfügt, kann darauf vertrauen, dass er auch mit Vertrauensenttäuschungen schon zurecht kommen wird, – und eben dies lässt ihn umso mehr vertrauen. Deswegen ist auch davon auszugehen, dass mit wachsender, auch institutionell gewährter Handlungsmacht Vertrauensbereitschaft in der Regel erhöht wird. Damit eröffnen sich Möglichkeiten für eine positive Dynamik, in der sich Autonomie und Vertrauen gegenseitig bestärken: Das Vertrauen in die Autonomie von Personen stärkt deren Selbstvertrauen, das wiederum ihrer Autonomie zugute kommt, die dann ihrerseits Vertrauen leichter macht, das denen, denen vertraut wird, Anlass zu erhöhtem Vertrauen in die vertrauenden Personen gibt. Bezogen auf die medizinische Praxis wären solche positiven Dynamiken in konkreten Fallstudien nachzuweisen.

Für die Möglichkeit einer engen und fruchtbaren Verzahnung von Autonomie und Vertrauen spricht nicht zuletzt, dass sie beide in ihren attraktivsten Formen mit den Forderungen einer modernen Moral harmonieren. Vertrauen wird regelmäßig durch Zwang und Täuschung untergraben. Ein wünschenswertes Vertrauen ist eines, das wir frei und im Licht eines angemessenen Verständnisses unserer Situation und der Vertrauensperson schenken, so wie Vertrauen umgekehrt auch frei angenommen werden können sollte. Zwang und Täuschung stehen aber, wie wir gesehen haben, ebenfalls der Autonomie entgegen. Deswegen können Maßnahmen, die in der Lage sind, Vertrauen herzustellen, zugleich geeignet sein, Autonomie zu erlauben. Und sollte es wahr sein, dass Macht nicht nur allgemein korrumpiert, sondern ein Hindernis für selbstbewusstes Vertrauen ist, so sollte jener Respekt vor dem anderen als normativ gleichwertige Person, das viele Autonomieideale inspiriert, auch dem Vertrauen günstig sein. Das Bemühen darum, auch im medizinischen Kontext Machtasymmetrien abzubauen, könnte so erneut eine Stütze sowohl für mehr Vertrauen als auch für mehr Autonomie sein. Reiner Anselm und Ulrike Butz konstatieren deswegen, dass es dieselben Praktiken seien, „in denen sich Vertrauen und Autonomie ausdrücken, nämlich das Ernstnehmen des anderen, als ein Achten und Respektieren seiner Person."[103]

Wir sollten uns jedoch davor hüten, ein zu rosiges Bild zu malen. Es gibt nicht nur positive, sondern auch negative Dynamiken. Zum einen bedürfen Autonomie wie Vertrauen der Begrenzung, jedenfalls dann, wenn sie bestimmte problematische Formen annehmen. Die Autonomie des einen kann auf Kosten der Autonomie des anderen gehen. Im Namen der Autonomie können auch im medizinischen Kontext immer mehr und nicht notwendig medizinisch indizierte Leistungen gefordert werden, die niemand vernünftigerweise bereitstellen kann. Denkt man an einen so heiklen Bereich wie den der Reproduktionsmedizin, kann das Insistieren auf individueller Autonomie im Sinn einer umfassenden ‚reproduktiven' Autonomie blind dafür machen, dass hier Entscheidungen nicht mehr nur eine Person allein betreffen.[104]

---

[103] Anselm/Butz in diesem Band, S. 153f.
[104] Generell gilt, dass Forderungen nach individueller Autonomie dort besonders kritisch zu betrachten sind, wo sie nicht nur die jeweilige Person selbst tangieren. Z.B. wäre zu überlegen, ob es Eltern

Auch führt zu Verzerrungen, wenn jeder Respekt für den Anderen als Respekt für seine Autonomie gedeutet wird und nicht z.B. als Respekt für ihn als verletzliches und vertrauensbedürftiges Wesen. Und was Vertrauen anbelangt, so gibt es natürlich auch die Tendenz dazu, blind zu vertrauen. Vertrauen kann unberechtigt sein und ist dann besonders enttäuschungsanfällig. Im Krankenhaussektor bedarf personales wie institutionelles Vertrauen daher, wie kurz angesprochen wurde, klug installierter Mechanismen des institutionellen Misstrauens in Form von sanktionsbewehrten Kontrollen und Überprüfungen.

Zum anderen darf nicht darüber hinweg gesehen werden, dass Autonomie wie Vertrauen Phänomene und Praktiken sind, die notwendigerweise den Keim für Überziehungen in sich tragen. Relationale Autonomiekonzepte machen zu Recht darauf aufmerksam, dass noch autonome Personen vielfach in soziale Gewebe eingebunden sind, dass noch die selbstständigste Person verletzlich, fehlbar und von anderen tausendfach abhängig bleibt. Prozedurale Konzepte meinen all dies leicht zugestehen zu können, sofern die Person nur ihre eigenen Bindungen informiert billigt. Aber das für moderne Gesellschaften maßgebliche und sie wesentlich vorantreibende Ideal von Autonomie, das im Kern ein substantielles ist, drängt von sich her darauf, den Bereich, den die Person selbst kontrollieren kann, zu erweitern. Selbst wer seine Bindungen und die Traditionen, die ihn geprägt haben, am Ende gutheißen mag, kann dies in autonomer Manier doch nur tun, wenn er sich zuvor von ihnen ein Stück weit frei gemacht und zu ihnen eine innere Distanz gewonnen hat. Im Kontext der Medizin schlägt sich diese Tendenz zur Kontroll- und Überprüfungsausweitung vielleicht am stärksten in immer neuen rechtlichen Regelungen zugunsten der Autonomie von Patientinnen und Patienten nieder. Die mehrfach angeführte Beobachtung, dass Autonomie Handlungskontrolle verlangt, während Vertrauen Kontrollabgabe impliziert, und dass deswegen Autonomie und Vertrauen in Spannung zueinander geraten können, verliert nicht dadurch ihre Berechtigung, dass sich im glücklichen Fall Kontrolle und Kontrollabgabe in einer Weise austarieren lassen, die Au-

---

freigestellt sein sollte, ob sie ihre Kinder impfen lassen, denn eine solche Entscheidung betrifft erstens nicht primär sie, sondern ihre Kinder, und zweitens nicht nur ihre Kinder, sondern potentiell alle, die von einer Lockerung des allgemeinen Impfschutzes Nachteile haben könnten.

tonomie wie Vertrauen stärkt. Negative Dynamiken drohen dabei aber nicht nur von Seiten der Autonomie. Auch Vertrauen muss nicht harmlos und nützlich sein. Ein Zuviel an Vertrauen – bis hin zum Verlust jeder Misstrauensfähigkeit – tendiert dazu, Machtasymmetrien zu zementieren; im Extrem führt es zur Selbstaufgabe des Vertrauenden. Ich hatte schon daran erinnert, dass Vertrauen durchaus nicht unvereinbar ist mit Verhältnissen der Ungleichheit und der Unterordnung, ja Unterdrückung.[105] Im medizinischen Kontext kann die Aufforderung zum Vertrauen nur ein anderes Wort für Paternalismus sein.

Die Beiträge in diesem Band hätten ihr Ziel erreicht, würden sie unsere Sensibilität für die Notwendigkeit schärfen, immer wieder aufs Neue und je nach Kontext anders nach zuträglichen Formen und Gleichgewichten von Autonomie und Vertrauen zu suchen.[106]

Literatur

Ach, J.-S./Schöne-Seifert, B.: Relationale Autonomie. Eine kritische Analyse. In: C. Wiesemann/A. Simon (Hg.): *Patientenautonomie*. Paderborn 2013, 42-59.

Anderson, J./Honneth, A.: Autonomy, Vulnerability, Recognition, and Justice. In: J. Christman/J. Anderson (Hg.): *Autonomy and the Challenges to Liberalism*. Cambridge 2005, 127-149.

Anderson, J.: Relationale Autonomie 2.0. In: C. Wiesemann/A. Simon (Hg.): *Patientenautonomie*. Paderborn 2013, 60-74.

Baier, A.: *Moral Prejudices*. Cambridge, Mass. 1995a.

Baier, A.: *Reflections on how we live*. Oxford 2010a.

Baier, A.: Sustaining Trust. In: dies.: *Moral Prejudices*. Cambridge, Mass. 1995d, 152-182.

Baier, A.: Sympathy and Self-Trust. In: dies.: *Reflections on how we live*. Oxford 2010b, 11. Kap., 189-215.

Baier, A.: Trust and Antitrust. Wiederabgedruckt in: dies.: *Moral Prejudices*. Cambridge, Mass. 1995b, 95-129.

Baier, A.: Trust and Its Vulnerabilities. In: dies.: *Moral Prejudices*. Cambridge, Mass. 1995c, 130-151.

---

[105] Allerdings erinnert uns das asymmetrische Verhältnis zwischen Eltern und Kindern daran, dass Ungleichheit in Vertrauensverhältnissen nicht etwas Schlechtes sein *muss*.

[106] Für hilfreiche Kommentare zu einer früheren Fassung dieser Einführung danke ich Claudia Wiesemann.

Barclay, L.: Autonomy and the Social Self. In: C. Mackenzie/N. Stoljar (Hg.): *Relational Autonomy. Feminist Perspectives on Autonomy, Agency, and the Social Self.* New York 2000, 52-71.

Beauchamp, T./Childress, J.: *Principles of Bioethics.* Oxford 2009.

Benson, P.: Autonomy and Self-Worth. In: *The Journal of Philosophy* 91 (1994), 650-668.

Betzler, M. (Hg.): *Autonomie.* Paderborn 2013.

Bratman, M.: Planning Agency, Autonomous Agency. In: J. S. Taylor (Hg.): *Personal Autonomy.* Cambridge 2005, 33-57.

Bratman, M.: *Shared Agency. A Planning Theory of Acting Together.* Oxford 2014.

Buchanan, A. E./Brock, D. W.: *Deciding for Others. The Ethics of Surrogate Decision-making.* New York 1989.

Christman, J. (Hg.): *The Inner Citadel. Essays on Individual Autonomy.* Oxford 1989.

Christman, J./Anderson, J. (Hg.): *Autonomy and the Challenges to Liberalism.* Cambridge 2005.

Christman, J.: Autonomy and Personal History. In: *Canadian Journal of Philosophy* 21 (1991), 1-24.

Christman, J.: Autonomy in Moral and Political Philosophy. In: E. N. Zalta (Hg.): *The Stanford Encyclopedia of Philosophy.* Frühjahr 2011. http://plato.stanford.edu/archives/spr2011/entries/autonomy-moral (11.02.2014).

Christman, J.: Relational Autonomy, Liberal Individualism, and the Social Constitution of Selves. In: *Philosophical Studies* 117 (2004), 143-164.

Christman, J.: *The Politics of Persons. Individual Autonomy and Socio-historical Selves.* Cambridge 2009.

Culver, C. M./Gert, B.: The Inadequacy of Incompetence. In: *The Milbank Quarterly* 68 (1990), 619-643.

Donchin, A.: Understanding Autonomy Relationally. Towards a Reconfiguration of Bioethical Principles. In: *Journal of Medicine and Philosophy* 26 (2001), 365-386.

Drane, J. F.: The Many Faces of Competency. In: *Hastings Center Report* 15 (1985), 17-21.

Dworkin, G.: Acting Freely. In: *Nous* 4 (1970), 367-383.

Dworkin, G.: Autonomy and Behavior Control. In: *Hastings Center Report* 6 (1976), 23-28.

Dworkin, G.: Autonomy and Informed Consent. In: ders.: *The Theory and Practice of Autonomy.* Cambridge 1988c, 100-120.

Dworkin, G.: The Nature of Autonomy. In: ders.: *The Theory and Practice of Autonomy,* Cambridge 1988b, 3-20.

Dworkin, G.: *The Theory and Practice of Autonomy.* Cambridge 1988a.

Dworkin, R.: *Life's Dominion.* New York 1993.

Ekstrom, L. W.: Autonomy and Personal Integration. In: J. S. Taylor (Hg.): *Personal Autonomy.* Cambridge 2005, 143-161.

Emanuel, L./Emanuel, E.: Four Models of the Physician-Patient Relationship. In: *The Journal of the American Medical Association* 327/16 (1992), 2221-2226.

Faden, R./ Beauchamp, T.: *A History and Theory of Informed Consent.* New York 1986.

Feinberg, J.: *Harm to Self* (The Moral Limits of the Criminal Law Vol. 3). New York 1986.

Frankel Paul, E./Miller, F. D. jr./Paul, J. (Hg.): *Autonomy.* Cambridge 2003.

Frankfurt, H.: Autonomy, Necessity, and Love. In: ders.: *Necessity, Volition, and Love.* Cambridge 1999c, 129-141.

Frankfurt, H.: Freedom of the Will and the Concept of a Person. In: *The Journal of Philosophy* 68 (1971). Wiederabgedruckt in: ders.: *The Importance of What We Care About.* Cambridge 1988b, 11-25.

Frankfurt, H.: Identification and Wholeheartedness. In: ders.: *The Importance of What We Care About.* Cambridge 1988c, 159-176.

Frankfurt, H.: *Necessity, Volition, and Love.* Cambridge 1999a.

Frankfurt, H.: On Caring. In: ders.: *Necessity, Volition, and Love.* Cambridge 1999d, 155-180.

Frankfurt, H.: The Faintest Passion. In: ders.: *Necessity, Volition, and Love.* Cambridge 1999b, 95-107.

Frankfurt, H.: *The Importance of What We Care About.* Cambridge 1988a.

Frevert, U.: *Vertrauensfragen. Eine Obsession der Moderne.* München 2013.

Gambetta, D. (Hg.): *Trust. Making and Breaking Cooperative Relations.* New York 1988a.

Gambetta, D.: Can We Trust Trust? In: ders. (Hg.): *Trust. Making and Breaking Cooperative Relations.* New York 1988b, 213-237.

Gaus, G. F.: The Place of Autonomy within Liberalism. In: J. Christman/J. Anderson (Hg.): *Autonomy and the Challenges to Liberalism.* Cambridge 2005, 272-306.

Giddens, A.: *Konsequenzen der Moderne.* Frankfurt a.M. 1995.

Gilbert, M.: *A Theory of Political Obligation.* Oxford 2006.

Gilbert, M.: *On Social Facts.* Princeton 1989.

Govier, T.: *Social Trust and Human Communities.* Montreal 1997.

Hardin, R.: *Trust and Trustworthiness.* New York 2002.

Hartmann, M./Offe, C. (Hg.): *Vertrauen. Die Grundlagen des sozialen Zusammenlebens.* Frankfurt a.M. 2001, 37-84.

Hartmann, M.: *Die Praxis des Vertrauens.* Berlin 2011.

Henning, T.: *Person sein und Geschichten erzählen. Eine Studie über personale Autonomie und narrative Gründe.* Berlin 2009.

Hobbes, T.: *Leviathan oder Stoff, Form und Gewalt eines kirchlichen und bürgerlichen Staates.* Hg. von I. Fetscher, übers. von W. Euchner. Frankfurt 1984 [1651].

Honneth, A.: *Kampf um Anerkennung.* Frankfurt a.M. 1992.

Jaworska, A.: Caring and Internality. In: *Philosophy and Phenomenological Research* 74 (2007), 529-568.

Jones, K.: Trust as an Affective Attitude. In: *Ethics* 107 (1996), 4-25.

Jones, K.: Trust. In: E. Craig (Hg.): *Routledge Encyclopedia of Philosophy* (Vol.9). London 1998, 466-470.

Kant, I.: *Grundlegung zur Metaphysik der Sitten.* In: ders.: *Gesammelte Schriften* (Bd. 4). Hg. von der Preußischen Akademie der Wissenschaften [AA]. Berlin 1911 [1785].

Lahno, B.: *Der Begriff des Vertrauens.* Paderborn 2002.

Luhmann, N.: *Vertrauen: ein Mechanismus der Reduktion sozialer Komplexität.* Stuttgart 2000 [1968].

Mackenzie, C./Stoljar, N. (Hg.): *Relational Autonomy. Feminist Perspectives on Autonomy, Agency, and the Social Self.* New York 2000.

Manson, N. C. /O'Neill, O.: *Rethinking Informed Consent in Bioethics.* Cambridge 2007.

McLeod, C.: *Self-Trust and Reproductive Autonomy.* Cambridge, Mass. 2002.

McLeod, C.: Trust. In: E. N. Zalta (Hg.): *The Stanford Encyclopedia of Philosophy.* Frühjahr 2011. http://plato.stanford.edu/archives/spr2011/entries/trust/ (11.02.2014).

Meyers, D. T.: Decentralizing Autonomy. Five Faces of Selfhood. In: J. Christman/J. Anderson (Hg.): *Autonomy and the Challenges to Liberalism.* Cambridge 2005, 27-55.

Mill, J. S.: *On Liberty.* London 1974 [1859].

Morgan, K.: Woman and the Knife. Cosmetic Surgery and the Colonization of Women's Bodies. In: *Hypathia* 3 (1991), 25-53.

Nationaler Ethikrat (Hg.): *Patientenverfügung. Ein Instrument der Selbstbestimmung. Stellungnahme.* Berlin 2005.

O'Neill, O.: *Autonomy and Trust in Bioethics.* Cambridge 2002.

Oshana, M.: *Personal Autonomy in Society.* Hampshire 2006.

Pettit, P./Schweikard, D.: Gemeinsames Handeln und kollektive Akteure. In: H. B. Schmid/D. P. Schweikard (Hg.): *Kollektive Intentionalität. Eine Debatte über die Grundlage des Sozialen.* Frankfurt a.M. 2009a, 556-585.

Pettit, P.: Gruppen mit einem eigenen Geist. In: H. B. Schmid/D. P. Schweikard (Hg.): *Kollektive Intentionalität. Eine Debatte über die Grundlage des Sozialen.* Frankfurt a.M. 2009b, 586-625.

Quante, M.: *Personales Leben und menschlicher Tod. Personale Identität als Prinzip der biomedizinischen Ethik.* Frankfurt a.M. 2002.

Raz, J.: *The Morality of Freedom.* Oxford 1986.

Reemtsma, J. P.: *Vertrauen und Gewalt. Versuch über eine besondere Konstellation der Moderne.* Hamburg 2008.

Roth, L. H./Meisel, A./Lidz, C. W.: Tests of Competency to Consent to Treatment. In: *American Journal of Psychiatry* 134 (1977), 279-284.

Scheibler, F./Pfaff, H. (Hg.): *Shared Decison-Making. Der Patient als Partner im medizinischen Entscheidungsprozess.* Weinheim [u.a.] 2003.

Schicktanz, S./Jordan, I.: Kollektive Patientenautonomie. Theorie und Praxis eines neuen bioethischen Konzepts. In: C. Wiesemann/A. Simon (Hg.): *Patientenautonomie. Theoretische Grundlagen, Praktische Anwendungen.* Paderborn 2013, 287-302.

Schmid, H. B./Schweikard, D. P. (Hg.): *Kollektive Intentionalität. Eine Debatte über die Grundlage des Sozialen.* Frankfurt a.M. 2009.

Schöne-Seifert, B.: *Grundlagen der Medizinethik.* Stuttgart 2007.

Schweikard, D.: Kollektive Autonomie und Autonomie in Kollektiven. In: C. Wiesemann/A. Simon (Hg.), *Patientenautonomie. Theoretische Grundlagen, Praktische Anwendungen.* Paderborn 2013, 303-315.

Searle, J.: *The Construction of Social Reality.* London 1995.

Simmel, G.: *Soziologie* (Gesamtausgabe Band 11). Frankfurt a.M. 1992.

Steinfath, H./Pindur, A.-M.: Patientenautonomie im Spannungsfeld philosophischer Konzeptionen von Autonomie. In: C. Wiesemann/A. Simon (Hg.): *Patientenautonomie. Theoretische Grundlagen, Praktische Anwendungen.* Paderborn 2013, 27-41.

Stoljar, N.: Autonomy and the Feminist Intuition. In: C. Mackenzie/N. Stoljar (Hg.): *Relational Autonomy. Feminist Perspectives on Autonomy, Agency, and the Social Self.* New York 2000, 94-111.

Sztompka, P.: *Trust. A Sociological Theory.* Cambridge 1999.

Taylor, J. S. (Hg.): *Personal Autonomy.* Cambridge 2005.

Tuomela, R./Miller, K.: We-Intentions. In: *Philosophical Studies* 53/3 (1988), 367-389. Deutsch abgedruckt im Sammelband von Schmid/Schweikard.

Veatch, R. M.: Autonomy's Temporary Triumph. In: *The Hastings Center Report* 14 (1984), 38-40.

Wicclair, M. R.: Patient Decision-Making Capacity and Risk. In: *Bioethics* 5 (1991), 91-104.

Wiesemann, C./Simon, A. (Hg.): *Patientenautonomie. Theoretische Grundlagen, Praktische Anwendung.* Paderborn 2013.

Wolf, S.: *Freedom and Reason.* New York 1990.

Wolpe, P. R.: The Triumph of Autonomy in American Bioethics. A Sociological View. In: R. DeVries/J. Subedi (Hg.): *Bioethics and Society. Constructing the Ethical Enterprise.* New Jersey 1998, 38-59.

Claudia Wiesemann

2. Vertrauen als moralische Praxis – Bedeutung für Medizin und Ethik

In modernen demokratischen Gesellschaften mit einem wissenschafts- und technologiebetonten Gesundheitswesen gilt das Recht auf Selbstbestimmung mittlerweile, nach einer über hundert Jahre währenden Auseinandersetzung, als ein notwendiges und weitgehend akzeptiertes moralisches Prinzip. Wer Patient oder Patientin im Gesundheitswesen ist, kann damit rechnen, an Entscheidungen beteiligt und auch bei eher ungewöhnlichen Wünschen ernst genommen zu werden. Die Entwicklung hin zu mehr Patientenselbstbestimmung fand in Deutschland im Patientenrechtegesetz von 2013 einen wichtigen Abschluss.[1] Doch trotz dieser Erfolgsgeschichte hat die Autonomie von Patientinnen und Patienten im Alltag der Medizin empirischen Untersuchungen zufolge nicht jenen Stellenwert erlangt, den Theoretiker ihr einräumen, und zwar überraschender Weise gerade auch bei jenen Personen, deren demokratische Rechte auf diese Weise gewahrt werden sollen – den Patientinnen und Patienten selbst. Nicht wenige sehen in einer selbstbestimmten Entscheidung nur die zweitbeste Alternative; lieber ist es ihnen, wenn sie sich vertrauensvoll auf die Entscheidungen ihres Arztes oder ihrer Ärztin verlassen können (McKinstry 2000; Joffe et al. 2003; Anselm 2008). Auch der entschlossene, auf die Durchsetzung seines Rechts auf Selbstbestimmung erpichte Individualist wird feststellen müssen, dass im medizinischen Alltag unzählige Situationen verbleiben, in denen sein Recht schon aus praktischen Gründen gar nicht zum Zuge kommen kann. Er muss sich z.B. darauf verlassen, dass das medizinische Personal die Routinen des Klinik- oder Praxisalltags mit ausreichender Verlässlichkeit und dem notwendigen Verantwortungsgefühl absolviert oder dass ihm überhaupt seitens der Einrichtungen des Ge-

---

[1] Gesetz zur Verbesserung der Rechte von Patientinnen und Patienten, 20.2.2013, Bundesgesetzblatt.

sundheitswesens eine angemessene Menge alternativer Möglichkeiten zur Auswahl gestellt wird (Wiesemann 2001).

Die von der Möglichkeit zur Selbstbestimmung ausgesparten oder gar durch den Patienten – bewusst oder unbewusst – von Selbstbestimmung frei gehaltenen Bereiche medizinischen Handelns stellen für die medizinethische Theorie eine Herausforderung dar. Wie ist mit einem Patienten umzugehen, der nicht selbst über eine komplizierte Operation entscheiden will, sondern dies an seinen Arzt oder seine Kinder delegiert? Meist wird in einem solchen Fall gefordert, dass wenigstens der Entschluss zur Delegation der Entscheidung autonom gefasst werden müsse. Aber ist das möglich? Ist jemand, der sich konsequent weigert, seine Chance zu Autonomie zu nutzen, überhaupt noch als autonom anzusehen? Hieran entzündet sich eine schon lange während philosophische Debatte über die Minimalbedingungen von personaler Autonomie (Quante 2010; Christman 2011; Holm 2012; Steinfath/Pindur 2013).

Ich möchte das Problem in diesem Beitrag aus einer anderen Perspektive betrachten. Denn ein solcher Patient verortet sich mit seinem durchaus nicht ungewöhnlichen Verhalten in einer uns allen gut bekannten sozialen Praxis: Er vertraut seinem Arzt oder seinen Kindern, für ihn die richtige Entscheidung zu treffen. Thema dieses Beitrags ist es, wie dieses Vertrauen aus ethischer Perspektive zu bewerten ist. Ist es nur eine Gewohnheit, ein Reflex, ein Gefühl oder gar Kalkül? Mein Ziel ist es zu zeigen, dass Vertrauen als ein moralisches Konzept verstanden werden kann. Ich werde untersuchen, warum sowohl der intuitiv vertrauende krebskranke Patient wie auch der notgedrungen vertrauende selbstbestimmte Individualist ein moralisch relevantes Verhalten an den Tag legen, warum also die Medizinethik von der Analyse solcher Vertrauensverhältnissen profitieren kann. In einem ersten Teil dieses Beitrags soll zunächst Vertrauen als moralische Praxis näher bestimmt werden. In einem zweiten Teil wird dieses Konzept auf die Medizin angewendet. Dazu werde ich typische medizinethische Probleme im Umgang mit autonomen und nicht autonomen Patienten in den Blick nehmen. Mit Hilfe eines moralischen Verständnisses von Vertrauen wird es nicht nur möglich sein, komplexe Begriffe wie ‚Paternalismus' oder ‚Vulnerabilität' besser zu erfassen, sondern auch den klassischen Konflikt der Medizinethik zwischen Autonomie und Fürsorge in einem anderen Licht zu sehen.

2.1 Vertrauen als moralische Praxis

Vertrauen ist ein Phänomen mit vielen Facetten, für das sich über lange Zeit besonders die Gesellschaftswissenschaften interessiert haben. Niklas Luhmann hält Vertrauen für ein Mittel, die Komplexität moderner Gesellschaften so zu reduzieren, dass individuelles Handeln möglich bleibt (Luhmann 2000/1968). Mit dem Soziologen Anthony Giddens kann Vertrauen als Glauben an die Richtigkeit von Grundsätzen, die man selbst nicht kennt, beschrieben werden, mit Pjotr Sztompka als eine Art Wette auf die Zukunft (Giddens 1995, 83f.; Sztompka 1999). Der Politikwissenschaftler Francis Fukuyama schließlich interpretiert Vertrauen als soziales Kapital, das Gesellschaften und insbesondere Ökonomien florieren lässt (Fukuyama 1996). Sie alle sehen in Vertrauen – verstanden als allgemeine Bereitschaft von Mitgliedern einer Gesellschaft zu bestimmten vereinfachten Formen sozialer Interaktion – ein wertvolles soziales Gut. Im Vordergrund steht die Beobachtung, dass es sich bei Vertrauen nicht um ein explizites, geplantes Verhalten handelt, dem eine rationale Wahl zugrunde liegt, sondern um Verhalten, das von impliziten, stillschweigenden, oft nicht einmal bewussten Erwartungen geprägt ist (Endress 2002, 68f.). Der Philosoph und Organisationsforscher Guido Möllering betont deshalb, der Vertrauende akzeptiere seine prinzipielle Verletzlichkeit in einem sogenannten ‚leap of faith' (Möllering 2006 nach Simmel 1992/1908). Doch ergebe er sich nicht einfach passiv der ihn überfordernden oder von ihm nicht vollständig zu kontrollierenden Situation – ein Zustand, den man eher als Resignation bezeichnen würde –, sondern setze seinen Glauben in die Fähigkeit des Gegenübers, sei es Person oder Institution, in seinem Sinne zu handeln.

Die Bedeutung von Vertrauen für förderliche zwischenmenschliche Beziehungen, sein Stellenwert als ein soziales Gut, seine Implikation der Verletzlichkeit des Menschen, der für Vertrauen notwendige Glaube an ein Gutes im Anderen – diese Eigenschaften haben Vertrauen zu einem gerade für Ethiker faszinierenden Begriff werden lassen. Die Moralphilosophin Annette Baier hat sich zeit ihres Lebens mit Vertrauen auseinandergesetzt und es zum zentralen Begriff ihrer Moraltheorie erhoben (Baier 1995a). Ihre Absicht war es, zu jenen Ethiken, die vorrangig an abstrakten Pflichten und an Individuen ohne Berücksichtigung ihres sozialen Kontextes interessiert sind, einen Ge-

genentwurf zu bieten. Wenngleich dies vermutlich heißt, die Reichweite eines solchen moralischen Konzeptes zu überschätzen[2], hat Baier doch wie
keine andere dazu beigetragen, die Aufmerksamkeit der Ethik für das Phänomen an sich zu schärfen. Baiers Aufmerksamkeit galt vor allen Dingen
menschlichen Nahbeziehungen, die üblicherweise nicht in Form von (ver-
traglichen) Pflichten geregelt sind und dennoch ein tragfähiges moralisches
Fundament haben. Sie hat vorgeschlagen, Vertrauen bedeute, sich auf das
Wohlwollen („*goodwill*') einer anderen Person zu verlassen (Baier 1987).
Andere praktische Philosophen setzen zumindest voraus, dass Vertrauen auf
der Erwartung geteilter Normen oder Werte beruht (Lahno 2001; McLeod
2011). Baier versteht den Glauben an den guten Willen einer anderen Person
nicht nur instrumentell, sondern als etwas intrinsisch Gutes: „*The belief that
their will is good is itself a good, not merely instrumentally but in itself, and the
pleasure we take in that belief is no mere pleasure, but part of an important
good.*" (Baier 1995b, 132; vgl. a. Hartmann 2011, 231) Vertrauen, so auch
Bernd Lahno, ist für uns von intrinsischem Wert (Lahno 2001, 185).

All dies verweist auf die moralische Grundstruktur von Vertrauensverhältnissen. Vertrauenswürdigkeit kann ohne Zweifel als eine moralische
Tugend gelten. Doch ist auch Vertrauen selbst als moralischer Akt zu werten? Dies wird zurückweisen, wer unter Vertrauen nur eine innerpsychische
Verfasstheit versteht. Vertrauen als Gefühl oder Intuition wäre dann zunächst einmal nicht mehr als ein Gemütszustand, der noch dazu auf einer
fehlerhaften Einschätzung der Wirklichkeit beruhen kann. Immerhin kann
man ja auf naive Weise Vertrauen in die falschen Personen setzen und dafür
nichts als Schadenfreude ernten. Doch tatsächlich ist Vertrauen mehr als das.
Bernd Lahno hat darauf aufmerksam gemacht, dass, wer vertraut, dem anderen eine so genannte ‚*participant attitude*' oder ‚*reactive attitude*' (Strawson
2009/1962) entgegen bringt; er sieht im anderen nicht einfach den Erbringer
einer bestimmten Leistung, sondern eine Person, deren Haltung sich an moralischen Normen ausrichtet (Lahno 2001). Mit Hilfe des Konzepts der *participant attitude* kann man den Unterschied zwischen ‚Sich-verlassen' und

---

[2] Kritisch dazu z. B. Köhl 2001.

‚Vertrauen' verdeutlichen.[3] Man verlässt sich auf eine gut funktionierende Maschine, z.B. ein neues Auto, oder eine unpersönliche Vereinbarung, z.B. die Einhaltung eines Vertrags; Vertrauen setzt dagegen eine persönliche Haltung der Beteiligten voraus. Umgekehrt kann der Vertrauende darauf setzen, dass diese *participant attitude* auch ihm gilt. Das bedeutet, auch der fälschlicherweise Vertrauende hat ein moralisches Anrecht darauf, nicht einfach ignoriert, ausgelacht oder gar in die Irre geführt, sondern zumindest über seinen falschen Glauben, der andere wolle sein Gutes, aufgeklärt zu werden. Wenn ich als Fremde in einer Stadt einen Passanten nach dem Weg frage und damit mein Vertrauen in dessen Ratschlag zum Ausdruck bringe, kann ich erwarten, über einen Irrtum informiert zu werden; ich sollte also mit einer Antwort etwa der Art rechnen können: ‚Ich komme auch nicht von hier'. Auch wenn uns sonst keine Verpflichtungen binden – den Hinweis ‚Trauen Sie mir nicht!' sind wir naiv Vertrauenden jedenfalls schuldig.[4]

Vertrauen impliziert also ein moralisches Verhältnis, in dem sich die Beteiligten als Personen respektieren und ihr Verhalten an gemeinsamen Normen (z.B. von Wahrhaftigkeit) ausrichten. Dieses Verhältnis kann jedoch sehr unterschiedliche Ausprägungen annehmen. Das Vertrauen in einen Fremden in der Großstadt unterscheidet sich offenkundig von dem einer Patientin in ihre Hausärztin. Dennoch neigen wir dazu, alle diese Manifestationen unter einen Begriff zu fassen, denn Vertrauen wird, wie der Philosoph Martin Hartmann zeigt, in unterschiedlichen sozialen Praxen auf jeweils ähnliche Weise realisiert (vgl. Hartmann 2011, 231). Vertrauen selbst kann als soziale Praxis verstanden werden, auf die sich die Beteiligten implizit beziehen und nach der sie ihren Erwartungshorizont bzw. ihr Verhalten bestimmen. Dies erleichtert die Bewältigung der für den modernen Menschen

---

[3] Vergleichbar den englischen Ausdrücken ‚*reliance*' und ‚*trust*'. Im alltäglichen Sprachgebrauch wird Vertrauen oft auch in Kontexten verwendet, die keine ‚*participant attitude*' voraussetzen, etwa indem man ‚auf sein Glück vertraut'. Diese sprachlichen Ausdrucksweisen, in denen der Begriff Vertrauen in einem übertragenen Sinn gebraucht wird, werden hier nicht behandelt. Im Weiteren wird nur von personalem Vertrauen in engerem Sinn die Rede sein.

[4] Vertrauen, so Hartmann, beruht „auf der wie immer signalisierten Bereitschaft, das Vertrauen anzunehmen und verantwortungsvoll mit ihm umzugehen" (Hartmann 2011, 228). Vgl. a. Linus Johnssons Analyse von Vertrauenswürdigkeit als moralischer Pflicht (Johnsson 2013, 102f.).

so typischen Vielfalt an sozialen Beziehungen und komplexen, risikobelasteten Situationen.

Vertrauenspraxen bilden auch die Basis moralisch aufgeladener sozialer Rollen, z.B. der Arztrolle oder Elternrolle, d.h. in solchen sozialen Rollen werden bestimmte Vertrauensverhältnisse institutionalisiert. Institutionelles Vertrauen scheint auf den ersten Blick schwer zu erklären, handelt sich es bei Institutionen wie der Ärzteschaft oder der Familie doch um abstrakte Größen, denen wir keine *participant attitude* schulden. Anthony Giddens betont deshalb, dass Institutionen darauf angewiesen sind, von einzelnen Personen glaubwürdig repräsentiert zu werden (vgl. Giddens 1995, 83f.). Man kann Institutionen überdies auch als Ausdruck verfestigter und verstetigter moralischer Vertrauenspraxen verstehen und somit auf andere Weise plausibel machen, in welch engem Verhältnis sie zu personalem Vertrauen stehen. Bei personalem wie institutionellem Vertrauen könnte es sich mithin um soziale Praxen handeln, die auf einen geteilten Erwartungshorizont moralischer Normen verweisen. Dass mit dem Effekt der Verfestigung und Verstetigung das Risiko der Inflexibilität und des moralischen Rigorismus einhergeht, soll hier nicht unterschlagen werden.

Da sich Vertrauen in alltäglichen, weit verbreiteten und eingeübten Praktiken, z.B. in allgemein verbindlichen Regeln der Freundschaft, manifestiert, ist es nicht überraschend, dass seine moralischen Grundlagen leicht übersehen werden. Manche Formen von Vertrauen werden fälschlicherweise für Gewohnheit, Tradition oder gar Automatismus gehalten. Dies aber heißt, den wichtigsten Aspekt des Vertrauens zu übersehen: die in jedem Vertrauensakt aufscheinende Verletzlichkeit der Person. Warum sonst trifft uns ein Vertrauensbruch im Innersten unserer Persönlichkeit und stellt wesentlich mehr in Frage als nur unser Urteilsvermögen?

Der Kern jeder Form von Vertrauen liegt in einer persönlichen, an gemeinsamen moralischen Normen orientierten menschlichen Beziehung.[5]

---

[5] Vgl. die Charakterisierung von Vertrauen durch Edmund Pellegrino (1991, 72): „One element is confidence that expectations of fidelity to what is entrusted will be fulfilled. Second, is the sense that the person trusted has explicitly or implicitly made a promise to act well with respect to the interests of the person trusting. Third, is the belief that discretionary latitude of certain proportions is necessary if trust is to be fulfilled, and that the one trusted will use it well, neither assuming too much nor too little. Fourth, is the congruence of understanding on these first three elements between the one

Diese kann gelingen oder misslingen; ein Misslingen kann im Einzelfall eine ernsthafte Störung der Beziehung (Vertrauensbruch) nach sich ziehen, im Wiederholungsfall sogar ein In-Frage-Stellen der zugrunde liegenden sozialen Praxis. Doch welche gemeinsamen Normen gehen in eine Vertrauenspraxis ein? Kann das nach der Art der Vertrauenspraxis variieren? Begründet ein so verstandenes Vertrauen Rechte und Pflichten und wenn ja, welche? Um mich diesen Fragen eingehender zu widmen, möchte ich mich zunächst einem für gewöhnlich weniger beachteten, für unsere Fragestellung aber zentralen Beispiel widmen: der Vertrauensbeziehung von Eltern und Kind.

2.2 Vertrauensbeziehungen am Beispiel der Eltern-Kind-Beziehung

Oft wird gerade eine für die Praxis des Vertrauens zentrale Beziehung, die zwischen Kind und Eltern, als automatisch, als Reflex oder als naturgegeben angesehen und deshalb die moralische Bedeutung des Vertrauensverhältnisses übersehen. Doch erst, wenn man auch das Vertrauen zwischen einem Kleinkind und einem Erwachsenen als echte personale Interaktion begreift, kann man seine moralische Bedeutung in vollem Umfang verstehen. Auch das Kleinkind begegnet den Personen, die es umsorgen, mit einer *participant attitude*, und nicht anders als beim Erwachsenen handelt es sich dabei nicht um ein bewusstes Verhalten, sondern um eine sich spontan einstellende, unvermeidlich ergebende Haltung, die wir in der Begegnung mit anderen Menschen an den Tag legen. Schon von einem sehr frühen Lebensalter an können Kinder zwischen menschlichen Gesichtern und Gegenständen unterscheiden und zeigen darauf sehr unterschiedliche Reaktionen (Gopnik 2009). Auch ein Säugling ist nicht einfach ein passiver Empfänger von Pflege, sondern reagiert aktiv auf seine menschliche Umgebung, sucht Kontakt und stimuliert selbständig Interaktionen (Dornes 2011). Entwicklungspsychologen haben für diese Form einer *participant attitude* den Begriff des ‚Urvertrauens‘ geprägt; es hat für das Kind eine existentielle Bedeutung und charakterisiert sein Verhältnis zur menschlichen Welt. Nach Erik H. Erikson äußert sich das erste Vertrauen des Säuglings darin, dass es die Abwesenheit der

---

trusting and the one trusted. Finally, underlying all of these aspects is an act of faith in the benevolence and good character of the one trusted."

Mutter erträgt, ohne zu schreien (Erikson 1967, 239). Vertrauensbrüche können sich hingegen traumatisch auswirken. Ein Kleinkind wird durch einen Vertrauensbruch nicht einfach in einem biologischen Reflex oder Verhaltensautomatismus gestört, er ruft vielmehr eine echte Erschütterung seiner Person hervor und trifft das Kind in seinem Wesen als Mensch, der sich zu anderen Menschen verhält. Mit Blick auf die Erfahrungen von Missbrauchsopfern spricht die Psychologin Jennifer Freyd sogar von einem „betrayal trauma", also von einem moralischen Trauma, das seinen Ausgang in einem schwerwiegenden Bruch des kindlichen Vertrauens nimmt (Freyd 2008).[6]

Das wiederum heißt umgekehrt: Nur wenn wir Vertrauen als ein moralisches Konzept begreifen, können wir die Schwere und das Ausmaß des Traumas für das Kind voll und ganz verstehen. Nicht umsonst wird betont, wie wichtig ein stabiles Vertrauensverhältnis zwischen Eltern und Kind für die Ausprägung von Selbstvertrauen und letztlich für die Entwicklung echter personaler Autonomie ist (McLeod 2002). Vertrauen betrifft den personalen Wesenskern eines Menschen. Das sich zwischen Kind und Elternteil herausbildende Vertrauensverhältnis basiert auf einer echten *participant attitude*, in der das Kind als Person mit individuellen Bedürfnissen und Ängsten erscheint (Giesinger 2007). Rein mechanische Pflegeakte verfehlen den Kern dieser Beziehung. Selbst wenn sich Vertrauensbeziehungen an allgemein akzeptierten und verbreiteten sozialen Praktiken orientieren – und dies trifft ohne Zweifel gerade für die Eltern-Kind-Beziehung zu – so müssen sich diese Praktiken doch stets für die persönliche Dimension der Beziehung offen halten. Sonst werden sie zu sinnentleerten Ritualen oder gar zu Rigorismen, welche die individuelle Bedeutung eines Menschen negieren. Von dieser Gefahr ist auch die Eltern-Kind-Beziehung bedroht. Umgekehrt zeigt aber die Möglichkeit des Vertrauens auch einen Weg auf, wie Menschen, die sich in fundamentaler Abhängigkeit befinden und noch nicht oder nicht mehr

---

[6] Freyd unterscheidet in der Folge zwischen jenen Traumata, die ihren Ausgang in einem gravierenden menschlichen Vertrauensbruch nehmen, und solchen, die im Wesentlichen durch nicht menschengemachte Umstände hervorgerufen werden, z.B. durch einen Autounfall oder einen Hurrikan. Damit verdeutlicht sie, dass nicht allein die übermächtige Angst Traumata verursacht. Vermutlich liegt in der Vielfalt der Traumaursachen auch ein Grund für das Phänomen der Resilienz, da unterschiedliche Traumaursachen unterschiedliche Gegenreaktionen hervorrufen können.

über personale Autonomie verfügen, als Personen dennoch moralische Beachtung erfahren können.

2.3 Vertrauensbruch

Die Philosophin Carolyn McLeod würdigt deshalb ganz zu Recht die überragende Bedeutung von Vertrauen für das Zusammenleben von Menschen:

> „If without trusting or being trusted in justified ways, we could not have morality or society and could not be morally mature, autonomous, knowledgeable, or invested with opportunities for collaborating with others, then the value of justified trust is hard to over-estimate" (McLeod 2011).

Doch will sie dieses Urteil nicht für alle Formen von Vertrauen gelten lassen. Im Gegenteil könne Vertrauen, so McLeod, auch schädlich sein: *„Too much trust in particular leaves people open to betrayal, abuse, terror, and deception"* (ebd.). Dies ist ein häufig in der Literatur anzutreffendes Urteil, das gegen jene vorgebracht wird, die Vertrauen für ein moralisches Konzept halten. In einem allgemeinen Sinn ist diese Aussage auch nicht falsch. Natürlich ist jeder Mensch, der sich derart in die Abhängigkeit anderer begibt, verletzlich und in Gefahr, betrogen, enttäuscht oder missbraucht zu werden, und sollte sich dies – wenn möglich – gut überlegt haben. Diese Einsicht wäre trivial und ist hier auch nicht gemeint. McLeod ist vielmehr der Ansicht, dass Menschen zu vertrauensselig können und dass der Fehler dann bei ihnen liegt, weil ihr Vertrauen nicht mehr als intrinsisch gut zu bewerten wäre. Doch diese Einschätzung beruht auf einer Verwechslung. Es ist immer der Vertrauens*bruch*, der zu *„betrayal, abuse, terror and deception"* führt, das Vertrauen hingegen nur mittelbar.[7] Anders gesagt: Nur wer den Vertrauensbruch unter bestimmten Umständen für moralisch gerechtfertigt hält, darf die Folgen dem Vertrauenden selbst zurechnen und nicht demjenigen, der dieses Vertrauen nicht verdient hat. Wie ich aber oben erläutert habe, muss

---

[7] Allerdings ist es auch hier wichtig, zwischen Vertrauen und Sich-verlassen zu unterscheiden. Der Bergsteiger kann sich fälschlicherweise darauf verlassen, dass das angerissene Seil halten wird, sollte es aber reißen, ist er allein für den Schaden verantwortlich. Wenn McLeod von den Folgen *„betrayal, abuse, terror, and deception"* spricht, signalisiert sie jedoch, dass sie nicht diese Art von Irrtum meint, sondern die Enttäuschung personalen oder institutionellen Vertrauens.

auch das unverdiente Vertrauen eines naiven, vertrauensseligen Menschen zumindest auf eine für den Vertrauenden erkennbare Weise zurückgewiesen werden. Vertrauensgesten dürfen nicht einfach ignoriert werden. Wer einen Vertrauenden sich ins Unglück stürzen lässt, ohne ihn zumindest zu warnen, begeht eine moralische Verfehlung.

In vielen Situationen ist aber sogar mehr als das gefordert, wie das Beispiel der Eltern-Kind-Beziehung zeigt. Menschen, die sich – wie Kinder – in Situationen existentieller Abhängigkeit befinden, haben einen Anspruch auf die Vertrauenswürdigkeit ihres Gegenübers, der weit über das Recht auf höfliche Zurückweisung ihres Vertrauens hinausgeht. Ein Kleinkind, das sich auf einem Volksfest verirrt hat und in seiner Not einer fremden Person anvertraut, hat einen moralischen Anspruch darauf, dass seinem Vertrauen entsprochen wird, indem ihm geholfen wird. Wer dem Kind Hilfe verweigert nach dem Motto ‚Es ist nicht meine Schuld, dass du dich verlaufen hast. Du vertraust mir zwar, aber da machst du einen Fehler.', argumentiert zynisch und handelt unmoralisch. Die Vertrauensgesten von Kindern mögen zwar intuitiv sein, doch ändert dies nichts an ihrem moralischen Charakter.

Das Verhältnis zu Kindern ist ein gutes Beispiel für jene Machtasymmetrie, die eine basale moralische Verpflichtung zu vertrauenswürdigem Verhalten begründen.[8] Machtverhältnisse werden in der Regel nur dann als moralisch gerechtfertigt angesehen, wenn der Abhängige und Unterlegene als zumindest potentiell autonome Person respektiert wird. In einer dominanten Strömung der Medizinethik ist man bemüht, solche Probleme mit Hilfe von Stellvertreter-Modellen, Vorausverfügungen oder antizipierter Autonomie zu lösen. Tatsächlich ist es auch richtig, zu berücksichtigen, wie Menschen, die sich in Situationen der Unterlegenheit und Abhängigkeit befinden, entscheiden würden, wenn diese Voraussetzung nicht gegeben wäre. Das aber reicht nicht aus, denn es führt nicht selten zu den anfangs charakterisierten praktischen Problemen. Manche Menschen in Abhängigkeitsverhältnissen, z.B. in einer Situation schwerer Krankheit mit existentiellen Entscheidungen, die sie und ihre Familie betreffen, ziehen prinzipiell andere moralische Interaktionsformen einer autonomen Entscheidung vor. Bei Kindern, die typischerweise

---

[8] Zwischen Machtverhältnissen und Zwangsverhältnissen wird oft nicht ausreichend unterschieden. Hartmann zufolge bricht der Zwang *als* Zwang mit dem Vertrauen (vgl. Hartmann 2011, 252).

über Jahre in Abhängigkeitsverhältnissen leben müssen, ist es überdies oft unklar, welche Orientierung ihre potentielle, in der Zukunft liegende Autonomie für den Umgang mit ihnen hier und jetzt bieten soll, was es also im Einzelnen bedeutet, wenn Kinder – wie Joel Feinberg es ausgedrückt hat – ein Recht auf eine offene Zukunft haben (vgl. Feinberg 1980).[9] Denn zum einen hängt ihre zukünftige Fähigkeit zur Autonomie wesentlich davon ab, wie respektvoll und ermutigend hier und jetzt mit ihnen umgegangen wird (Giesinger 2007), und als Maßstab eines solchen angemessenen, moralisch respektvollen Umgangs mit einem Drei- oder Vierjährigen bietet das Konzept wenig konkrete Anhaltspunkte. Noch bedenklicher ist zum anderen, dass ein zukünftiges Recht auf Autonomie erzwingen kann, gegenwärtige Wünsche von Kindern, selbst dringliche, zu ignorieren. Wenn beispielsweise eine Zehnjährige nach langen Jahren einer Krebskrankheit zu dem Schluss kommt, keine weiteren Behandlungen mehr erdulden und stattdessen lieber sterben zu wollen, ihre Eltern und Ärzte aber zu weiteren Therapien drängen, dann führt die Berücksichtigung des Rechts auf eine offene Zukunft in ein Paradoxon. Denn diesem Recht kann nur durch Verstoß gegen den Willen der Zehnjährigen Genüge getan werden, sonst wäre ihre Zukunft nicht mehr offen und die autonome Person würde gar nicht existieren können; diese Person würde dann aber seelische und körperliche Strapazen ausgehalten und Demütigungen ihres Willens ertragen haben müssen, die sie im Nachhinein unter Umständen nicht gewillt sein wird gutzuheißen.

Das Konzept des Vertrauens eröffnet in solchen Abhängigkeitsverhältnissen, in denen sich Autonomie als ein unpraktisches, vages oder gar zu Paradoxien führendes Prinzip herausstellt, einen Ausweg. Dem Kleinkind, das sich verlaufen hat, hilft man nicht, weil man seine zukünftige Autonomie respektiert, sondern vielmehr, weil es sich verängstigt und verlassen fühlt und ihm noch größerer Schaden droht. Maßstab des Handelns ist, was in einer solchen Situation Vertrauen erzeugt und Vertrauen rechtfertigt. Dies erfordert ein feinfühliges Eingehen auf den anderen. Es ist also keinesfalls damit getan, das Kind auf den Arm zu nehmen und sich auf die Suche nach den Eltern zu machen. Damit sich ein Kind in einer solchen Situation auch tatsächlich einem Fremden anvertraut und die gut gemeinte Hilfe nicht als

---

[9] Für eine umfassende Kritik dieses Konzepts s. Mills 2003; Wiesemann 2014.

weitere Verängstigung erfährt, muss man auf seine Wahrnehmung der Welt
eingehen. Erst wenn das Kind mit anhaltendem Vertrauen reagiert, also beispielsweise auch tatsächlich mitläuft und auf einer Polizeistation ohne Wei-
nen die weitere Suche abwartet, bestätigt es die Interaktion als eine gelungene
Beziehung, in der es sich als Person ernstgenommen fühlt. Vertrauen eröffnet somit einen Handlungsspielraum, der der Abhängigkeitsbeziehung angemessen ist, ohne dass die moralische Bedeutung der Person dabei aus dem
Blick geriete (Wiesemann, in Vorbereitung). Solange die Handlungen eines
Überlegenen in einem Abhängigkeitsverhältnis in der Lage sind, Vertrauen
zu erzeugen und Vertrauen zu rechtfertigen, sind sie angemessen.

Damit ist auch schon angedeutet, dass sich Vertrauenspraxen auf eine
Vielzahl geteilter Normen stützen können und dass der Handlungsspielraum
von Personen, denen vertraut wird, geradezu darin besteht, den für die spezielle Situation angemessenen moralischen Wert intuitiv zu erfassen und richtig zu interpretieren. Für die Medizin typisch sind z.B. Respekt vor Personen,
Wahrhaftigkeit, Fürsorglichkeit oder Zuverlässigkeit – also Normen, die zu
unterschiedlichem Verhalten Anlass geben können.[10] Solche Normen bedürfen jeweils einer Interpretation in der konkreten Situation und durch die
daran beteiligten Personen. Entscheidend ist, ob beide Beteiligte – die Vertrauenswürdigkeit beanspruchende und die Vertrauen schenkende Person –
die gemeinsame Praxis durch ihr Verhalten als angemessen bestätigen.
Dadurch sind Vertrauensbeziehungen flexibel und der Komplexität menschlichen Lebens angemessen; sie werden aber ohne Zweifel auch schillernder
und sind in ihrem moralischen Charakter weniger leicht zu erfassen.

Gegen den moralischen Charakter des Vertrauens ist deshalb oft einge-
wendet worden, dass Vertrauen auch innerhalb von Beziehungen vorkommt,
die als höchst unmoralisch gelten (vgl. Govier 1998, 13; Held 2006, 57;
Reemtsma 2009). Wie ist beispielsweise das Vertrauen des Mafiabosses in
seinen besten Killer zu bewerten? Tatsächlich sind Beziehungen, die Erwachsene zueinander unterhalten, oft komplex und genügen unterschiedlichen
Ansprüchen. Man wird einem Arbeitskollegen für eine dringliche Fahrt ohne

---

[10] Wilhelm Vossenkuhl identifiziert als einzigen Wert „gegenseitige Ehrlichkeit" (Vossenkuhl 2010,
178). Dies scheint mir aber nicht ausreichend und auch nicht immer zutreffend zu sein. Ein Vertrauensverhältnis kann es z.B. erforderlich machen, einer Person eine Information zu verschweigen.

Zögern sein Auto anvertrauen, aber man wird seine Karriereambitionen unter Umständen mit einem Grundmisstrauen beobachten. Auch eine kriminelle Person ist nicht rundweg und immer böse, sondern kann sich gegenüber einigen verbrecherisch, gegenüber anderen hingegen fürsorglich verhalten. Im Fall des Mafiabosses und seines Killers wäre zunächst zu fragen, ob das, was der Mafiaboss signalisiert, tatsächlich Vertrauen ist oder nicht vielmehr ein Sich-verlassen auf die Effizienz des Killers. Vertrauen jedenfalls würde voraussetzen, dass er dem Kumpanen mit einer *participant attitude* entgegen tritt, d.h., ihn nicht nur als eine Art Maschine oder ein ausführendes Organ seiner Befehle ansieht. Vertrauen würde überdies irgendeine Form geteilter moralischer Normen voraussetzen, seien diese auch relativ schwacher Art wie Verlässlichkeit, Diskretion etc., und eine darauf aufbauende soziale Praxis. Zwar führt das Wissen, dass ein solcher Killer schon am nächsten Tag der Polizei preisgegeben oder gar durch einen Dritten wiederum selbst eliminiert werden kann, dazu, echtes Vertrauen zu untergraben; Zusammenhalt und Befehlsgehorsam können dann eben nur durch Einschüchterung zustande kommen (vgl. Hartmann 2011, 253). Doch sind vermutlich jene Verbrecherorganisationen, in denen sich zwischen den Mitgliedern tatsächlich stabilere Praxen des Vertrauens herausbilden, beständiger und schwerer aufzudecken. Das Mafiabeispiel taugt also nicht als Argument gegen den moralischen Charakter von solchen Vertrauensbeziehungen, die sich innerhalb der Mafia ausbilden können, sondern nur gegen den moralischen Charakter der Mafia schlechthin.

2.4 Die Bedeutung von Vertrauen für die Medizin

Wird Vertrauen verstanden als moralische Praxis, kann es auf vielfältige Weise für die Medizinethik fruchtbar gemacht werden. Es lenkt den Blick auf die sozialen Beziehungen zwischen Menschen und stellt damit eine wichtige Ergänzung vorwiegend individualistischer Konzepte dar.[11] Es ermöglicht, die Arztrolle aus einer genuin moralischen Perspektive als institutionalisierte

---

[11] Onora O'Neill hat in ihrer Studie *Autonomy and Trust in Bioethics* (2002) auf die fundamentale Bedeutung von Vertrauen für die Bioethik hingewiesen. Anders als bei ihr soll hier jedoch der Wert der Autonomie als fundamentales Prinzip der Bioethik nicht in Frage gestellt werden. Vgl. dazu den Beitrag von Steinfath in diesem Band.

Vertrauenspraxis zu verstehen. Dabei ist der Patient auch innerhalb von eindeutigen Abhängigkeitsbeziehungen nicht nur der passive Adressat der Pflicht des Arztes zur Fürsorge, sondern aktiver Partner, der durch sein Verhalten Vertrauenserwartungen signalisiert und damit zum Akteur einer gemeinsamen Vertrauenspraxis wird.

Zwar ist weithin anerkannt, dass Patienten Respekt vor ihren autonomen Entscheidungen beanspruchen können, ein Faktum, das wesentlich zur Vertrauenswürdigkeit der Medizin beiträgt, doch stößt die Selbstbestimmung des Patienten oft genug an praktische und strukturelle Grenzen.[12] Zum einen ist es auch für prinzipiell selbstbestimmungsfähige Personen unmöglich, die Komplexität des für ihre Behandlung eingesetzten medizinisch-technischen Systems mit all seinen Abläufen zu verstehen, geschweige denn zu kontrollieren. Zahllose Prozesse – von der wissenschaftlichen Erforschung der Krankheit über die Ausbildung des medizinischen Personals bis zur Beaufsichtigung der im Operationssaal eingesetzten Maschinen – laufen im Hintergrund ab und können weder vom Patienten noch vom betreuenden Arzt vollständig überblickt werden. Zum anderen wird selbst dann, wenn der informierte Patient frei aus einem Strauß von Möglichkeiten ein bestimmtes therapeutisches Angebot auswählen kann, die Hilfestellung des Arztes im Sinne eines *shared decision making* in vielen Fällen notwendig sein und einen wesentlichen Einfluss auf die Entscheidung haben. Der Patient ist gut beraten, der Erfahrung von Experten mit vergleichbaren Fällen zu vertrauen. Und schließlich verbleibt eine Vielzahl von problematischen Situationen, in denen die Fähigkeit des Patienten zur Selbstbestimmung aus den unterschiedlichsten intrinsischen Gründen eingeschränkt oder gar unmöglich ist. Hierbei handelt es sich nicht nur um die klassischerweise diskutierten Fälle von Patienten im Koma oder mit fortgeschrittener Demenz. Die Selbstbestimmungsfähigkeit kann allein schon durch starke Schmerzen, durch einen angstvoll erlebten Einbruch einer schweren Krankheit ins alltägliche Leben, durch eine peinliche oder stigmatisierende Erkrankung oder ganz einfach durch einen schwerwiegenden Mangel an Selbstsicherheit kompromittiert sein. Solche Situationen kommen im Alltag der Medizin sehr häufig vor. Diese Patienten sind ansprechbar, sie kommunizieren mit dem Arzt, sie äußern Wünsche

---

[12] Vgl. die Beiträge von Owusu et al. und Anselm/Butz in diesem Band sowie Wiesemann (2013).

und Ängste, aber sie wissen oft selbst, dass sie in dieser Lage ihrem eigenen Urteil nicht trauen können. Es hilft wenig, zu behaupten, dass einem solchen Patienten zumindest die autonome Entscheidung zusteht, die Behandlungsentscheidung an den Arzt zu delegieren, denn die Entscheidung zur Delegation kann in der Regel ebenso wenig frei getroffen werden, sondern entsteht aus der Not, sich anderen anvertrauen zu müssen. Es ist aber auch nicht angemessen, solche Patienten genauso wie nicht selbstbestimmungsfähige Komapatienten zu behandeln, also z.B. Entscheidungen nur mit den Angehörigen zu besprechen, denn diese Patienten sind in ihrer existentiellen Not ganz besonders darauf angewiesen, in die Kommunikation einbezogen zu werden und den moralischen Respekt ihres Gegenübers zu spüren.

In solchen Situationen lässt sich über Vertrauen zwischen Patient und Arzt ein von moralischer Anerkennung gekennzeichnetes Verhältnis etablieren, das in der Lage ist, die Defizite des Autonomie-Konzeptes zu kompensieren. Wenn sich Patienten z.B. von einer komplizierten medizinischen Behandlungssituation überfordert fühlen, beenden sie das Gespräch oft mit der Bekräftigung: ,Machen Sie, was Sie für richtig halten. Ich vertraue ihnen.' Damit stellen sie ein Vertrauensverhältnis her, das den Arzt implizit auf die von den Akteuren dieses Verhältnisses als verbindlich angesehenen sozialen Praxen verpflichtet. Nimmt der Arzt dieses Angebot an, indem er das Vertrauen nicht als unberechtigt zurückweist, akzeptiert er die Gültigkeit der implizit zugrunde liegenden moralischen Normen, z.B. der Fürsorglichkeit oder Zuverlässigkeit. Er signalisiert dem Patienten damit, dass er ihn als moralisch relevante Person respektieren wird. Der Patient bleibt in die Kommunikation von Person zu Person einbezogen. Dies eröffnet dem Arzt einen Handlungsspielraum, innerhalb dessen er nun entscheiden kann, was im Sinne des Patienten zu tun ist. Der Patient wird den Arzt dabei beobachten und nach Zeichen suchen, dass das einmal eingegangene Vertrauensverhältnis noch seine Wirkung entfaltet. Deshalb gehört zum Alltag der Medizin eine Reihe von Gesten, die der sozialen Praxis des Vertrauens gelten, die jedoch, weil sie oft und eher beiläufig vorkommen, in der Gefahr sind, als Höflichkeitsrituale missverstanden zu werden. Der Auftritt des Chefarztes kurz vor der Operation, der beruhigend gemeinte Satz ,Keine Angst, das machen wir schon!' gehören zum normalen, fast schon automatisierten Repertoire vertrauensheischender Gesten in der modernen Medizin. Doch können diese Routinen eine spezifische moralische Bedeutung annehmen, wenn sie mit Leben gefüllt sind, wie die persönlich gemeinte geringfügige Abweichung von der routinierten Geste, der intensive Blickkontakt oder der etwas länger als normal dauernde Händedruck. Notwendig ist, dass die an dieser Vertrauenspraxis beteiligten Personen den Wert der Gesten kennen und dem Vertrauenden dieses Wissen vermitteln. Patienten, die Ärzte vertrauenswürdig finden, begründen dies oft mit solchen kleinen, als individuell erlebten, nur sie betreffenden Gesten. Die Praxis des Vertrauens ist nicht nur offen für solche Besonderheiten, sie fordert diese geradezu, um den personalen Charakter der Vertrauensbeziehung deutlich werden zu lassen.

Typisch für die Medizin ist, dass dieses personale Vertrauen in wohl eingeübten, von allen Beteiligten verstandenen und normalerweise auch beherrschten Vertrauenspraxen institutionalisiert ist.[13] Enttäuschen Ärzte Vertrauen bewusst oder fahrlässig, müssen sie deshalb nicht nur mit der moralischen Missbilligung jener Person rechnen, deren Vertrauen sie hintergangen haben; ein solches Verhalten wird auch von allen anderen Teilnehmern der sozialen Praxis missbilligt. Jeder einzelne Akt des Vertrauensbruchs „greift die Praxis an, die für das Zustandekommen des Vertrauens maßgeblich ist" (Hartmann 2011, 218). Das in Vertrauenspraxen akkumulierte moralische Kapital zu verspielen schadet letztlich nicht nur dem eigenen Ruf, sondern dem der Medizin schlechthin. Gleiches gilt selbstverständlich für die Beziehungen von Patienten zu den anderen Mitgliedern des medizinischen Teams, die ohnehin oft viel weniger verrechtlicht sind, selten nach den Standards des *informed consent* ablaufen und in denen die Fürsorge für Patienten im Vordergrund steht.

Die für die Medizin so charakteristischen Fürsorgebeziehungen können somit aus der Perspektive des Empfängers von Sorge moralisch konzipiert werden. Fürsorge soll auf Vertrauen antworten und Vertrauen verdienen. Aus dieser Perspektive kann die umsorgte Person als moralischer Akteur verstanden werden, auch wenn sie keine autonomen Entscheidungen trifft. Somit kann man mit Hilfe eines auf Vertrauen basierenden Ansatzes eine

---

[13] Für einen Überblick zur Bedeutung von Vertrauen für die Praxis der Medizin aus sozialempirischer Sicht s. Calnan/Rowe 2008.

wesentliche Ergänzung der Care-Ethik vornehmen. Care-Ethiker haben zu Recht herausgestellt, dass menschliche Nahbeziehungen zumeist nicht durch Rechte, sondern durch wechselseitige Sorge und Verantwortung gekennzeichnet sind (Friedman 1987). Dies gilt auch für weite Bereiche der Arzt-Patient-Beziehung. Doch aus der Perspektive der Care-Ethik bleibt die umsorgte Person passiv und auf die richtigen Entscheidungen, das richtige Verantwortungsgefühl des Sorgenden angewiesen. Manche haben Care-Ethikern deshalb vorgeworfen, sie verträten eine Art Sklavenmoral (vgl. Held 2006). Ohne die moralische Perspektive der umsorgten Person ist die Care-Ethik tatsächlich unvollständig und läuft Gefahr, paternalistische Verhältnisse aufrecht zu erhalten. Erst wenn Fürsorge darauf ausgerichtet ist, Vertrauen zu verdienen und Vertrauen zu bewahren, wird aus dem Objekt von Fürsorge ein auf die Art und Weise der Fürsorge unmittelbar Einfluss nehmender moralischer Akteur.

Eine vertrauensbasierte Ethik ist aber keinesfalls auf Abhängigkeitsbeziehungen beschränkt. Vertrauen durchzieht sämtliche komplexen sozialen Interaktionen, in denen wesentliche moralische Güter auf dem Spiel stehen. Dabei gilt die allgemeine Regel: Je mehr eine soziale Rolle moralisch aufgeladen ist, desto eher liegen ihr institutionalisierte Vertrauenspraxen zugrunde. Solche Praxen entsprechen keinen konkreten und präzisen Verhaltensanweisungen (wie etwa bei Kochrezepten), sondern erlauben einen Entscheidungsspielraum, um komplexe, schlecht objektivierbare Güter, beispielsweise Gesundheit, zu realisieren. Sie haben „die Tendenz, einen Raum von Gründen zu erschließen, der dann unter Zuhilfenahme individueller Urteilskraft durchschritten werden muss" (Hartmann 2011, 239). Zu Vertrauen gehört also eine allgemeine Unbestimmtheit, wie der Vertraute das Ziel realisieren kann. „Die Praxis legt als solche nicht eindeutig fest, wann ein solcher Fall eintritt, was auch impliziert, das es hier nicht einfach einen unparteiischen Schiedsrichter geben kann, der diese Frage durch Verweis auf ein Regelwerk eindeutig klärt" (ebd.). Das macht Vertrauen zu einem idealen Konzept für viele medizinische Situationen. Es erfordert allerdings auch, sinnvolle Vertrauenspraxen in der sich stetig wandelnden Medizin immer wieder neu auszuhandeln. Der *informed consent* – richtig eingesetzt – kann als eine solche neue Vertrauenspraxis verstanden werden.[14] So gesehen werden mit Hilfe des Konzepts der Selbstbestimmung des Patienten Vertrauensbeziehungen in vielen Bereichen nicht ersetzt, sondern nur neu interpretiert. Die Bindungskraft des Vertrauens entsteht durch die soziale Natur der Praxis: Wer ein solches Vertrauen enttäuscht, zieht nicht nur persönlich Missbilligung auf sich, er erschüttert auch die Praxis schlechthin und beschädigt die sich darin äußernde institutionalisierte Rolle. Damit steht einem Patienten, der sich in einer Vertrauenspraxis verortet, ein durchaus machtvolles moralisches Instrument zur Verfügung. Seine Kritik an einer vertrauensunwürdigen Person trifft immer auch alle anderen, die für die Gültigkeit der Praxis professionell einstehen.

Dies erlaubt es, den von Patienten des Öfteren bevorzugten Verzicht auf Ausübung von Autonomie neu zu verstehen. Ein Patient, der es vorzieht, einer ärztlichen Entscheidung zu vertrauen, anstatt selbst aus verschiedenen Optionen auszuwählen, trifft keine naive Entscheidung und begibt sich auch nicht in einen moralfernen Bereich. Er beruft sich damit vielmehr auf eingeübte soziale Praxen, die ihm eine realistische Erwartung auf ein entsprechendes, vertrauenswürdiges Verhalten des Arztes erlauben. Dies gilt auch, wenn selbstbestimmte Entscheidungen an Familienmitglieder delegiert werden. Damit können z.B. bestimmte, überanspruchsvolle Seiten des Autonomie-Konzepts umgangen werden (Steinfath/Pindur 2013). So wird es z.B. plausibel, warum manche Menschen zu Lebzeiten der Entscheidung über eine Organspende nach dem Hirntod aus dem Weg gehen. Die Beteiligung der Familie – die im intensivmedizinischen Alltag bekanntermaßen oft über das hinausgeht, was reine Stellvertretung beinhaltet – kann dazu beitragen, das Vertrauen in die Praxis der Organtransplantation gerade deshalb zu erhöhen, weil den anwesenden nahestehenden Personen gezielt eine direkte Einflussnahme auf das Geschehen eingeräumt wird.[15]

---

[14] Vgl. die Beiträge von Steinfath und Duttge et al. in diesem Band.
[15] Zur Rolle der Familie als eines von Vertrauen geprägten Kollektivakteurs s. den Beitrag von Beier et al. in diesem Band. Vgl. auch Wöhlke/Motakef 2013.

2.5 Vertrauen und nicht-autonome Personen

Vertrauen als moralisches Konzept ist in der Lage, Schwächen des Autonomiekonzepts auszugleichen, ohne dessen allgemeine Bedeutung in Frage zu stellen. So wichtig das Konzept der Selbstbestimmung in der Medizin auch ist, in der Form des liberalen Standardmodells läuft es Gefahr, prinzipiell selbstbestimmungsfähige Personen zu überfordern und alle nichtselbstbestimmungsfähigen Menschen als Personen zweiter Klasse zu behandeln. Besonders problematisch ist das Risiko der Bevormundung, das allen stellvertretenden Entscheidungen innewohnt. Dies zeigt sich nicht nur an den kritischen Seiten der rechtlichen Betreuung von Erwachsenen, insbesondere solchen, die selbst noch zu zwischenmenschlicher Kommunikation fähig sind, sondern auch im Umgang mit dem Willen von noch nicht selbstbestimmungsfähigen Minderjährigen. Beide Gruppen sind dem Risiko ausgesetzt, gegen ihren Willen zu ihrem vermeintlich Besten bevormundet zu werden. Um dieses Problem zu lösen, versuchen einige Medizinethiker und Juristen, den sogenannten ‚natürlichen Willen‘ der betroffenen Person als Surrogatparameter zu etablieren. Damit geraten sie jedoch in Gefahr, entweder neue, ebenso schwerwiegende moralische Konflikte zu erzeugen oder tautologisch zu argumentieren (Jox 2013). Wer ein um sich schlagendes Kind nicht zur rettenden Blinddarmoperation zwingt, begeht einen moralischen Fehler. Wer das Überleben eines schwerstbehinderten Säuglings als Ausdruck seines natürlichen Willens zu überleben wertet, argumentiert im Zirkelschluss.[16] Das Prinzip der Selbstbestimmung auf den ‚natürlichen Willen‘ auszudehnen, muss fehlschlagen.

Doch damit sind nicht alle Möglichkeiten des moralischen *Empowerments* selbstbestimmungsunfähiger Personen erschöpft. Das Konzept des Vertrauens macht es möglich, Personen als moralische Akteure zu berücksichtigen, die noch direkten und persönlichen Einfluss auf das Geschehen nehmen und die Umstehenden zu einer ihnen förderlichen moralischen Umgangsweise

---

[16] Jox 2013. Das Konzept des ‚natürlichen Willens‘ ist noch am ehesten plausibel im Bereich der akuten psychischen Erkrankungen, wenn man von einer gewissen Identität des natürlichen und des unter anderen Umständen autonomen Willens ausgehen kann und die Person voraussichtlich nach einer Zeit der Krankheit wieder autonom sein wird. Allerdings ist auch diese Situation nicht ohne Dilemmata (vgl. Odysseus-Dilemma).

verpflichten können, ohne dass sie im engeren Sinne Selbstbestimmungsfähigkeit aufweisen. Maßnahmen bei Kindern müssen dann beispielsweise so durchgeführt werden, dass sie auf längere Sicht das Vertrauen des Kindes in Ärzte, Pflegende und auch die Eltern zu erhalten in der Lage sind. Dies schließt ein rücksichtsloses Hinwegsetzen über den Kindeswillen aus, nicht aber die schonungsvolle Durchführung von Maßnahmen, die nach Ansicht der Erwachsenen im Interesse des Kindes sind. Bei einem um sich schlagenden, verängstigten Kind, das dringend eine Operation benötigt, würde man zum Beispiel zunächst versuchen, das Kind zu beruhigen und sein Vertrauen zu gewinnen. Maßstab ist nicht, was das Kind qua seines ‚natürlichen Willens' autorisiert haben könnte, sondern ob sich das Kind als Person mit individuellen Wünschen und Bedürfnissen respektiert fühlt. Soll das Kind als vertrauensbedürftiger Mensch ernst genommen werden, muss man ihm also auf Augenhöhe und innerhalb seiner Welt begegnen. Ein solcher respektvoller Umgang mit noch nicht selbstbestimmungsfähigen Minderjährigen ist auch deshalb moralisch gefordert, weil er Selbstvertrauen fördert und damit langfristig die Ausbildung von personaler Autonomie ermöglicht.

Eine auf Vertrauen abzielende Interaktion kann bei Erwachsenen mit Einschränkung der Selbstbestimmungsfähigkeit, aber noch erhaltener Fähigkeit zu personaler Interaktion ebenso angezeigt sein. Auch in diesen Situationen geht es darum, nicht autonomen Personen in der Interaktion von Person zu Person moralischen Respekt entgegenzubringen. Neue pflegerische und sozialpädagogische Ansätze bei der Behandlung von Personen mit Demenzerkrankungen sind beispielsweise darum bemüht, das Vertrauen der Erkrankten in eine ihnen mehr und mehr fremd werdende Umwelt zu erhalten. Auf diese Art und Weise kann es gelingen, Entscheidungen unmittelbar an der Person der Betroffenen und deren moralischen Bedürfnissen auszurichten. Pflegekräfte können somit besser einschätzen, auf welche Äußerung des ‚natürlichen Willens' der betroffenen Person sie wie zu antworten haben. Das Recht auf stellvertretende Entscheidung wird damit selbstverständlich nicht aufgehoben. Die stellvertretende Entscheidung muss jedoch ebenfalls die Interessen der betroffenen Person an solchen vertrauensvollen Beziehungen berücksichtigen.

2.6 Paternalismus

Stellt man die vertrauende Person in den Mittelpunkt, gelangt man somit zu einem besseren Verständnis dessen, was in der Medizin als moralisch zulässiger Paternalismus gelten kann.[17] „Paternalistisches Handeln", so Bettina Schöne-Seifert, „durchkreuzt oder unterbindet absichtlich die Wünsche, Entscheidungen oder Handlungen eines anderen – und zwar zu dessen (vermeintlichem) Wohl" (Schöne-Seifert 2009, 107). Als starken – im Gegensatz zu schwachem – Paternalismus bezeichnet man solche Handlungen, die eine autonome Person betreffen. Schwacher Paternalismus, der jemandes nicht autonome Wünsche oder Handlungen durchkreuzt, gilt in der Regel als weniger problematisch. Will man Paternalismus rechtfertigen, läuft dies üblicherweise darauf hinaus, das Wohlergehen gegen die Autonomie-Interessen oder die Wünsche einer Person abzuwägen, was in vielerlei Hinsicht problematisch ist (Beauchamp/Childress 2009, 212-227). Während starker Paternalismus in der Medizin im liberalistischen Standardmodell zumeist als nicht rechtfertigbar gilt, wird schwacher Paternalismus als unter bestimmten Bedingungen vertretbar eingeschätzt.[18] Paternalistische Handlungen gegenüber Kindern – so Christoph Schickhardt – seien beispielsweise zu rechtfertigen, wenn das Schadensrisiko für das Kind andernfalls hoch ist, bessere Handlungsalternativen nicht zur Verfügung stehen und der nötige Zwang minimiert wird (vgl. Schickhardt 2012, 212). Wenngleich diese Einschränkungen nicht falsch sind, sind sie doch nicht in der Lage, die Perspektive der von diesem Handeln betroffenen Person ausreichend abzubilden. Auch nichtautonome Personen können ein tiefgreifendes Interesse daran haben, sich als moralische Akteure in paternalistische Beziehungen einzubringen und die Art und Weise paternalistischen Handelns, ihre Ziele und Maßnahmen mit zu bestimmen. Ein weiteres Argument gegen das liberale Standardmodell ist, dass auch autonome Personen ein Interesse daran haben können, durch pa-

---

[17] Das Phänomen des Staatspaternalismus wird hier nicht behandelt, wenngleich solche Weiterungen des vorgestellten vertrauensbasierten Ansatzes nicht ausgeschlossen sind.

[18] Beauchamp und Childress (2009), die Bedingungen für die Rechtfertigung von starken Paternalismus zu entwickeln versuchen, unterscheiden dazu zwischen einfacher Autonomie und *„vital autonomy"* (ebd., 220). Wenn *„vital autonomy interests"* betroffen seien, verbiete sich ein starker Paternalismus. Dies kann allerdings aus konzeptuellen Gründen nicht überzeugen, liegt doch der Unterscheidung selbst, sofern sie vom Arzt getroffen wird, wiederum ein paternalistischer Akt zugrunde.

ternalistische Entscheidungen entlastet zu werden, und zwar ohne dass sie ihren Arzt jeweils direkt dazu auffordern und autorisieren müssen. Allerdings ist offensichtlich, dass ein solcher Eingriff in die Freiheitsrechte einer Person einer besonderen Rechtfertigung bedarf.

Dazu eignet sich das Konzept des Vertrauens. Man kann den Kreis zulässiger paternalistischer Handlungen über die oben genannten Bedingungen hinaus auf solche begrenzen, die in der Lage sind, das Vertrauen der bevormundeten Person zu wecken und – auf längere Sicht – auch dann zu erhalten, wenn diese über das Wesen der Handlung Kenntnis erlangen würde.[19] Aus dem Spektrum möglicher paternalistischer Handlungen müssen dann solche ausgewählt werden, die aus Sicht der Betroffenen vertrauensfördernd sind. Ein solcher Ansatz lässt sich auf selbstbestimmungsfähige wie auf selbstbestimmungsunfähige Personen anwenden.

Vertrauensbasierter Paternalismus beinhaltet zwar immer eine riskante Prognose über das Verhalten eines Menschen, der allenfalls im Nachhinein etwas über die Motive der paternalistisch handelnden Person erfahren wird. Eine solche prinzipiell riskante Verhaltensweise kann jedoch über die Berufung auf geteilte Normen gerechtfertigt werden. Dies gelingt am glaubwürdigsten, wenn auf bekannte und etablierte Vertrauenspraxen zurückgegriffen werden kann. Das Verhalten muss sich schlüssig aus dem Werteverständnis und den sozialen Praxen der beteiligten Personen ergeben. Deshalb ist es sinnvoll, Martin Hartmann folgend, soziale Praxen in den Mittelpunkt zu rücken, weil so deutlich wird, dass Vertrauen auf stabilen, auf längere Dauer ausgerichteten Verhaltenserwartungen beruht. Angemessenes Vertrauen setzt voraus, dass der Betroffene über die Motive und Absichten der paternalistisch handelnden Person prinzipiell informiert sein könnte, ohne damit die Grundlagen des Vertrauens zu zerstören. Gemeint sind also nicht betrügerische Versuche, sich in das Vertrauen einer Person einzuschleichen, um sie dann unter dem Deckmantel eines wohlwollenden Paternalismus auszunutzen.

---

[19] Joseph Raz argumentiert, Paternalismus könne u.U. gerechtfertigt werden, wenn diejenigen, auf die paternalistischer Zwang ausgeübt wird, dem Paternalisten vertrauen (Raz 1996). Dagegen hält Hartmann zu Recht, dass Zwang und Vertrauen einander ausschließen (Hartmann 2011, 249-252). Hier wird ein anderer Weg beschritten. Paternalistische Handlungen müssen demzufolge so beschaffen sein, dass sie zukünftiges Vertrauen erzeugen oder erhalten können.

Dabei ist stets zu prüfen, ob andere moralische Normen – insbesondere das Selbstbestimmungsrecht – nicht gewichtiger sind. Einer selbstbestimmungsfähigen Person wird man in der Regel schon allein deshalb selbstbestimmte Entscheidungen nicht vorenthalten, weil diese ganz wesentlich zur Entstehung eines vertrauensvollen Verhältnisses beitragen.[20] Dies gilt insbesondere dann, wenn geteilte Normen nicht mehr als selbstverständlich vorausgesetzt werden können, wie es für einige Situationen in der Medizin mittlerweile nicht unüblich geworden ist. Je häufiger ein Patient es tatsächlich, wie es in einer bekannten Formulierung von David Rothman heißt, mit *„strangers at the bedside"* (Rothman 1991) zu tun hat, desto seltener wird er selbstverständlich geteilte Vertrauenspraxen erwarten können. Solange jedoch eine gewisse soziale Vertrautheit besteht, können sich Momente der Selbstbestimmung mit Phasen, in denen Vertrauenspraxen die Oberhand haben, abwechseln. Beispielsweise wird ein Arzt einem Patienten am Anfang einer Diagnostik vorschlagen: ‚Wenn Sie einverstanden sind, mache ich zunächst einmal eine Reihe von Untersuchungen, und dann sprechen wir über das Ergebnis.' Dies tut er unter Umständen, weil er weiß, dass einige der notwendigen Untersuchungen zur Abklärung schwerwiegender Krankheitsbilder dienen, der Patient aber nicht unnötig beunruhigt und deshalb über solche Verdachtsdiagnosen erst informiert werden soll, wenn diese sich als richtig herausgestellt haben. Denn schon allein zu wissen, dass eine Information zunächst vorenthalten wird, weil sie beunruhigen könnte, würde genau den Effekt erzielen, der vermieden werden soll. Diese Vertrauenspraxis stützt sich auf das gemeinsame Interesse von Arzt und Patient am Wohlergehen des Patienten. Die Rechtfertigung solcher stark-paternalistischer Akte erweist sich aber letztlich nur im Fortgang der Ereignisse, wenn die Beziehung zwischen Arzt und Patient in Kenntnis dessen, was geschehen ist, tatsächlich keinen Schaden nimmt oder sich – im Gegenteil – sogar vertieft, weil der Patient diese Art der Rücksichtnahme wertschätzt und die Motive gutheißt. Ein erfahrener Arzt, der viele solcher Situationen erlebt hat, wird mehr und

---

[20] Vgl. den Beitrag von Steinfath in diesem Band. Dies spricht nach Bettina Schöne-Seifert grundsätzlich gegen jede Form von starkem Paternalismus (Schöne-Seifert 2009, 112f.). Doch wenn Vertrauen ausschlaggebend ist, kann ein starker Paternalismus, der Vertrauen befördert, auch in anderen Konstellationen gerechtfertigt sein.

mehr Anhaltspunkte dafür gewinnen, welcher Person er welches Ausmaß von Paternalismus zumuten kann, und sich eher zutrauen, mit einer solchen Entscheidung richtig zu liegen.

Begründet man gerechtfertigten starken oder schwachen Paternalismus über Vertrauen, erhält die paternalistisch umsorgte Person direkten Einfluss auf die moralische Bewertung der Intervention, sie ist also nicht ausschließlich Objekt der Entscheidungen anderer, seien diese auch noch so wohlmeinend. Damit bietet sich ein Ausweg aus dem klassischen Dilemma der Abwägung zwischen Autonomie und Wohlergehen der betroffenen Person. Die Betroffenen können die Intervention aus ihrer ganz persönlichen Perspektive bewerten und damit zur Stabilität von Vertrauenspraxen beitragen oder – umgekehrt – ungerechtfertigten Paternalismus direkt oder indirekt kritisieren. Dies gilt ebenso für nicht autonome Personen, sofern eine personenbezogene Kommunikation mit ihnen möglich ist, beispielsweise für Menschen mit mittelgradiger Demenz oder für kleine Kinder. Auch hier dient Vertrauen als Kriterium für jene paternalistischen Interventionen – sei es von Angehörigen, Ärzten oder Pflegekräften –, die gerechtfertigt werden können, da sie die Person des Betroffenen respektieren und ihre Reaktionen in die Bewertung einbeziehen. Ein gerechtfertigter Paternalismus muss sich als solcher immer erst über die Zeit erweisen, indem er zeigen kann, dass er in der Lage ist, bei den Betroffenen Vertrauen zu erzeugen und zu erhalten, anstatt es zu zerstören.[21]

Gerade bei Kindern wird deutlich, wie sehr es sich bei Vertrauen um eine langfristige Investition handelt und wie gravierend der moralische Schaden sein kann, wenn sich nach Jahren vertrauensvoller Beziehung die Grundlagen dieses Verhältnisses als falsch, als beispielsweise von den Erwachsenen gezielt manipuliert herausstellen, wie das z.B. bei verschwiegenen Vaterschaftsverhältnissen der Fall sein kann. Die Macht des Vertrauenden liegt dann nicht nur darin, seine vertrauensvolle Haltung aufzugeben und in Zukunft misstrauisch zu sein, sondern soziale Praxen schlechthin in Frage zu

---

[21] So würde es also – um ein aus der Literatur bekanntes Beispiel zu zitieren – von Bedeutung sein, wie die depressive Ehefrau, deren Ehemann die Schlafmittelpackung versteckt hat, um den möglichen Suizid seiner Frau zu verhindern, das Verhalten ihres Mannes im Nachhinein beurteilt. Das Konzept des vertrauensbasierten Paternalismus setzt also voraus, dass der Ehemann sein Verhalten unter diesem besonderen Gesichtspunkt einer längerfristigen, von Vertrauen geprägten Beziehung prüft.

stellen und deren vermeintlich moralische Rechtfertigung als korrumpiert bloßzustellen.

2.7 Vulnerabilität

Das hier vorgestellte Verständnis von angemessenem, weil vertrauensbasiertem Paternalismus hilft auch, jene Gruppen von Personen näher zu bestimmen, die auf ein höheres Maß an paternalistischem Schutz angewiesen sind und deshalb in der Bioethik als besonders vulnerabel gelten. Vulnerabilität ist ein wichtiges Konzept, mit dem bestimmte Gruppen von Patienten oder, wenn von medizinischer Forschung die Rede ist, Probanden unter besonderen Schutz gestellt werden. Üblicherweise zählt man dazu Minderjährige, schwangere Frauen, manchmal auch die Gruppe der Frauen schlechthin, ganz generell nicht Einwilligungsfähige, aber auch Gefangene, benachteiligte Minderheiten etc. Dieser Aufzählung recht heterogener sozialer Gruppen ist schon zu entnehmen, dass es als schwierig angesehen wird, ein einheitliches Kriterium von Vulnerabilität zu identifizieren. Manche Zuordnungen scheinen weit über das Ziel hinaus zu schießen und Gefahr zu laufen, indirekt selbst diskriminierend zu wirken. Warum sollten beispielsweise schwangere Frauen oder gar Frauen schlechthin als vulnerabel gelten? Impliziert diese Perspektive der Differenz nicht eine massive Bevormundung von Frauen als Frauen? Oft scheint das Vorliegen von Vulnerabilität von sehr variablen Kontextbedingungen abhängig zu sein, wie bei den diskriminierten Minderheiten. Nicht Einwilligungsfähige gelten als vulnerabel, Einwilligungsfähige aber unter Umständen ebenso. Die bisher unternommenen Versuche, Vulnerabilität zu definieren, sind allesamt unbefriedigend.[22] Als Nutznießer des komplexen wissenschaftlich-technologischen Systems Medizin scheinen wir ohnehin alle mehr oder weniger schutzbedürftig zu sein.

Auch hier ermöglicht das Konzept des Vertrauens ein neues, besseres Verständnis von Vulnerabilität. Mit Hilfe von Vertrauen kann man jene Personen in den Blick nehmen, die für die Realisierung eines persönlichen Guts

---

[22] Ein bekannter Versuch stammt von Samia Hurst (2008). Sie versteht unter Vulnerabilität eine *„increased likelihood of additional or greater wrong"* (ebd., 195). Sie bestimmt aber nicht näher, was im Vergleich dazu das ‚normale Maß' von Unrecht sei. Für einen Überblick über das Konzept der Vulnerabilität s. Mackenzie 2014 und Rogers 2014.

auf die Hilfe anderer angewiesen und damit in besonderem Maße dem Risiko ausgesetzt sind, um ihre Rechte gebracht, betrogen oder hintergangen zu werden. Eine einigermaßen unabhängige und selbstbestimmte Person wird die meisten von ihr geschätzten Güter wie Bildung, Unabhängigkeit, Zufriedenheit, Freundschaft etc. weitgehend eigenständig und ohne Hilfe anderer anstreben können. Bei Gesundheit hingegen sind wir schon in vielen Fällen auf die Hilfe des Medizinsystems angewiesen und müssen den darin wirkenden professionellen Kräften vertrauen, weshalb sich erklärt, dass man alle Patienten als in einem gewissen Maße vulnerabel ansehen kann. Dieses Ausmaß nimmt deutlich zu, wenn Menschen für die einfachsten Verrichtungen der Hilfe anderer bedürfen, wenn sie nötige Maßnahmen nicht verstehen, beurteilen oder kontrollieren können oder wenn ihnen generell als Person weniger moralischer Respekt entgegen gebracht wird. Ein kleines Kind, ein kranker Migrant ohne Aufenthaltserlaubnis oder ein forensischer Patient sind für die Verfolgung auch der einfachsten persönlichen Güter in hohem Maße auf die sie umgebenden Personen angewiesen, weil es ihnen selbst verwehrt oder praktisch unmöglich ist, sich für die eigenen Rechte einzusetzen.

Vulnerabilität entsteht, wenn eine Person das Recht auf Verfolgung eines persönlichen Guts hat, z.B. auf Gesundheit, dies aber nur in substantieller Abhängigkeit von anderen Personen tun kann. Vulnerabilität kann dabei bestimmt werden als das Ausmaß des Vertrauens, das eine Person in eine andere Person oder in eine Institution setzen muss, weil sie nur so ein persönliches moralisches Gut realisieren kann. Unter solchen persönlichen moralischen Gütern verstehe ich z.B. Gesundheit oder Wohlergehen, Freiheit von Leid, körperliche oder geistige Selbständigkeit sowie im Falle des Probanden, der an einem Forschungsprojekt teilnimmt, den allgemeinen Erkenntnisfortschritt, an dem – neben der Allgemeinheit – auch der Proband selbst ein moralisches Interesse haben kann. Je mehr eine Person existentiell auf Vertrauensbeziehungen angewiesen ist, um solche Güter zu erlangen, z.B. um gesund zu werden oder über eine gewisse körperliche Selbständigkeit zu verfügen, desto eher ist sie anfällig dafür, geschädigt und hintergangen zu werden. Dies zeigt uns, warum auch prinzipiell selbstbestimmungsfähige Personen im Kontext der Medizin vulnerabel sein können, wenn die Komplexität der Situation nicht ohne Vertrauen zu bewältigen ist, z.B. wenn ein bewusstseinsklarer Patient mit Querschnittslähmung es akzeptieren muss, in hohem Maße von lebenserhaltenden Geräten und pflegerischer Zuwendung abhängig zu sein.

Wenn man Vulnerabilität versteht als Grad der Abhängigkeit einer Person in Bezug auf die von ihr erstrebten moralischen Güter von vertrauensbasierten, protektiven Beziehungen, werden zugleich Mittel zur Bewältigung der Situation aufgezeigt. Vulnerabilität erfordert (institutionalisierte) soziale Praxen, die Vertrauen ermöglichen und stabilisieren. Im Umkehrschluss kann man die professionellen Rollen und die Einrichtungen der Medizin als jene Institutionen verstehen, die Vulnerabilität kalkulierbarer machen, weil sie bestimmte Vertrauenspraxen kultivieren und damit gleichförmige Vertrauenserwartungen rechtfertigen. Damit erhalten wir Maßstab und Ziel für die angemessene Entwicklung protektiver Maßnahmen. Jemanden als vulnerabel zu behandeln impliziert ein gewisses Ausmaß protektiver paternalistischer Maßnahmen, z.b. die Regel, schwangere Frauen unter bestimmten Umständen von Forschungsvorhaben auszuschließen. Damit diese nicht selbst wiederum diskriminierend wirken[23], müssen sich solche Maßnahmen auf die in der Vertrauenspraxis kondensierten Werte und die damit verfolgten moralischen Güter beziehen. Dies ermöglicht es, notwendige protektive Maßnahmen von solchen, die über ihr Ziel hinausschießen, besser zu unterscheiden, ein Problem, das immer wieder auftritt, wenn – wie bisher zumeist – Vulnerabilität pauschal auf die Zugehörigkeit zu einer bestimmten Gruppe von Personen oder auf die zu erwartenden Risiken bezogen wurde.

2.8 Institutionalisierte Vertrauenspraxen

Vertrauen als moralisches Konzept zu berücksichtigen hat schließlich auch den Vorteil, institutionalisierte soziale Praxen auf ihren moralischen Gehalt hin untersuchen zu können. Damit kann der Ethik ein wichtiger Bereich erschlossen werden, der bisher entweder durch die Fokussierung auf das

---

[23] Ein prinzipieller Ausschluss schwangerer Frauen von Forschung bedeutet, dass für schwangere Frauen, die krank werden, keine effektiven, getesteten Mittel zu Verfügung stehen. Vgl. dazu Wild 2012.

Individuum verstellt oder als außermoralisch begriffen wurde. Mit Hilfe von Vertrauen können soziale Gruppen, gesellschaftliche Konventionen oder professionelle Rollen in die ethische Analyse einbezogen werden, ohne dabei das Individuum als moralischen Akteur außer Acht zu lassen.[24] Vertrauen erlaubt es somit, das Individuum als soziale Person eingehender zu reflektieren.

Viele Abläufe der modernen Medizin beruhen auf institutionalisierten Vertrauenspraxen, in denen sich jene Normen manifestieren, die von Patienten auf der einen und Ärzten, Pflegekräften sowie Wissenschaftlern auf der anderen Seite geteilt werden. Allerdings ist es notwendig, sich darüber fortlaufend zu vergewissern, da sich Gesellschaft und Medizin ständig weiter entwickeln. Eine Zerrüttung des Vertrauensverhältnisses ergab sich beispielsweise in den siebziger und achtziger Jahren des 20. Jahrhunderts, als in Folge des rasanten technischen Fortschritt die Auffassungen von Patienten und Ärzten von dem, was unter einer erfolgreichen Behandlung zu verstehen war, weit auseinander klafften. Was unter Fürsorge und Zuverlässigkeit in der Praxis zu verstehen war, musste neu verhandelt werden, denn während Patienten darauf vertrauten, dass Ärzte ihnen kein unnötiges Leid zufügen würden, suchten Ärzte ihre Vertrauenswürdigkeit unter Beweis zu stellen, indem sie die neuen lebensverlängernden Techniken möglichst effektiv einsetzten und zuverlässig bedienten. Über diese unterschiedlichen Auffassungen von vertrauenswürdigem Verhalten, die unter dem polemischen Schlagwort von der ‚Gerätemedizin' auch in der Medizinethik verhandelt wurden, mussten sich beide Parteien neu verständigen. Heute hingegen ist gelegentlich unklar, ob Ärzte medizinische Maßnahmen zur Förderung des Wohlergehens des Patienten oder zur Sanierung der Praxis- und Krankenhausfinanzen anbieten. Auch darüber muss in Zukunft eine neue Form der Verständigung erreicht werden, soll das personale und institutionelle Vertrauen in Ärzte und die anderen Mitglieder des heilkundlichen Teams nicht tiefgreifenden Schaden erleiden.

Vertrauenspraxen zu erhalten, neu zu interpretieren oder gar neu zu schaffen ist somit wichtige Aufgabe aller jener Personen, denen die morali-

---

[24] Vgl. die Rolle von Vertrauen für die Konstitution von Kollektivakteuren, die in diesem Band im Beitrag von Beier et al. erörtert wird.

sche Verfasstheit der Medizin am Herzen liegt. Diesem Ziel kann es dienen, wenn im medizinischen Alltag für die Selbstbestimmung des Patienten soziale Räume und verbindliche Verfahren geschaffen werden. Doch sollte deutlich geworden sein, dass dies weder der einzige, noch der stets richtige Weg ist.

Literatur

Anselm, R.: Patientenverfügungen als Kommunikationsinstrumente. In: *Ethik in der Medizin* 20 (2008), 1-10.

Baier, A. C.: The Need for More than Justice. In: *Canadian Journal of Philosophy* 13 (1987), 41-56.

Baier, A. C.: *Moral Prejudices. Essays on Ethics.* Cambridge, Mass. 1995a.

Baier, A. C.: *Trust and Its Vulnerabilities.* In: Dies.: *Moral Prejudices. Essays on Ethics,* Harvard University Press, Cambridge,Mass. 1995b, 130-151.

Beauchamp, T./Childress, J.: *Principles of biomedical ethics.* New York/Oxford 2009.

Calnan, M./Rowe, R.: *Trust Matters in Health Care.* Maidenhead 2008.

Christman, J.: *The Politics of Persons. Individual Autonomy and Socio-historical Selves.* New York 2011.

Dornes, M.: *Der kompetente Säugling.* Frankfurt 2011.

Endress, M.: *Vertrauen.* Bielefeld 2002.

Erikson, E. H.: *Childhood and Society.* Harmondsworth 1967.

Feinberg, J.: The Child's Right to an Open Future. In: W. Aiken/ H. LaFollette (Hg.): *Whose Child? Children's Rights, Parental Authority, and State Power.* Totowa/NJ 1980, 124-153.

Freyd, J. J.: Betrayal Trauma. In: G. Reyes/J. Elhai/J.Ford (Hg.): *Encyclopedia of Psychological Trauma.* New York 2008, 76.

Friedman, M.: Care and Context in Moral Reasoning. In: E. F. Kittay/ D. T. Meyers (Hg.): *Women and Moral Theory.* Totowa/NJ 1987, 190-204.

Fukuyama, F.: *Trust. The Social Virtues and the Creation of Prosperity.* New York 1996.

Giddens, A.: *Konsequenzen der Moderne.* Frankfurt a.M. 1995.

Giesinger, J.: *Autonomie und Verletzlichkeit. Der moralische Status von Kindern und die Rechtfertigung von Erziehung.* Bielefeld 2007.

Gopnik, A.: *The Philosophical Child. What Children's Mind Tell Us About Truth, Love, and the Meaning of Life.* New York 2009.

Govier, T.: *Dilemmas of Trust.* Montreal/Kingston 1998.

Hartmann, M.: *Die Praxis des Vertrauens*. Frankfurt a.M. 2011.

Held, V.: *The Ethics of Care: Personal, Political, and Global*. Oxford 2006.

Holm, S.: Autonomy. In: R. Chadwick (Hg.): *Encyclopedia of Ethics*. Amsterdam 2012, 229-236.

Hurst, S.: Vulnerability in Research and Health Care. Describing the Elephant in the Room? In: *Bioethics Q.* 22 (2008), 191-202.

Joffe, S./Manocchia, M./Weeks, J./Cleary, P.: What do patients value in their hospital care? An empirical perspective on autonomy centred bioethics. In: *J.Med.Ethics* 29 (2003), 103-108.

Johnsson, L: *Trust in Biobanks. Meaning and Moral Significance*. Uppsala 2013.

Jox, R. J.: Der 'natürliche Wille' bei Kindern und Demenzkranken. Kritik an einer Aufdehnung des Autonomiebegriffs. In: C. Wiesemann/A. Simon (Hg.): *Patientenautonomie.Theoretische Grundlagen, praktische Anwendungen*. Münster 2013, 329-339.

Köhl, H.: Vertrauen als zentraler Moralbegriff? In: M. Hartmann/C. Offe (Hg.): *Vertrauen. Die Grundlage des sozialen Zusammenhalts*. Frankfurt a.M. 2001, 114-140.

Lahno, B.: On the Emotional Character of Trust. In: *Ethical Theory and Moral Practice* 4 (2001), 171-189.

Luhmann, N.: *Vertrauen*. Stuttgart 2000 [[1]1968].

Mackenzie, C./Rogers, W./Dodd, S.: Introduction: What Is Vulnerability and Why Does It Matter for Moral Theory? In: dies. (Hg.): *Vulnerability. New Essays in Ethics and Feminist Philosophy*. Oxford 2014, 1-29.

McKinstry, B.: Do patients wish to be involved in decision making in the consultation? In: *Brit.Med.J.* 321 (2000), 867-871.

McLeod, C.: *Self-Trust and Reproductive Autonomy*. Cambridge, Mass. 2002.

McLeod, C.: Trust, In: E. N. Zalta (Hg.): *The Stanford Encyclopedia of Philosophy (Spring 2011 Edition)*. Online unter: http://plato.stanford.edu/archives/spr2011/entries/trust/.

Mills, C.: The child's right to an open future? In: *Journal of Social Philosophy*, 34 (2003): 499-599.

Möllering, G.: *Trust, reason, routine, reflexivity*. Oxford 2006.

O'Neill, O.: *Autonomy and Trust in Bioethics*. Cambridge, UK 2002.

Pellegrino, E. D.: Trust and distrust in professional ethics. In: E. D. Pellegrino/R. Veatch/J. P. Langan (Hg.): *Ethics, trust, and the professions: philosophical and cultural aspects*. Washington, DC 1991, 69-92.

Quante, M.: *Menschenwürde und personale Autonomie. Demokratische Werte im Kontext der Lebenswissenschaften*. Hamburg 2010.

Raz, J.: Liberty and Trust. In: R. P. George (Hg.): *Natural Law, Liberty, and Morality. Contemporary Essays*. Oxford 1996, 113-129.

Reemtsma, J. P.: *Vertrauen und Gewalt. Versuch über eine besondere Konstellation der Moderne.* Hamburg 2009.

Rogers, W.: Vulnerability and Bioethics. In: C. Mackenzie/W. Rogers/S. Dodd (Hg.): *Vulnerability. New Essays in Ethics and Feminist Philosophy.* Oxford 2014, 60-87.

Rothman, D. J.: *Strangers at the Bedside. A History of How Law and Bioethics Transformed Medical Decision Making.* New York 1991.

Schickhardt, C.: *Kinderethik. Der moralische Status und die Rechte der Kinder.* Münster 2012.

Schöne-Seifert, B.: Paternalismus. Zu seiner ethischen Rechtfertigung in Medizin und Psychiatrie. In: *Jahrbuch für Wissenschaft und Ethik* 14 (2009): 107-127.

Simmel, G.: *Soziologie. Untersuchungen über die Formen der Vergesellschaftung.* Frankfurt a.M. 1992 [¹1908].

Steinfath, H./Pindur A.-M.: Patientenautonomie im Spannungsfeld philosophischer Konzeptionen von Autonomie. In: C. Wiesemann/A. Simon (Hg.): *Patientenautonomie.Theoretische Grundlagen, praktische Anwendungen.* Münster 2013, 27-41.

Strawson, P. F.: Freedom and Resentment. In: ders. (Hg.): *Freedom and Resentment and Other Essays.* New York 2008 [1962], 1-28.

Sztompka, P.: *Trust. A Sociological Theory.* Cambridge 1999.

Vossenkuhl, W.: Gerechtigkeit, Paternalismus und Vertrauen. In: B. Fateh-Moghadam/S. Sellmaier/W. Vossenkuhl (Hg.): *Grenzen des Paternalismus.* Stuttgart 2010, 163-181.

Wiesemann, C.: Selbstbestimmte Patienten? - Die Nutznießer der Medizin und ihre Rechte. In: *Das Gesundheitswesen* 63 (2001): 591-596.

Wiesemann, C.: Die Autonomie des Patienten in der modernen Medizin. In: C. Wiesemann/A. Simon (Hg.): *Patientenautonomie.Theoretische Grundlagen, praktische Anwendungen.* Münster 2013, 13-26.

Wiesemann, C.: Der moralische Status des Kindes in der Medizin. In: J. S. Ach/B. Lüttenberg/M. Quante (Hg.): *wissen / leben / ethik.* Münster 2014, 155-168.

Wiesemann, C.: *Moral Equality, Bioethics and the Child.* 2015 [In Vorbereitung].

Wild, V.: How are pregnant women vulnerable research participants. In: *The International Journal of Feminist Approaches to Bioethics* 5 (2012): 82-104.

Wöhlke, S./Motakef, M.: Selbstbestimmung und die Rolle der Familie in der Lebendorganspende. In: C. Wiesemann/A. Simon (Hg.): *Patientenautonomie. Theoretische Grundlagen, praktische Anwendungen.* Münster 2013, 396-410.

Sonja Owusu Boakye / Friedemann Nauck / Bernd Alt-Epping / Gabriella Marx

3. Selbstbestimmung braucht Vertrauen – Entscheidungsfindung am Lebensende

3.1 Individualisierung von Sterben und Tod

Bereits Norbert Elias macht in seinem Aufsatz ‚Über die Einsamkeit der Sterbenden in unseren Tagen' (1983) darauf aufmerksam, dass die allmähliche Verdrängung des Todes ein Phänomen moderner hochzivilisierter Gesellschaften sei. Durch den stetig voranschreitenden medizinischen Fortschritt, die steigende Lebenserwartung und die Möglichkeiten durch Präventivmaßnahmen Krankheiten vorzubeugen, habe der Tod mit der Zeit an Bedrohlichkeit verloren. Die Vorstellung vom Tod sei häufig an ein Bild ‚friedlichen' Sterbens gebunden (ebd. 75). Eine Ursache dieser Tendenz sieht Elias im Individualisierungsbestreben moderner Gesellschaften, in dem jedes Leben „selbst ganz für sich allein ein[en] Sinn haben müsse" (ebd. 85). Die zunehmende Individualisierung führe zu einem ‚Problem der Vereinsamung der Sterbenden' oder zu einer durch sie geprägten Haltung des ‚Allein-Sterbens', wodurch das Sterben aus dem Leben weitgehend abgespalten und die Überlebenden von den Sterbenden separiert werden (ebd. 86ff.).

In der Literatur finden sich verschiedene Hinweise darauf, dass Themen wie Sterben und Tod weitgehend aus dem heutigen Leben verdrängt zu sein scheinen[1], drehen sich doch viele gesellschaftliche Diskurse um Schönheit, Gesundheit und Jugend. In der Konsequenz wird das Sterben immer mehr zu einer privaten und individuellen ‚Angelegenheit'. Debatten um die Verwirklichung individueller Bedürfnisse am Ende des Lebens[2] scheinen die Tendenz

[1] S. a. Glaser/Strauss 1995, 11; Knoblauch/Zingerle 2005, 12ff.
[2] Der Begriff ‚Lebensende' lässt sich medizinisch nur schwer eingrenzen, da Prognosen des individuellen Krankheitsverlaufes und tatsächliche Sterberate stark voneinander abweichen können. Zudem gibt es unterschiedliche Definitionen darüber, welche Zeitspanne das Lebensende umschließt. Im Folgenden wird die Definition des General Medical Councils (2010) zugrunde gelegt, wonach sich

zur Individualisierung des Sterbens zu bestätigen: Im Zusammenhang mit Themen wie der Gestaltung des Lebensendes, der Ausformulierung von Patientenverfügungen oder dem assistierten Suizid, spielen immer wieder Fragen der Autonomie, als Ausdruck individuellen Entscheidens, eine Rolle. Formulierungen wie ‚Selbstbestimmung wahren' oder ‚Autonomie von Patientinnen und Patienten fördern' sind hierbei häufig genannte Schlagworte. Diese implizieren zugleich eine Forderung nach Autonomie beziehungsweise Selbstbestimmung[3], die an Patient*innen, Ärzte*innen und Pflegekräfte herangetragen wird.

Was diese Forderungen nach Selbstbestimmung für die beteiligten Individuen, das heißt vor allem für die Patient*innen im Detail bedeutet, lässt sich in der Praxis oftmals nur schwer erkennen. Mit Blick auf den klinischen Alltag zeigt sich, dass Patient*innen mit schweren, weit fortgeschrittenen, unheilbaren Erkrankungen mit einer Vielzahl existentieller Themen und Fragestellungen konfrontiert sein können. Dazu gehören beispielsweise die Planung der medizinischen Behandlung, des weiteren Lebens und der Lebensführung, aber auch die Gestaltung des eigenen Lebensendes und Todes sowie den Ort des Versterbens. Nicht selten sind Patient*innen in solchen Situationen mit der Entscheidungsfindung überfordert. Sich selbstbestimmt zu entscheiden, scheint vor dem Hintergrund der Vulnerabilität[4], des Leids und des Kontrollverlustes in solchen Situationen zunächst als ein unüberwindbares Hindernis. Wie viel an Selbstbestimmung ist in solchen Fällen überhaupt realisierbar? Eine Forderung nach Selbstbestimmung am Lebensende wirft angesichts solcher Restriktionen die Frage auf, inwiefern Autonomie in der klinischen Praxis überhaupt umgesetzt werden kann.

Patient*innen am Lebensende befinden, wenn ihr Versterben innerhalb der nächsten 12 Monate wahrscheinlich ist. Diese Zeitspanne bezieht sich auch auf Patient*innen, bei denen ein Einritt des Todes binnen einiger Stunden oder Tage imminent ist (ebd. 8).

[3] In der Medizin werden die Begriffe Autonomie und Selbstbestimmung häufig synonym verwendet. Im Folgenden soll aber von einem differenzierten Verständnis von Autonomie und Selbstbestimmung ausgegangen werden: Während wir Autonomie als ein Sortiment an Wahl- und Handlungsmöglichkeiten verstehen, bezieht sich Selbstbestimmung auf die Wahrnehmung, also die handlungspraktische Umsetzung, dieser Möglichkeiten.

[4] Zur näheren Bestimmung des Begriffs ‚Vulnerabilität' und seinem Verhältnis zu Vertrauen(spraxen) im Sozialsystem Medizin s. a. Wiesemann (Kapitel 2) in diesem Band.

Die vermehrte Hinwendung zu Arzt-Patienten-Modellen, die eine stärkere Partizipation von Patient*innen ermöglichen und auch fordern (vor allem das Modell des ‚shared decision making‘)[5], kann zunächst als Emanzipation von starren und hierarchisch geprägten Interaktionsmustern gelten. Gleichzeitig sind mit einer Entscheidungsfindung entlang eigener Prioritäten neue kommunikative Anforderungen sowohl an Patient*innen als auch an Ärzt*innen verbunden (Charles et al. 1997; Emanuel/Emanuel 1992). Obgleich die stärkere Einbeziehung der Patientenpräferenzen in den Entscheidungsprozess zunächst als Förderung selbstbestimmten Handelns verstanden werden kann, tritt Vertrauen als wichtige Grundlage des Entscheidungsfindungsprozesses auf – vor allem, wenn es darum geht, die Wünsche und Möglichkeiten aber auch die Grenzen in einem kommunikativen Miteinander auszuhandeln. Für Patient*innen bedeutet dies, dass sie sich im Prozess der Willensbildung auf die medizinische Einschätzung der Ärzt*innen verlassen und darauf vertrauen müssen, dass die formulierten Empfehlungen aus altruistischen Motiven entstehen. Damit diese, auf Vertrauen gegründete kommunikative Basis möglich wird, ist ein genereller Vertrauensvorschuss (Möllering 2006, 105ff.) in die ärztliche Kompetenz von hoher Relevanz. Umgekehrt ist auch ein Vertrauen der Ärzt*innen in die Patient*innen insofern wichtig, als Ärzt*innen während der Zusammenarbeit den Patient*innen vertrauen müssen, um sich adäquat auf die jeweiligen Erfordernisse einstellen zu können. Dies setzt voraus, dass Patient*innen sich beispielsweise bei Problemen mit der Therapie ihren Ärzt*innen mitteilen oder sich an Bedingungen, die an bestimmte, gemeinsam ausgewählte Behandlungsverfahren geknüpft sein können, halten. Vertrauen kann somit als individuell zu erbringende Leistung und als reziproker Prozess gesehen werden. Es ermöglicht uns in Interaktion mit anderen zu treten, ohne dass dieses etwaige Vorkenntnisse erfordert (Endress 2002, 5; Giddens 1991).

Vertrauen sollte daher als eine wichtige Ressource für Selbstbestimmung in konzeptuelle Überlegungen zur Kontextualisierung von Autonomie und Selbstbestimmung am Lebensende miteinbezogen werden. Für Fragen zur

---

[5] Für weitere Informationen s. a. Emanuel/Emanuel 1992.

Konzeption von Autonomie[6] beziehungsweise Selbstbestimmung und Vertrauen in der modernen Medizin ist es notwendig auch zu untersuchen, wie diese praktisch im Klinikalltag umgesetzt werden beziehungsweise werden können. Daraus ergeben sich folgende Fragen, die in diesem Beitrag näher diskutiert werden sollen: Welche Voraussetzungen müssen für die Ausgestaltung individueller Autonomie gegeben sein? Welche Faktoren und Mechanismen sind in der Lage die Patientenselbstbestimmung zu stärken aber auch zu unterminieren? Welche Rolle kann Vertrauen spielen, wenn es darum geht, sich in Situationen existentieller Fragestellungen und Ängste nicht zu überfordern oder sich von der Entscheidungsverantwortung zu entlasten?

Im Rahmen einer empirisch-qualitativen Studie wurden Interviews mit palliativ versorgten Patient*innen geführt, das heißt mit Menschen, bei denen eine unheilbare und weit fortgeschrittene Erkrankung diagnostiziert wurde. Im Sinne des Verständnisses von ‚Palliative Care‘[7] sollten auch in unserer Untersuchung die Patient*innen in ihrer Gesamtheit als Mensch betrachtet werden, weshalb sich die Datenerhebung nicht nur auf einen bestimmten Zeitraum erstreckte, sondern in Form von biographisch-narrativen Interviews die gesamte Lebensgeschichte in die Analyse einbezogen wurde. Die Berücksichtigung der gesamten Biographie ist deshalb wichtig, weil sie nicht nur unserer Handeln (Rosenthal 2005; Schütz 1971; Rosenthal 1995), sondern letztlich auch unsere Persönlichkeit (Quante 2002) definiert. Damit ist es möglich, Menschen am Lebensende in ihrem Handeln, ihren Wünschen und individuellen Bedürfnissen zu verstehen, und auch ihre Inkonsistenzen und Ambivalenzen hinsichtlich ihrer medizinischen Versorgung einzubeziehen. Auch können mit dieser Vorgehensweise sowohl das soziale Umfeld, als auch gesellschaftliche Prozesse bei der Kenntnisgewinnung berücksichtigt werden (Rosenthal 1995, 12; Fischer-Rosenthal/ Rosenthal 1995,

---

[6] Zur Konzeption des Autonomiebegriffs aus philosophischer Sicht s. den Beitrag von Steinfath in Kapitel 1 dieses Bands; s. a. Steinfath/Pindur (2013).

[7] Nach der Definition der World Health Organization (WHO) von 2013 ist ‚Palliative Care‘ zu verstehen als „an approach that improves the quality of life of patients and their families facing the problems associated with life-threatening illness, through the prevention and relief of suffering by means of early identification and impeccable assessment and treatment of pain and other problems, physical, psychosocial and spiritual". (http://www.who.int/cancer/palliative/definition/en/, Stand 02.04.2015)

156.; Rosenthal 2005, 75; Völter et al. 2005, 7). Durch die Methode des biographisch-narrativen Interviews war es möglich, die Patient*innen ohne eine thematische Schwerpunktsetzung durch vorab formulierte Fragen offen zu befragen. Auf diese Weise ist eine Präsentation von Erlebnissen und Themen sowie deren größtmögliche Entfaltung entlang des Relevanzsystems der jeweiligen Gesprächspartner*innen möglich, und gibt Aufschluss über die jeweiligen Bedeutungszuschreibungen und Perspektiven der Befragten auf den zu untersuchenden Gegenstand (Rosenthal 2005, 137). Die transkribierten Interviews wurden mit Fokus auf die Konzeptionen von Autonomie und Selbstbestimmung sowie ihrem Verhältnis zu Vertrauen im klinischen Kontext der Behandlungsentscheidungen am Lebensende theoriegewinnend analysiert[8,9].

3.2 Subjektives Krankheitserleben als Ressource für selbstbestimmtes Handeln

Gesundheit und Krankheit[10] sind aus medizinischer Perspektive definierte Zustände, die in erster Linie den Körper mit seinen Funktionen und Mechanismen betreffen. Soziologisch betrachtet geht mit einer Krankheit jedoch nicht nur eine Minimierung der üblichen physischen Funktionsweisen und Handlungskapazitäten des eigenen Körpers einher (Fischer 1985, 561); vielmehr hat sie auch Auswirkungen auf unser Selbst und unsere Positionierung im gesellschaftlichem Leben, denn „Einschränkungen und Veränderungen des Körpers wirken sich im Alltag, in der Familie, im Freundeskreis, im Berufsleben, auf den Platz in der Gesellschaft, auf das Selbstverständnis und

---

[8] Die Interviewmethode des biographisch-narrativen Interviews ermöglicht es, einzelne soziale Phänomene im Gesamtzusammenhang des Lebensverlaufs wie auch in ihrer Genese zu erfassen (Schütze 1983). Die Interviews wurden wörtlich transkribiert und anhand der Methode der *Grounded Theory* nach Glaser und Strauss (2010) und Strauss und Corbin (2010) ausgewertet. Die Ausführungen dieses Kapitels wurden aus dem auf Grundlage des Datenmaterials entwickelten Kategoriensystem abgeleitet und mit den theoretischen Überlegungen verknüpft. Alle Patientendaten wurden pseudonymisiert.
[9] S. a. Marx/Nauck 2012.
[10] In der Medizin besteht häufig ein uneinheitliches und oftmals dichotomes Verständnis von Krankheit und Gesundheit, wobei Krankheit häufig als Abwesenheit von Gesundheit oder aufgrund spezifischer Symptome „als Abweichung von einem physiologischen Gleichgewicht oder einer Regelgröße (Norm) interpretiert" wird (Siegrist 2005, 26).

somit auf die Biographie und Identität aus" (Pfeffer 2010, 15).[11] Vor allem im Zusammenhang mit chronischen Erkrankungen[12] beeinflusst die subjektiv wahrgenommene Funktionsfähigkeit des eigenen Körpers nicht nur das Handeln im Allgemeinen, sondern auch das dem Handeln zugrunde liegende Selbstkonzept (Corbin/Strauss 1993, 47). Chronische Krankheiten bedeuten laut Fischer (1985) auch immer ein Verlorengehen von Normalität. Als Grund dafür sieht er eine Beeinträchtigung der drei Idealisierungen, die im Alltag wirksam werden. Dazu gehört erstens die Verletzung der ‚Kooperationsidealisierung'. Demnach kann der Erkrankte der Erwartung, uneingeschränkt am Alltag teilzunehmen, mit Fortschreiten der Krankheit nicht mehr gerecht werden. Zweitens finden aufgrund der Erkrankung Eingriffe am Körper statt, die zwar notwendig sind, jedoch generell eine Verletzung der ‚Idealisierung körperlicher Autonomie' bedeuten. Und drittens geschieht eine Verletzung der ‚Kontinuitätsidealisierung' in dem Sinn, dass die Zuversicht das Leben so weiter fortzuführen wie gewohnt, beschädigt ist (ebd. 563). Die Verletzung der sozialen Leiblichkeit bei einer chronischen Erkrankung wie beispielsweise Krebserkrankungen geht damit mit einer permanenten Bedrohung der Alltagswelt einher (ebd. 561ff.). Gleichzeitig befindet sich der Re-Normalisierungsanspruch der sozialen Leiblichkeit „in der paradoxen Situation, Idealisierungen wiederherstellen zu müssen, ohne den Grund ihres Verlustes aufheben zu können" (ebd. 562.). Der Leib darf somit nicht nur als biologischer Körper, sondern muss immer auch auf seine soziale Dimension hin betrachtet werden (Alheit 2002, 224; Fischer-Rosenthal 2002, 33ff.; Fischer-Rosenthal 2013, 187). Unter Berücksichtigung dieser Annahme ist es möglich, dem subjektiven Erleben und der Bedeutung jener Erfahrungen, die im Kontext medizinischer Abläufe gemacht werden, näherzukommen.

Im Kontext der Begleitung am Lebensende werden Ärzt*innen und Pflegekräfte immer wieder mit Situationen der Versorgung konfrontiert, die im besonderen Maße eines Einfühlungsvermögens und Eingehens auf die jeweiligen Patient*innen bedürfen. Nicht selten können in diesem Zusammenhang vorkommende Entscheidungssituationen zu inter- und intrapersonel-

---

[11] S. a. Müller-Mundt 2008, 37; Corbin/Strauss 1993, 15f.

[12] Vgl. WHO Definition chronischer Erkrankungen http://www.who.int/topics/chronic_diseases/en/. (Stand 02.04.2015).

len Konflikten führen und die Beteiligten (professionelle Akteure sowie Laien) an eigene moralische Grenzen stoßen lassen, wenn zum Beispiel Patient*innen die Nahrungszufuhr verweigern und dies vom Umfeld nicht akzeptiert wird. In der palliativen Praxis ist es nicht selten, dass Situationen der Trauer, des Leids und des Schmerzes von Patient*innen und ihren Angehörigen unterschiedlich erlebt und verarbeitet werden. Vorstellungen bezüglich der Versorgung können aus unterschiedlichen Gründen variieren oder sich ambivalent gestalten.[13] Die Gründe hierfür können, wie im Folgenden veranschaulicht werden soll, bei den Patient*innen selbst liegen; doch auch das enge soziale Umfeld kann einen wesentlichen Einfluss auf die Selbstbestimmung der Patient*innen nehmen.

Die Ergebnisse unserer Untersuchung zeigen, dass das *subjektive Krankheitserleben*[14], das heißt subjektive lebensgeschichtliche Erfahrungen beziehungsweise das individuelle Erleben der Erkrankung, eine zentrale Kategorie im Umgang mit einer schweren und unheilbaren Erkrankung[15] ist. Sie bestimmt das Handeln von Patient*innen und prägt sie auch in ihrer Entscheidungsfindung. Auf welche Weise eine Krankheit subjektiv erlebt und wie mit ihr intrapersonell und relational umgegangen wird, ist offenbar ausschlaggebend dafür, inwiefern Patient*innen die Möglichkeit zur Selbstbestimmung nutzen wollen oder können. Als eine zentrale Dimension des subjektiven Krankheitserlebens ist die individuelle Erfahrung im Kontext der Krankheit ausschlaggebend dafür, mit welchen positiven aber auch negativen Erfahrungen, Bedürfnissen, moralischen Werten und Vorstellungen hinsichtlich der Erkrankung die Biographie angereichert wird. Das Bild eines ‚Rucksacks‘, den jeder Mensch trägt und der im Laufe des Lebens stetig mit Erfahrungen angefüllt wird, eignet sich hier als Metapher. Um die Bedeutung der jeweiligen Biographie für die Ausübung personaler Autonomie am Lebensende verstehen zu können, kommt es darauf an, den Inhalt dieses Rucksacks, der

---

[13] Marx et al. 2014. Zur rechtlichen Auseinandersetzung der Bedeutung von Familie in medizinischen Entscheidungssituationen s. a. Lipp/Brauer in Kapitel 6 dieses Bandes.

[14] Die kursive Schreibweise zeigt die im Rahmen der Studie entwickelten Kategorien an.

[15] Bekannte Modelle des sogenannten ‚*copings*‘ oder zu deutsch mit etwas ‚umgehen‘ oder etwas ‚überwinden‘ sind beispielsweise die fünf Stufen des Sterbens und der Trauer von Kübler-Ross (1969) oder des Stressmodells von Lazarus (1974); s. a. Lazarus/Launier 1978; Lazarus/Folkman 1984.

in die Interaktion mit dem medizinischen Personal eingebracht wird, die individuellen Lebenserfahrungen, zu rekonstruieren.

Erfahrung der persönlichen Endlichkeit – Verhältnis zur eigenen Leiblichkeit

Die Diagnose einer schweren chronischen Erkrankung stellt, wie bereits erwähnt, für viele Menschen in ihrem Krankheitserleben nicht nur die Bezeichnung eines gesundheitlichen Zustandes oder eine medizinische Definition dar (Marx 2013), sondern kann die bisherige Ordnung des Lebens vollständig erschüttern, wie ein Interviewpartner deutlich macht:

> „das war natürlich für mich n Schock, jetz (wirklich) die Diagnose und es war mir auch gleich bewusst, was es für ne Auswirkung letztendlich aufn Großteil meines Lebens auch persönlich hat auch wie bei meiner Freundin, dass das für sie natürlich auch ne brutale Zeit wird [...] also man weiß eigentlich schon sehr sehr genau, was es für sein Leben bedeutet, es is ne völlige Richtungswandelung oder n Vor- für- Umstellung des Lebens is" (GR3 03, m)

Mit Diagnosestellung scheint das gewohnte Leben wie zurückgesetzt und es beginnt ein neues, anderes Leben, dessen Verlauf und mögliche Konsequenzen zum Zeitpunkt der Diagnosestellung für Patient*innen nicht immer klar zu erkennen sind. Von den durch uns befragten Studienteilnehmer*innen wird eine solche Diagnose häufig als Bruch im Lebensverlauf erlebt und zugleich als wesentlicher und dominierender Bestandteil in der eigenen Lebensführung wahrgenommen.[16] Vorherige Vorstellungen über den weiteren Lebensweg und Lebenspläne werden erschüttert. Das Gefühl der persönlichen Unversehrtheit weicht einer generellen Unsicherheit über das einwandfreie Funktionieren des eigenen Körpers. Die *Erschütterung der persönlichen Integrität* wird infolge der Diagnosestellung hierbei häufig als Schock erlebt.

> „Krebs finde ich ganz furchtbar, das ist so eine Erkrankung, da kann man sich gar nicht gegen wehren, weil man kann das nicht vorher planen und das kann jeden täglich treffen, ne [...] das immer mehrere mögliche Gründe gibt und dass man nie so richtich weiß, warum is das jetz so oder ja, man is irgendwie

---

[16] Zur Bewältigung krankheitsbedingter biographischer Brüche und chronischer Krankheit s. a. Corbin/Strauss 2004; Ziegeler/Friedrich 2002; Pfeffer 2010.

manchmal so rundum krank und weiß gar nich was is welcher Ausgangspunkt, oder so" (GR1 06, w)

Da der Krankheitsprogress zum Beispiel bei Krebserkrankungen nicht immer linear oder in einem bestimmten Tempo verläuft, sind für die Interviewpartner*innen mit dem Eintritt der Erkrankung eine *Ungewissheit* über den weiteren Verlauf und damit ausgelöste Ängste und die Unkontrollierbarkeit der Erkrankung verbunden. Diese Ungewissheit gründet sich meistens darin, dass die befragten Patient*innen nur schwer eine Ursache ihrer Erkrankung ausmachen können:

> „der liebe Gott testet mich, was kann die noch alles aushalten? [...] ich bin todtraurig darüber, richtig todtraurig dass ich diese Kacke habe, es ist ja keine Erbkrankheit, es ist irgendwie ein Gendefekt, keine Ahnung, und mein Körper zerstört sich selber, das ist irgendwie nicht lustig, ja, da kullern mir auch gleich die Tränen, ich überspiele das, den ganzen Tag, jeden Tag, Tag für Tag, Woche für Woche, Monat für Monat, Jahr für Jahr" (GR1 09, w)

Häufig stellen sich die Interviewpartner*innen die Frage nach dem Grund, nach dem ‚Warum‘ der Erkrankung. Deren Unberechenbarkeit wird als eine Art ‚Flächenbrand‘ wahrgenommen, bei dem, bei aller Notwenigkeit das Feuer zu löschen, die Lokalisation des Brandherdes unklar ist. Der eigene Körper erscheint plötzlich fremd und unkontrollierbar, die Krankheit scheint omnipräsent und den Körper zu kontrollieren. Mit dem Gefühl der *Omnipräsenz der Erkrankung* geht oft ein Verlust der Verbindung des Selbst zum eigenen Körper einher. Durch die Krankheit scheint das Verhältnis zur eigenen Leiblichkeit gestört. Aufgrund der Symptomlast und Abhängigkeit von medizinischen Hilfsmitteln kann die eigene Krankheit neben einer kognitiven Präsenz auch funktional als dominierender Bestandteil in der alltäglichen Lebensgestaltung wahrgenommen werden:

> „ich kann eigentlich so richtich gar nichts mehr machen, weil ich ganz und gaar äh mit dieser Krankheit beschäfticht bin" (GR1 06, w)

> „denk ich Gott, irgendwie jeden Tach haste irgendwas andres, den einen Tach is dir übel, den andern Tach weiss ich nich haste ((mit überschlagender Stimme)) Verstopfung, den nächsten Tach äh haste das mit den Beinen irgendwie, was mich halt tierisch auch nervt irgendwie, weil ich bin sonst halt immer jemand

gewesen, der viel rumgelaufen ist und ja, da is man jetz halt total eingeschränkt"
(GR3 05, w)

Die Krankheit wird als etwas empfunden, was die Persönlichkeit stark beeinflusst und die Handlungsfreiheit unterminiert (*Einschränkung der Handlungsfreiheit*). Diese Einschränkung steht in engem Zusammenhang mit einer
wahrgenommenen Ausgrenzung vom alltäglichen Leben, wie im Folgenden
dargestellt werden soll.

Marginalisierungserfahrungen

Mit einer inkurablen und weitfortgeschrittenen Krankheit zu leben, so zeigt
sich in unserem Sample, hat nicht nur Auswirkungen auf die Teilhabe am
Alltag (Verletzung der ‚Kooperationsidealisierung', s.o.), sondern auch auf
Zugehörigkeitskonstruktionen. Nicht selten nehmen sich die Interviewpartner*innen als ‚anders' wahr, wenn Personen des sozialen Umfelds,
beabsichtigt oder nicht, ihnen plötzlich in ungewohnter Weise begegnen.
Patient*innen ziehen daraus den Schluss, nicht mehr zugehörig zu sein zu
jenen, die gesund sind. Dies spiegelt sich auch dort wieder, wo es körperlich
mitzuhalten oder das Leben wie gewohnt fortzusetzen gilt. Auch in der
Kommunikation kann dieses Gefühl bestätigt werden, wenn beispielsweise
Themen wie Tod und Sterben mit nahestehenden Personen nicht angesprochen werden können. Die Krankheit wird zum Selektionsmerkmal, das Menschen mit einer schweren Erkrankung von den Anderen, den ‚gesunden'
Menschen trennt. Krankheit kann hierbei als ein „Leben am Rand" (GR1 06,
w) erfahren werden. Viele der befragten Patient*innen empfinden daher die
Erkrankung als ein *Stigma*[17], das zusammen mit dem Gefühl, am Alltag nicht
mehr wie gewohnt aktiv teilnehmen zu können, den persönlichen Selbstwert

---

[17] Nach Goffman (2010) hat jede Gesellschaft Mechanismen, anhand derer Menschen bezogen auf
ihre Attribute bestimmten Kategorien zugeordnet werden (ebd. 9). Das heißt, Personen werden in
der Interaktion in bestimmte Kategorien eingeteilt und nach diesen charakterisiert. Verfügt das
Individuum über Attribute (Gebrechlichkeit, Haarlosigkeit, Sauerstoffgerät etc.), die zum Beispiel
gegen die Kategorie ‚Gesundsein' sprechen, so nennt Goffman diese Attribute Stigma. Sie können
Marker darstellen, die sich für den Stigmatisierten häufig als höchst diskreditierend offenbaren (ebd.
11).

vermindern und sich negativ auf das Vertrauen in die eigenen Fähigkeiten auswirken kann.

Alltägliche Funktionalität

Die Krankheit wird nicht nur in ihrer körperlichen Präsenz als dominant erfahren, sondern auch für die Ausübung des Alltags als einschränkend und bestimmend erlebt, vor allem dann, wenn mit der Erkrankung eine starke körperliche Beeinträchtigung einhergeht, wenn Alltägliches nicht mehr so verrichtet werden kann, wie es gewohnt ist, oder eine Unterstützung in der Alltagsbewältigung oder zur Aufrechterhaltung der körperlichen Funktionsweisen notwendig wird.

> „wenn man nich weiß ob man auf de Toilette sitzen sollte oder ein Gespräch mit dir führen sollte, dann is das ärgerlich man weiß nich wie man rum sitzen soll oder drehen soll, und dann diese Kraft die einem fehlt die Lustlosigkeit, kein nix zu essen, alles was man trinkt kommt wieder raus, Durst haste denn, dann haste was getrunken, dann spuckst die Tabletten wieder aus, ja ich hoffe das es etwas besser abgeht mit, mit Schmerzmittel oder sonst irgendwas- das ich das jedenfalls nicht so ertragen muss diese Hilflosigkeit" (GR3 01, m)

Tagesabläufe können nicht nur physisch, sondern auch psychisch eine Belastung darstellen. Die nun eingeschränkte (Handlungs- und Bewegungs-)Freiheit kann von den Patient*innen, vor allem im Vergleich zur wahrgenommenen Unabhängigkeit vor dem Zeitpunkt der Erkrankung, als negativ gedeutetes Angewiesensein auf Unterstützung, beispielsweise durch Angehörige oder medizinische Apparaturen, erlebt werden. *Abhängigkeit* ausgelöst durch eine Krankheit, gepaart mit Leiden, dem Verlust von Selbstständigkeit und Kontrolle über den eigenen Körper, spielen bei dem eben zitierten Patienten eine erhebliche Rolle in seiner subjektiven Wahrnehmung. Der Einfluss der Symptome auf seine Lebenssituation sowie der Verlust von Würde und Stolz sind für ihn nur schwer zu ertragen. Die wahrgenommene Abhängigkeit von seiner Ehefrau, die zunehmend die Aufgaben des Patienten wie aber auch die Haushaltsfinanzierung übernimmt, sowie von seinen Söhnen, die ihn in alltäglichen Verrichtungen unterstützen, entspricht nicht seinem Selbstbild als Mann oder seiner Vorstellung einer geschlechterspezifischen

Rollenverteilung. An diesem Beispiel zeigt sich deutlich, wie im Verlauf der Erkrankung Rollenverteilungen reorganisiert werden können – oder müssen. Die Abgabe von Verantwortung durch den Patienten scheint hierbei mit einer Aufgabe von Unabhängigkeit und Handlungsfreiheit verknüpft. Er selbst sah sich unter seinen Symptomen als wenig selbstständig, wobei dieser wahrgenommene Mangel durch die Unterstützung der Familie nicht kompensiert werden konnte. Dabei ist es durchaus möglich, dass eine Entlastung durch das Umfeld zu neuer Handlungsfreiheit verhelfen kann, wie andere Fälle unseres Samples zeigen.

Intrapersonale Bewältigungsstrategien – Mit dem Sterben leben lernen

Wenn es darum geht den durch die Krankheit verursachten biographischen Bruch zu schließen, das Leben weiterzuführen und die Krankheit darin zu integrieren und ihr damit einen Sinn zu verleihen, werden biographische Prozesse relevant (Corbin/Strauss 1993, 43). Das Krankheitserleben kann einen solchen biographischen Prozess einleiten: Die Entwicklung von Strategien der Bewältigung scheint sowohl von der subjektiven Wahrnehmung und Bewertung der Diagnose im Kontext des biographischen Erlebens als auch von der individuellen Zukunftsperspektive abzuhängen. Die jeweiligen Strategien verlaufen jedoch nicht immer kohärent, sondern können auch Ambivalenzen aufweisen; diese treten beispielsweise dann zutage und werden auch im klinischen Kontext alltagsrelevant, wenn Handlungsentscheidungen patient*innenseitig plötzlich revidiert werden.

Eine wesentliche Strategie der Bewältigung kann der Versuch sein, die *Gründe der Krankheit* zu verstehen. Dabei geht es weniger um reale Ursachen, als vielmehr um den Versuch, der Einordnung der Erkrankung in das eigene Sein und die Akzeptanz der eigenen Verletzbarkeit und Sterblichkeit.

> „ja und die ersten Signale hat ja der Körper dann schon gesendet, ne, aber ich meine halt so, das habe ich auch immer meinen Patienten gesagt, wenn ich zu denen gekommen bin und die mit ja, woher habe ich das nur und warum habe ich das? ich mein ich frage mich das nicht, weil ich weiß, dass mir eh keiner antworten kann, aber es gibt ganz viele Menschen und die Fragen warum warum warum habe ich das, und ich habe denen immer die Antwort gegeben ja, weil da hat sich irgendwo was festgesetzt, weil da eine Schwachstelle eben war,

irgendwo holt sich dann das Übel sucht sich immer die schwächste Stelle aus"
(GR1 09, w)

Einige Studienteilnehmer*innen machen psychische und biographische Zusammenhänge als zentrale Ursache für das Wachstum eines Tumors verantwortlich.[18] So sieht eine Interviewpartnerin ihr „hartes Leben" (GR1 01, w) als ursächlich, was sich auch in ihrem Umgang mit der Erkrankung wiederfinden lässt: Indem sie Andere für ihr unglückliches Leben und das eigene Versagen verantwortlich macht, vermeidet sie, sich mit ihrer Erkrankung und einer Eigenverantwortung auseinanderzusetzen. Eine andere Teilnehmerin nennt ihre zeitweilig hohen emotionalen Belastungen, bedingt durch ihren Beruf und eine gescheiterte Partnerschaft, als mögliche Gründe. Zudem sei sie, wie auch ihre gesamte Familie, schon immer anfällig für Krankheiten gewesen. Neben der psychischen Verfassung als Ursachenzuschreibung werden auch Umwelteinflüsse als mögliche Gründe angegeben. Ein Teilnehmer ist davon überzeugt, dass Strahlungen eines benachbarten Atomkraftwerkes und Asbest an seinem Arbeitsplatz den Krebs verursacht hätten. Nicht genau zu definierende Ursachen können zu unterschiedlichen *Schuldzuweisungen* führen und Probleme in der Krankheitsbewältigung darstellen, das heißt, mit dem, was vergangen ist, abzuschließen.

Die Diagnose einer lebensbedrohlichen Krankheit kann jedoch auch als sinnstiftendes Moment wahrgenommen werden, so dass die Erkrankung nach einem Prozess der Auseinandersetzung als *Chance*, die eigenen Bedürfnisse wahrzunehmen und danach zu handeln, verstanden werden kann. Eine der befragten Personen verdeutlichte, wie sie durch die Diagnose gelernt habe, ihr Leben anders und intensiver zu nutzen, wie sie sich mehr im Alltag gönne, Ausflüge unternehme und sich über ihr Leben freue. Bis zu seinem Tod pflegte diese Interviewpartnerin ihren schwer erkrankten Ehemann. Kurz nach seinem Tod erhielt sie die Diagnose Gebärmutterhalskrebs. Zwar habe sie zunächst nach dem Sinn der Krankheit gefragt, konnte aber diesen

---

[18] In welcher Weise die Ursachenzuschreibungen und Bewertung der Erkrankung sozial, kulturell und milieuspezifisch variieren kann und welche Bedeutung die Art der Erkrankung in unterschiedlichen gesellschaftlichen Kontexten einnehmen kann, beschreibt Feldmann (2006) ausführlich, indem er verschiedene Modelle zu Theorien und Ideologien zur Erklärung von Krankheiten aufführt (ebd., 321 ff.).

Umstand für sich umdeuten: „es war nicht alles negativ jetzt an der Krankheit" (GR3 04, w). Diese Patientin bezweifelt, dass sie ihr Leben auch ohne
die Diagnose genauso gestaltet hätte. Andere der befragten Patient*innen
weisen wiederum ein sehr rationales Verständnis beziehungsweise einen
rationalen Umgang mit ihrer Erkrankung auf.

> „also pff, die Situation is nun mal so, wie se is und warum soll ich mir da jetz
> noch mehr Kummer machen, als schon da is" (GR3 08, w)

Ob der eigenen Erkrankung fatalistisch oder mit Schuldzuweisungen begegnet wird, kann Resultat von Unmut oder Zufriedenheit über die bisherige
Lebensführung sein und von der Akzeptanz der Diagnose als Teil der Krankheitsbewältigung abhängen. Tendenzen von *Verleugnung* hinsichtlich der
Schwere der Erkrankung sowie Ausklammerung des nahenden Todes ist für
viele der von uns befragten Patient*innen ein notwendiger Schutzmechanis-
mus, der es ihnen ermöglicht, den Alltag mit der Erkrankung zu bestehen.
Verleugnung kann dazu dienen, sich psychisch nicht zu sehr zu belasten.

Für die individuelle Krankheitsverarbeitung scheint es zudem wichtig, ein
(neues) *Bewusstsein oder ein Gefühl für den eigenen Körper* zu bekommen.
Mit dem Zeitpunkt der Diagnosestellung erhält die Krankheit den Stellenwert einer zentralen Kategorie des persönlichen Erlebens, auf der ‚unfreiwillig' die weitere Selbstkonzeption aufbaut. Sie wird somit zu einem wesentlichen Bestandteil des eigenen Selbstbildes, des Verhältnisses zur eigenen Leiblichkeit, und zu einem wesentlichen Teil der personalen Identität. Die Fähigkeit, einen Bezug zum eigenen ‚Selbst' und zum eigenen Körper wieder herzustellen, sowie ‚Zeichen' des Körpers wieder wahrnehmen, einschätzen und
sich diesen stellen zu können, kann zu einem neuen Gespür für den eigenen
Körper führen. Den eigenen Körper wieder anzuerkennen und Vorgänge in
ihm für sich deuten zu können, kann zu neuem Selbstbewusstsein und Vertrauen in sich selbst und die eigenen Fähigkeiten verhelfen und darüber hinaus entscheidend für selbstbestimmtes Handeln sein.[19]

> „ich entscheide grundsätzlich alleine meine, es ist mein Körper ich frage da kei-
> nen äh wie gesagt, ich muss das alleine für mich es leidet keiner für mich" (GR1
> 12, w)

---

[19] S. a. Steinfath in diesem Band (Kapitel 1).

Das Gefühl, den eigenen Körper (wieder) kontrollieren zu können, wird als positive Erfahrung wahrgenommen. Ärztlicher Aktionismus führt bei den Patient*innen oftmals dazu, sich als ‚Versuchskaninchen' zu fühlen, gerade dann, wenn die Diagnosestellung und/oder das Finden einer angemessenen Therapie nicht ohne weiteres gelingen. Den Körper wie ein Eigentum zu schützen, ihn gegenüber ärztlich-medizinischen Handlungen zu verteidigen, um selbst nicht zur ‚Marionette' der Erkrankung zu werden, kann dann mögliche Folge sein.

In der Analyse der Interviews wurde deutlich, dass die patient*innenseitige Handlungskompetenz nicht nur mit den subjektiven Krankheitserfahrungen zusammenhängt, sondern auch durch die Fähigkeit zur Akzeptanz der Diagnose und das (nahe) Lebensende geprägt wird. Ob und inwiefern die Erkrankung wahrgenommen und in das eigene Erleben integriert wird, ist auch zu einem Großteil sowohl von der körperlichen Sichtbarkeit der Erkrankung als auch von der spürbaren Einschränkung der allgemeinen Funktionalität alltäglicher Handlungsabläufe abhängig. Aufgrund des Krankheitserlebens können eigene Bedürfnisse zunehmend als nicht mehr relevant empfunden werden. Einige der von uns befragten Personen fühlten sich nicht mehr in der Position, Forderungen an sich selbst oder ihr Umfeld zu stellen. Auch kann die Ungewissheit über die verbleibende Lebenszeit das Gefühl der persönlichen Unzulänglichkeit untermauern und Handlungskompetenzen subjektiv minimieren. Eine häufige Bewältigungsstrategie in diesem Kontext ist es, ein *Leben im hier und jetzt* zu führen und eigene Bedürfnisse umzusetzen und zu genießen, so lange dies funktional noch möglich ist. Das kann auch bedeuten, dass folgenschwere Entscheidungen vermieden und nur Bedürfnisse ohne weitreichende Konsequenzen artikuliert werden. Andere Interviewpartner*innen nutzten diese Gegenwartsbezogenheit wiederum mit der Intention, sich der Wünsche oder Vorstellungen Dritter zu widersetzen und selbstbewusst aufzutreten, wenn es darum ging, eigene, vor allem die das Lebensende betreffenden, Wünsche zu realisieren. Die Diagnose, die ihr innewohnende Lebensbedrohlichkeit und die Dauer der Erkrankung haben zusätzlich einen Einfluss darauf, ob Patient*innen in der

Interaktion mit dem medizinischen Personal und in der Entscheidungsfindung eher zurückhaltend oder selbstbestimmt auftreten.[20, 21]

Relationale Krankheitsbewältigung – Normalität wahren

Die Krankheit kann als zentrale Kategorie des Erlebens fungieren, wobei die Interaktionen mit dem sozialen Umfeld an ihr ausgerichtet werden. Sie beeinflusst, ob eigene Bedürfnisse artikuliert oder diese den Versorgungspräferenzen der Angehörigen (beispielsweise Fortsetzen der Chemotherapie) untergeordnet werden. Verantwortung beziehungsweise Entscheidungen können aufgrund eines verminderten Selbstvertrauens anderen überlassen und darauf vertraut werden, dass weitestgehend im eigenen oder besten Interesse aller gehandelt wird (*Delegation von Entscheidungsverantwortung*). Diese Selbstpositionierung in der Passivität findet sich nicht nur bei Absprachen im familiären Umfeld, sondern auch im Kontext (medizinischer) Entscheidungssituationen, beispielsweise wenn Patient*innen sich in der Interaktion mit den Ärzt*innen eher nach deren Empfehlungen richten, als eigene Bedürfnisse durchzusetzen. Sich eher zurückhaltend zu verhalten um Anderen mit der Krankheit nicht zur Last zu fallen sowie weitestgehend die vorherrschende Normalität aufrechtzuerhalten sind zwei wesentliche Prioritäten, die die Interaktionen der befragten Patient*innen mit ihren Angehörigen oftmals indirekt leiten:

„Die Krankheitsbewältigung bei chronischen Krankheiten steht im Bereich der alltagsweltlichen Idealisierungen somit offenbar vor der Alternative, eine Alltagswelt zu konstruieren, die eben ohne vorrangig verletzte Idealisierungen auskommt oder Reparaturstrategien einzusetzen, die funktionierenden Ersatz schaffen und somit wieder ein normales Leben ermöglichen" (Fischer 1985, 563).

[20] Zur Rollenübernahme in der Patient-Arzt-Interaktion s. a. Marx 2013; Degner/Sloan 1992.
[21] Charles et al. (1997) weisen darauf hin, dass sich auch der informierteste Patient gelegentlich entscheidet, seine Entscheidungen nicht allein zu treffen (ebd. 684). Viele Patient*innen tendieren zudem weiterhin eher zu einem ‚*shared decision making*' als zu einer alleinigen (autonomen) Entscheidungsfindung (Marx 2013; Deber et al. 2007).

Eine Bewältigungsstrategie kann sein, eigene *Bedürfnisse hintanzustellen* oder aber gerade *durchzusetzen*, wenn es darum geht die Familie zu entlasten und Normalität wiederherzustellen. Letzteres bewirkte bei jenem Teilnehmer, dessen physischen Einschränkungen seinem Rollenverständnis widersprachen, einen Abbruch jeglicher Therapien. Durch weniger invasive Behandlungsmaßnahmen versuchte er ein Stück weit Unabhängigkeit und Selbstbeständigkeit im Alltag wiederzuerlangen, als unter Schmerzen zu leiden und auf Hilfe angewiesen zu sein. Dieser Interviewpartner machte seine eigenen Bedürfnisse zur Entscheidungspriorität und handelte damit entgegen dem Wunsch seiner Familie nach einer Fortsetzung der Behandlungen. Die Entlastung seiner Familie und die Wahrung seiner Integrität wiegen hier schwerer als eine mögliche Lebenszeitverlängerung im Rahmen chemotherapeutischer Verfahren. Ebenso wie dieser Studienteilnehmer befürchten viele der von uns befragten Patient*innen für die Familie und Freunde zur Zumutung zu werden und Alltägliches nicht mehr meistern zu können, eine Sorge, die sie wiederum selbst als Belastung erleben.

Auf kommunikativer Ebene wird die Vermeidung einer Belastung der Angehörigen darin deutlich, dass die befragten Teilnehmer*innen mit ihnen nur bestimmte Inhalte teilen. So berichtet eine Interviewpartnerin mit gesunden Menschen über viele Themen nicht sprechen zu können, da sie sie nicht unnötig damit konfrontieren wolle. Eine andere Interviewpartnerin erzählte, dass sie mit ihrem Ehemann nur wenig über ihre Krankheit sprechen könne, da er jegliche Themen, die dahin führen, im Vorhinein abwiegle. Vor allen Dingen auf Themen wie die Vorbereitungen auf ein Leben ohne die erkrankte Person selbst oder die Gestaltung der eigenen Beerdigung reagierte, in den Schilderungen der Interviewpartner*innen, das soziale Umfeld der Befragten häufig mit Überforderung und Abwehrstrategien. In der Konsequenz haben viele der Befragten das Gefühl, von ihren Angehörigen insgesamt nicht genügend unterstützt zu werden. Als Reaktion auf dieses subjektive Krankheitserleben ist es möglich, dass Patient*innen existenzielle Ängste an das nahe Umfeld zum Schutz vor Überforderung nur in selektierter oder entschärfter Form weitergeben, belastende Themen vermieden oder nur andeutungsweise thematisiert oder aber krankheitsbezogene Symptome heruntergespielt werden.

„alle denken zwar oh, die is guuut drauf und der geht's guuut und es kann sich immer keiner vorstellen" (GR1 06, w)

Bewältigung kann hier in der Interaktion mit Anderen insofern erfolgen, als aus Rücksicht auf die Angehörigen eine scheinbare Normalität durch die Patient*innen vorgegeben wird. Teilweise kann dadurch die persönliche Zugehörigkeit zu der Gruppierung der Erkrankten negiert werden. Nicht selten bedeutet dies aber auch, dass Patient*innen die sie belastenden Ängste und Gedanken mit sich allein ausmachen (müssen).[22]

3.3 Selbstbestimmung am Lebensende

Die Auseinandersetzung mit dem eigenen Tod und existenziellen Fragestellungen kann durchaus eine Ressource für Handlungsfähigkeit und Fähigkeit zur Selbstbestimmung auch in dieser vulnerablen Lebenssituation sein. Reaktivierende Kräfte können freigesetzt werden und beispielsweise zu einer neuen Beurteilung der Erkrankung und Ausformulierung von Bedürfnissen führen.[23] In Bezug auf das eigene Lebensende haben die im Rahmen unserer Studie befragten Patient*innen klare Vorstellungen davon, wie die Zeit von dem Moment an, an dem sie nicht mehr über Entscheidungsfähigkeit verfügen, ablaufen soll. Die Entwicklung und Manifestierung dieser Bedürfnisse in der persönlichen Willensbekundung sind häufig geprägt von eigenen biographischen Erfahrungen (Kenntnisse durch Vorerkrankungen, Krankheitsfälle in der Familie, Angehörigenpflege). Wesentliche Bedürfnisse und (implizite) Erwartungen, die von den Interviewten geäußert wurden, beziehen sich auf die *medizinische Versorgung* (Handeln im bestem Interesse, kontinuierliche Ansprechpartnerin, würdevolle Behandlung), den Wunsch nach *sozialer Partizipation* (Unabhängigkeit und Normalität erhalten) und die *Erhaltung*

---

[22] Nur wenige der Interviewpartner*innen in unserer Untersuchung waren zum Beispiel aktiv in Selbsthilfegruppen eingebunden. Andere haben, nach eigenen Angaben, diese Ressource nicht für sich nutzen können zum Beispiel aus Gründen des Selbstschutzes (sich nicht zu sehr mit der Krankheit zu beschäftigen) oder aus Gründen der persönlichen Ineffizienz (Bedürfnisse und Erwartungen wurden nicht erfüllt). Dennoch können Patient*innenorganisationen in ihrer Funktion auch ein hohes Maß an Unterstützung der Betroffenen bieten und Patient*innen in ihrem Vertrauen und ihrer Selbstbestimmung fördern, wie Beier et al. in diesem Band verdeutlichen (Kapitel 5).
[23] S. a. Yalom 2000, 175f.

(Steigerung) der individuellen Lebensqualität (Symptomkontrolle). In Bezug auf den eigenen Tod gibt es zumeist klare Vorstellungen, wobei ein ‚*Sterben in Würde*', verstanden als Vermeidung unnötiger lebenserhaltender Maßnahmen, unabdingbar dazu gehört.

> „wenn se nur noch liegen und und und und nichts meehr nichts mehr sehn können und und gar nix mehr machen können und beide Beine ab haben und dreimal die Woche an an diese Blutwäsche daa, das is doch, das is doch kein, das is doch kein lebens- kein lebenswertes Leben mehr wenn sie nur noch im Bett liegen und warten und und und alle anderthalb zwei Stunden kommt mal jemand rein guckt mal nach Ihnen und geht dann wieder raus oder kommt dann und füttert sie mal und geht dann wieder raus, das is doch, das is für mich eigentlich und da hab ich gesacht, ich sach, das möcht ich mal nich haben das is das möcht ich nich" (GR3 04, w)

Das Bewusstsein über und die Formulierung von Erwartungen und Bedürfnissen, die zumeist nicht situativ, sondern in einem Prozess von Erfahrungen herausgebildet werden, sind ein wesentliches Element personaler Autonomie beziehungsweise stellen einen ersten Schritt zu deren Umsetzung dar. Dieser (immer auch biographische) Prozess der Willensbildung verläuft jedoch nicht immer linear, sondern ist Schwankungen unterlegen, die sich im Versorgungsalltag zum Beispiel häufig in Form von (plötzlichen) Therapieabbrüchen und Modifikationen von Therapien zeigen können. Dieses Verhalten zu verstehen, kann wiederrum oftmals eine schwer zu lösende Aufgabe für das professionelle Team und das nahe Umfeld der Patient*innen darstellen.

Wenn die Authentizität patientenseitigen Handelns fraglich ist – ein Fallbeispiel

Dass gelegentlich unklar ist, welche Intention hinter einer bestimmten Handlung steht und ob ein Individuum in seinem Handeln authentisch ist, verdeutlicht die Krankheitsgeschichte von Herrn Wolff[24]. Bereits bei der Diagnosestellung war eine Operation des festgestellten Hirntumors ausgeschlossen. Seit er von seiner Erkrankung weiß, hat Herr Wolff ein ausgeprägtes

---

[24] Der hier verwendete Name ist ein Pseudonym.

Bedürfnis, aus seinem verbleibenden Leben ‚etwas zu machen'. Folge dieser Ambition sind spontane Handlungen, deren Beweggründe seinem Umfeld nicht immer deutlich werden. Auf medizinischer Ebene zeigt sich dieses Bedürfnis so, dass er sich bis zu seinem Tod verschiedensten Chemotherapien unterzieht, mit dem Ziel, das Voranschreiten seiner Erkrankung aufzuhalten beziehungsweise das Wachstum des Tumors zumindest zu hemmen. Dabei nimmt er auch experimentelle Verfahren[25] in Kauf und lässt sich noch im Hospiz bis wenige Tage vor seinem Tod chemotherapeutisch behandeln. Im sozialen Umfeld werden seine Handlungen problematisch, als er beginnt, Entscheidungen mit weitreichenden finanziellen Konsequenzen zu treffen. Da seine Handlungen im privaten Umfeld immer weniger nachvollziehbar werden und seiner Person kaum entsprechen, werden nicht nur seine Entscheidungen infrage gestellt, sondern auch sein Urteilsvermögen generell angezweifelt.

Dieses Beispiel zeigt, dass die patientenseitige Ausgestaltung von Autonomie und interpersonalem Vertrauen aus der Perspektive der Angehörigen dann schwierig wird, wenn die Beweggründe einzelner Handlungen nicht klar identifiziert werden können. Problematisch ist es beispielsweise, wenn Unklarheit darüber besteht, ob etwaige Veränderungen des Handelns krankheitsbedingt sind (und somit möglicherweise unter anderen Umständen nicht gewollt) oder ob sie aus einem persönlichen Bedürfnis angesichts des nahen Lebensendes entstehen und der Tod, wie eben beschrieben, hier als reaktivierende Kraft auftritt. Was genau Herrn Wolff bei seinen untypischen Entscheidungen geleitet hat, die hirnorganische Erkrankung oder das Bewusstsein des baldigen Versterbens, lässt sich abschließend nicht klären. Interessant an diesem Beispiel ist aber auch, dass sein Handeln trotz seines zeitweilig möglicherweise irrational erscheinenden Charakters beflügelt wird. Diese Kraft schöpft Herr Wolff offenbar vor allem aus seinem großen Vertrauen in die Therapievorschläge seiner behandelnden Ärzte. Dieses der Handlungsentscheidung zugrunde liegende Vertrauen kann in diesem Fall als Ressource für Patientenselbstbestimmung verstanden werden. Mit Berücksichtigung des sozialen Umfelds kann Selbstbestimmung jedoch gefähr-

---

[25] Gemeint sind sogenannte ‚*off-label*-Therapien', bei denen Medikamente verwendet werden, die für die zu behandelnde Erkrankung nicht zugelassen sind.

det sein, wenn es notwendig wird, einer Patientin oder einem Patienten Selbstbestimmungsunfähigkeit zu attestieren, obwohl unklar ist, aufgrund welcher Motive sie oder er handelt. Stellt Authentizität ein wichtiger Bestandteil und eine Voraussetzung für Autonomie dar (Quante 2002, 175), dann stellen sich diese Fragen auch im Kontext von bestimmten Erkrankungen oder Therapien, die eine kognitive Beeinträchtigung zur Folge haben können, wie bei stark sedierten Patient*innen oder bei Menschen mit Demenzerkrankungen.[26]

Wissen als Entscheidungshilfe oder als Überforderung?

In der modernen Medizin steht autonomes beziehungsweise selbstbestimmtes Handeln häufig im Zusammenhang mit der informierten Einwilligung einer Patientin[27]. Diesem *informed consent* geht eine ärztliche Aufklärung voraus, durch die ein Patient befähigt werden soll, nach eigenem Urteil Handlungsoptionen abzuwägen und selbstbestimmt und nach eigenem Ermessen (idealerweise unabhängig von äußeren Einflüssen)[28] Entscheidungen zu treffen. Patient*innen sollen dabei nicht mehr als passive Teilhaber im Entscheidungsfindungsprozess betrachtet werden; Ziel der modernen Medizin ist vielmehr, sie als aktive und informierte Entscheidungsträger anzuerkennen (Charles et al. 1997).

Fraglich ist, ob dieser Anspruch eines *informed consent* auf alle klinischen Kontexte übertragbar ist. Innerhalb des konzeptuellen Rahmens einer gleichberechtigten Entscheidungsfindung ist ein *informed consent* unabdingbar, andererseits kann dieser Anspruch in einem sehr sensiblen und vulnerablen Bereich wie der Palliativmedizin neue Herausforderung an die Patient*innen stellen. Wie O'Neill (2002, 2003) und Manson/ O'Neill (2007) feststellen, kann die Aufklärung in der medizinischen Praxis an ihre Grenzen stoßen. Informiert zu sein ist zwar unerlässlich für selbstbestimmtes Handeln und die Ausübung von Autonomie. Zu viele Informationen können die Pati-

---

[26] Auf die Rolle von Angehörigen als Patient*innenstellvertreter*innen gehen Lipp/Brauer in diesem Band näher ein (s. dazu Kapitel 6).

[27] Zur Bedeutung der informierten Zustimmung als Teil individueller Autonomie s. a. Steinfath in diesem Band (Kapitel 1).

[28] S. a. Beauchamp/Childress 2009.

ent*innen jedoch in ihrer Entscheidungsfindung und im Handeln überfordern. In unserer Studie wurde deutlich, dass beispielsweise beruflich bedingt vorhandenes medizinisches Fachwissen nicht oder kaum für die eigene Situation nutzbar gemacht werden konnte:

> „also so dieses ähm viele lassen sich eben ( ) und das is vielleicht auch manchmal vielleicht noch besser, als das, was mit mir, es gab wirklich Momente wo ich eigentlich eher auch gedacht hab, Scheisse, hätts du doch nich so viel Wissen, ne also es is, fürs eine isses guuut, das Wissen zu haben und auf der andern Seite" (GR1 08, w)

Auch zeigte sich, dass das beruflich bedingte Wissen Probleme bei der Krankheitsverarbeitung eher befördert. Dies scheint auf den ersten Blick seltsam, wird doch allgemein davon ausgegangen, dass umfassendes Wissen die Patient*innen gerade dazu befähigen sollte, ihre Belange durchzusetzen und Wissensasymmetrien zwischen Patient*innen und dem medizinischen Personal abzubauen. Es zeigten sich jedoch gerade bei Patient*innen mit Fachwissen immer wieder starke Verleugnungstendenzen in Bezug auf die eigene Erkrankung. Diese reichten von einer geringen Auseinandersetzung bis hin zur Tabuisierung der Erkrankung im sozialen Umfeld. Diese Verleugnungstendenzen lassen wiederum Rückschlüsse auf die Fähigkeit zu selbstbestimmtem Verhalten zu: Über ein Kontingent von Kenntnissen über medizinische Abläufe und mögliche Prognosen zu verfügen, muss somit nicht zwangsläufig selbstständiges Handeln fördern, sondern kann vielmehr eher blockierend wirken, da der medizinische Verlauf besser einzuschätzen oder zu interpretieren ist. Zudem zeigte sich, dass aus der grundlegenden Möglichkeit, die medizinischen Konsequenzen kognitiv zu durchdringen, große Angst entstehen kann.

Ein der Autonomie inhärentes Dilemma ist nun, dass sie Wissen und Informationen voraussetzt, welches jedoch für Menschen mit einer schweren unheilbaren Erkrankung überfordernd wirken können, so dass sie Entscheidungsverantwortung abgeben (Manson/ O'Neill 2007, 156; Billings/Krakauer 2011, 849). Die Abgabe von Entscheidungsverantwortung ist jedoch nur eine Strategie, um auf eine Überforderung durch Information und Wissen zu reagieren. Eine andere ist es, sich von vornherein nicht mit krankheitsbezogener Information auseinandersetzen: „wenn man zu viel über Krankheit weiß, macht man sich nur verrückt" (GR3 04, w). Diese Abwehrstrategie kann auch so weit gehen, dass patient*innenseitig die ärztlichen Empfehlungen kaum hinterfragt werden, sondern vielmehr ‚blindes Vertrauen' die Folge ist:

> „ich habe immer blindes Vertrauen zu den Schwestern und zu den Ärzten (immer) gehabt und ich bin da sehr gut mit gefahrn hier im Krankenhaus und alles ich bin da immer guter Dinge gewesen, vielleicht hats auch (n bisschen an) mir gelegen, ich weiß es nich, denn ich habe nie den Mut verlorn und äh es ging auch immer ganz gut" (GR1 11, m)

Besonders schwierig wird es für Patient*innen dann, wenn sie emotional nicht in der Lage sind, die erhaltenen Informationen in eine für sie selbst angemessene Entscheidung zu überführen.

Die Bedeutung von interpersonalem Vertrauen in der Arzt-Patienten-Interaktion am Lebensende

Im Kontext palliativer Versorgung kann angenommen werden, dass Autonomie zwar in einem Zusammenhang mit individueller Unabhängigkeit steht, jedoch erst innerhalb sozialer Bezüge erlebt wird. Dies kann einerseits ein Handeln in Abgrenzung zu den Wünschen anderer sein. Andererseits kann Selbstbestimmung gerade dann befördert werden, wenn Patient*innen von ihren Angehörigen in der Entscheidungsfindung respektiert und konstruktiv unterstützt werden. Dies gelingt jedoch nur, wenn seitens des Umfeldes weder die Wahl oder die Werte, die hinter einer Entscheidung oder der daraus folgenden Handlung stehen, hinterfragt werden, noch die Fähigkeit, für sich selbst zu handeln. Wie wichtig die Erfahrung von Autonomie sein kann, zeigt sich darin, dass sie identitätsstiftend und selbstbewusstseinsstärkend wirken kann, denn sie wird von den Patient*innen häufig als ein Erlebnis der „Freiheit" verstanden, welches im hier und jetzt verankert ist (Lavoie et al. 2011, 51).

Warum Ärzt*innen vertraut wird, ist für Patient*innen nicht leicht zu explizieren, da eben nicht immer rationalisierbare Gründe für Vertrauen vorliegen:

„es gibt dann so Dinge, man hat sofort Vertrauen zu som Menschen oder man hat es nicht und das das war son Verhältnis, das war sofort da" (GR1 11, m)

Vertrauen, auch das nicht erklärbare, gründet auf biographischen Erfahrungen und der Interaktionsgeschichte mit den Behandlern, die nicht immer positiv erlebt werden. Viele der Studienteilnehmer*innen schilderten sogar, negative Erfahrungen gemacht zu haben. So wurde beispielsweise die Übermittlung der Diagnose vielfach als schonungslos erlebt. Eine Studienteilnehmerin berichtete, sich von ihrem Arzt „wie ermordet" (GR1 01, w) gefühlt zu haben, weil er ihr die Diagnose ohne erkennbare Empathie mitteilte. Häufig wurden auch Therapieoptionen, Therapieabläufe oder Testresultate für die Patient*innen in für sie unzureichender Weise kommuniziert. Ein Gefühl fehlender Wertschätzung, des abgefertigt Werdens oder des einsortiert Werdens in eine ‚Schublade' wurde ebenfalls genannt.

Die Einleitung spezialisierter ambulanter oder stationärer palliativer Versorgung erlebten die Patient*innen dann fast einhellig als eine erhebliche Verbesserung der Behandlungssituation, die, nach eigenem Empfinden, auf „Menschlichkeit" (GR1 08, w) beruht.

„weil man wird gleich aufjenommen man is gleich äh, äh dabei ne es is keiner äh schimpft wenn de maaal rufst oder was was in an andern Krankenhäusern nich is die komm da reinjeplatzt und dann tetetetete, das gibts hier nich, sind immer für dich da und das is einfach schön" (GR1 01, w)

Die aus der Patient*innenperspektive wichtigen Aspekte einer positiven Interaktion sind *Anerkennung/Wertschätzung, Geborgenheit, Sicherheit* und *Menschlichkeit*, die im palliativmedizinischen Versorgungskontext offenbar durch ein empathisches und authentisches Auftreten des medizinischen Personals hergestellt werden.[29] Die tatsächliche oder wahrgenommene *medizinische Kompetenz* und das Eingehen auf die eigenen Bedürfnisse und Wünsche *(Empathie)* sind für das positive Erleben hierbei bedeutsam.

---

[29] Zur weiteren Auseinandersetzung institutionell geprägter Performanz und Vertrauen s. a. Anselm/Butz in diesem Band (Kapitel 4).

Obgleich interpersonales Vertrauen als das Resultat eines länger andauernden Interaktionsprozesses gilt,[30] machen die von uns befragten Personen die Erfahrung von Vertrauen bereits nach wenigen Tagen. Offenbar ist nicht die zeitliche Dauer einer Beziehung (die Quantität), sondern die Ausgestaltung, Intensität und Individualisierung des persönlichen Kontaktes (die Qualität) ausschlaggebend.

„hier kann man auch vertrauen, da merkt man äh dass da wirklich was jemacht wird und dass da, äh ä dass das, von Herzen kommt" (GR1 01, w)

Das bedeutet, dass Vertrauen auch situativ hergestellt werden kann und nicht zwangsläufig eine länger andauernde Kontinuität voraussetzt. Die Tatsache, dass die Interaktion im palliativmedizinischen Kontext oftmals emotional stark aufgeladen ist, geht es doch um das eigene (Über-)Leben und die Durchsetzung eigener Wünsche und Bedürfnisse, sorgt jedoch dafür, dass Vertrauen nicht als statische, sondern als fragile Größe angesehen werden muss.[31] Enttäuschte Erwartungen oder das Gefühl unzureichender Wertschätzung, vielleicht zurückzuführen auf routiniertes Handeln, kann dazu führen, dass das Vertrauen erschüttert wird, so dass dieses nicht nur situativ hergestellt werden kann, sondern auch immer wieder neu hergestellt werden muss.

3.4 Selbstbestimmung braucht Vertrauen – Rückschlüsse für die klinische Praxis

Die zuvor erläuterten empirischen Befunde haben einen Einblick in die unterschiedlichen Dimensionen des subjektiven Krankheitserlebens von Patient*innen mit fortgeschrittenen chronischen Erkrankungen (Erfahrungen mit der persönlichen Endlichkeit, Marginalisierungserfahrungen, alltägliche Funktionalität, ‚Leben' mit dem Sterben und Normalität wahren) gegeben.

---

[30] Um ein tragfähiges Vertrauensverhältnis zum medizinischen Personal zu entwickeln, ist für die Patient*innen das Gefühl von Zeit ein elementares Kriterium (Thom et al. 2001; Braddock/Snyder 2005; Nauck/Jaspers 2011, 176).

[31] Es ist anzunehmen, dass gleiches auch für andere Lebensberciche innerhalb und außerhalb des medizinischen Kontextes gilt.

Auf welche Weise die Krankheit bewältigt wird, steht in engem Zusammenhang mit der Selbstbestimmung. Dabei spielt nicht nur das subjektive Krankheitserleben eine Rolle für die Ausübung von Autonomie. Vielmehr zeigt die Analyse, dass auch eine Stärkung des Selbstvertrauens der Patient*innen notwendig ist, um eine selbstbewusste Haltung einnehmen und selbstbestimmt auftreten zu können. Im Kontext des Lebensendes ist die Entwicklung von Selbstvertrauen deutlicher als sonst abhängig von der eigenen Anerkennung als vollwertiges Individuum, das berechtigt ist Forderungen zu stellen. Stärkende Komponenten sind offenbar die aus dem sozialen Umfeld erfahrene Wertschätzung, das Vertrauen anderer in die eigenen Kompetenzen sowie in das eigene Urteilsvermögen (interpersonales Vertrauen). Die Grenzen der Selbstbestimmung sind aber offenbar erreicht, wenn für die Angehörigen die Handlungsintentionen der Patient*innen unscharf sind oder die Patient*innen selbst nur geringes Vertrauen in die eigene Entscheidungskompetenz haben, das eigene Wissen Angst macht oder überfordert.

Aufgrund der zunehmenden Komplexität medizinischer Möglichkeiten lassen sich Risiken und Konsequenzen selten vollständig abschätzen. Erschwerend kommt hinzu, dass eine einmal getroffene Entscheidung am Lebensende binnen kurzer Zeit oft nicht mehr revidiert werden kann, weshalb die aktive Einbindung von Patient*innen in die Entscheidungssituation verbunden ist mit der Übernahme von Verantwortung (Kunz 2009, 601). Verschiedene Studien legen jedoch nahe, dass Patient*innen am Lebensende die Teilnahme am Entscheidungsfindungsprozess nicht immer wünschen[32] – diese nicht einzuschätzende Unsicherheit oder auch geringes Selbstvertrauen mag ein Grund dafür sein. So muss in der Praxis sicherlich berücksichtigt werden, dass Patient*innen in palliativer Versorgung sich mit einer Entscheidungsfindung in besonderem Maße überfordert fühlen können und aus diesem Grund dazu tendieren, eine Entscheidungsfindung gemeinsam mit ihren Angehörigen und/oder Ärzt*innen zu treffen oder die Entscheidungen vollständig auf andere Akteure zu übertragen, statt eine Entscheidung selbst zu verantworten (Deber et al. 2007; Scholer-Everts et al. 2002, 77; Degner/Sloan 1992, s. a. Quante 2010). Daher ist das paternalistische Beziehungsmo-

---

[32] Dies ist auch abhängig von der Art und dem Stadium der Erkrankung, individuellen Merkmalen und der Konstitution der Beziehungen zum medizinischen Personal (Thompson 2007).

dell wohl niemals gänzlich aus dem klinischen Alltag wegzudenken (Manson/ O'Neill 2007, 156).

Paternalistisches Handeln scheint zunächst im Widerspruch zur Selbstbestimmung zu stehen.[33] Quante (2002) zufolge kann ärztlich-paternalistisches Handeln aber auch als eine autonomiebewahrende Maßnahme verstanden werden. Eine ‚kooperative Beziehung' zwischen Patient*innen und Ärzt*innen, so Quante, beinhaltet zwar einen partiellen Verzicht auf Autonomie, jedoch ohne dass dadurch die personale Autonomie im Ganzen gefährdet wird. Paternalistische Handlungen begreift Quante nicht als Eingriff in die Autonomie eines Menschen, wenn sie auf geteilten Entscheidungen und gemeinsam ausformulierten Zielvorstellungen beruhen (ebd. 335ff.). Demzufolge müssen weder Selbstbestimmung und Paternalismus zwingend als gegensätzliche Elemente begriffen werden, noch sind ‚blindes' Vertrauen von Patient*innen oder ärztlich-paternalistisches Handeln generell negativ zu bewerten. Gerade am Lebensende kann es die Patient*innen sogar entlasten, nicht alles wissen zu müssen, sondern Verantwortung abgeben und darauf vertrauen zu können, dass die medizinischen Akteure in ihrem Interesse handeln. Die (un-)bewusste Abgabe der Entscheidungsverantwortung kann jedoch dazu führen, dass Entscheidungen des medizinischen Personals zwar in bester Absicht, jedoch nicht immer entlang des Patientenwunsches getroffen werden.

Wenn Patient*innen selbstbestimmt entscheiden möchten, ist zwar eine umfassende Informationsbasis wichtig. Murtagh und Thorns (2006) stellen jedoch fest, dass, mit Blick auf das interpersonale Vertrauen, für die Fähigkeit zur Ausübung selbstbestimmten Handelns nicht allein der Umfang an Informationen entscheidend ist, sondern vielmehr der Aufklärungsprozess durch die Informationsträger, das heißt wie diese Informationen vermittelt werden. Bei der Weitergabe von Informationen ist ebenfalls zu klären, welche Inhalte Patient*innen für sich selbst als notwendig und emotional ertragbar erachten und in welchem Umfang sie diese erhalten wollen (ebd. 313). In der täglichen Praxis kann dies individuell stark differieren. Die Studie von Murtagh und Thorns skizziert auch, dass das Bedürfnis nach detaillierter Infor-

---

[33] Eine weitere Bearbeitung des Themas Paternalismus im klinischen Kontext erfolgt durch Wiesemann in diesem Band (Kapitel 2).

mation mit dem Fortschreiten der Erkrankung oftmals abnimmt. Die Autoren sehen die Ermittlung der Erwartungen und Bedürfnisse der Patient*innen hinsichtlich der Behandlung daher als wesentlich an, wenn es darum geht die Autonomie der Patient*innen in einem für sie angemessen Umfang und der Situation entsprechend zu respektieren. Gegenseitiges Vertrauen ist dabei mit Bezug auf die Verbesserung des Wohlbefindens der Patient*innen von hoher Bedeutung (ebd. 314). Es geht hier nicht allein darum, Patient*innen durch Wissen zu informieren, sondern sie in ihrer Entscheidungsfindung zu unterstützen und zu selbstbestimmtem Handeln zu ermutigen (ebd. 313; Charles et al. 1997, 683). Eine adäquate Kommunikation der Informationspräferenzen beziehungsweise hinsichtlich des Informationsbedarfs der Patient*innen ist somit unerlässlich (Nauck/Jaspers 2012, Thom et al. 2004, Thom et al. 2001). Die Gratwanderung, einerseits Informationen als notwendige Bedingung für die (selbstbestimmte) Entscheidungsfindung offenzulegen, und Patient*innen andererseits nicht zu sehr zu belasten, wird dabei wohl nicht vollkommen aufzulösen sein.

Um am Lebensende eigene Wünsche und Bedürfnisse zu identifizieren und auszuformulieren benötigen Patient*innen einen angemessenen Rahmen, ausreichend Zeit und Unterstützung durch Dritte. Dies kann sowohl als unilaterale Zugabe von faktischen Informationen, beispielsweise durch medizinisches Personal, als auch in einem vertrauensvollen diskursiven Setting zwischen Patient*innen, medizinischem Personal und Angehörigen umgesetzt werden (Nauck/Jaspers 2012). Wo die Palliativmedizin möglicherweise als Paradebeispiel klinischer Praxis gelten kann, bleibt dies für eine Vielzahl klinischer Einrichtungen aufgrund von Ressourcenmangel bei gleichzeitigen Ökonomisierungs- und Rationalisierungsmaßnahmen ein vermeintlich anmaßendes Anliegen. Gerade bei schweren fortgeschrittenen unheilbaren Erkrankungen ist unabhängig vom Versorgungskontext zu bedenken, dass es sich bei diesen Patient*innen um eine sehr vulnerable Gruppierung handelt, die mit unterschiedlichen Integrations- und Bewältigungsprozessen ihrer Erkrankung konfrontiert ist. Daher ist darauf zu achten, ihnen eine vertrauensvolle Umgebung bereitzustellen und empathisch auf ihre individuelle Situation einzugehen. Bedauerlicherweise ergab die Auseinandersetzung mit den Erfahrungen von Patient*innen innerhalb dieser Studie, dass außerhalb der spezialisierten palliativen Versorgung dies offenbar nicht die gängige Praxis klinischer Realität ist.

Danksagung
Wir danken Maximiliane Jansky und Anna Kubus für die kritische Diskussion und Reflexion dieses Beitrages.

Literatur

Alheit, P.: Reading Body Stories. Zur „leibhaften" Konstruktion der Biographie. In: P. Alheit/B. Dausien/W. Fischer-Rosenthal/A. Keil (Hg.): *Biographie und Leib*. Gießen 2002, 223-244.

Beauchamp, T. L./Childress, J. F.: *Principles of biomedical ethics*. Oxford 2009 [1979].

Billings, A. J./Krakauer, E. L.: On Patient Autonomy and physician responsibility in end-of-life-care. In: *ARCH Intern Med* 171/9 (2011), 849-853.

Braddock, C. H./Snyder, L.: The Doctor Will See You Shortly. The Ethical Significance of Time for the Patient-Physician Relationship. In: *J Gen Intern Med* 20 (2005), 1057–1062.

Charles, C./ Gafni, A./ Whelan, T.: Shared decision-making in the medical encounter: What does it mean? (Or it takes at least two to tango). In: *Social Science & Medicine* 44 (1997), 681–692.

Corbin, J./Strauss, A.: *Weiterleben lernen. Verlauf und Bewältigung chronischer Krankheit*. Bern 2004.

Corbin, J./Strauss, A.: *Weiterleben lernen. Chronisch Kranke in der Familie*. München 1993 [1988].

Deber, R. B./Kraetschmer, N./Urowitz, S./Sharpe, N.: Do people want to be autonomous patients? Preferred roles in treatment decision-making in several patient populations. In: *Health Expect* 10/3 (2007), 248-258.

Degner, L. F./Sloan, J. A.: Decision making during serious illness: What role do ptaintes really want to play?, In: *J Clin Epidemiol* 45/9 (1992), 941-950.

Elias, N.: *Über die Einsamkeit des Sterbenden in unseren Tagen*. Frankfurt a.M. 1983.

Emanuel, E. J./Emanuel, L. L.: Four Models of the Physician-Patient Relationship. In: *JAMA* 267 (1992), 2221–2226.

Endress, M.: *Vertrauen*. Bielefeld 2002.

Feldmann, K.: *Soziologie kompakt. Eine Einführung*. Wiesbaden 2006.

Fischer, W.: Soziale und biographische Konstitution chronischer Krankheit. In: B. Lutz (Hg.): Soziologie und gesellschaftliche Entwicklung. Frankfurt a.M. 1985, 559-569.

Fischer, W.: Körper und Zwischenleiblichkeit als Quelle und Produkt von Sozialität. In: ZBBS 1 (2003), 9–31.

Fischer-Rosenthal, W.: Biographie, Leib und chronische Krankheit. In: D. Nittel/A. Seltrecht (Hg.): Krankheit. Lernen im Ausnahmezustand? Berlin/Heidelberg 2013, 185-198.

Fischer-Rosenthal, W.: Biographie und Leiblichkeit. Zur biographischen Arbeit und Artikulation des Körpers. In: P. Alheit/B. Dausien/W. Fischer-Rosenthal/A. Keil (Hg.): Biographie und Leib. Gießen 2002, 15-43.

Fischer-Rosenthal, W./Rosenthal, G.: Narrationsanalyse biographischer Selbstpräsentationen. In: R. Hitzler/A. Honer (Hg.): Sozialwissenschaftliche Hermeneutik. Opladen 1997, 133-164.

General Medical Council: Treatment and care towards the end of life. Good practice in decision-making. Guidance for doctors, 2010. Im Internet: http://www.gmc-uk.org/End_of_life.pdf_32486688.pdf.

Giddens, A.: Modernity and self-identity: Self and society in the late modern age. Cambridge 1991.

Glaser, B./Strauss, A. L.: Betreuung von Sterbenden. Eine Orientierung für Ärzte, Pflegepersonal, Seelsorger und Angehörige. Göttingen/Zürich 1995.

Glaser, B./Strauss, A. L.: Grounded Theory. Strategien qualitativer Forschung. Bern 2010 [1998].

Goffman, E.: Stigma. Über Techniken der Bewältigung beschädigter Identität. Frankfurt a.M. 2010 [1975].

Knoblauch, H./Zingerle, A.: Thanatosoziologie. Tod, Hospiz und die Institutionalisierung des Sterbens. In: dies. (Hg.), Thanatosoziologie. Berlin 2005, 11-27.

Kunz, R.: Palliative Care – schwierige Entscheidungen am Lebensende. In: Therapeutische Umschau 66 (2009), 601-605.

Kübler-Ross, E.: On death and dying. New York 1969.

Kübler-Ross, E./Kessler, D. A.: On grief and grieving. Finding the Meaning of Grief Through the Five Stages of Loss. New York 2005.

Lavoie, M./Blondeau, D./Picard-Morin, J.: The Autonomy experience of patients in palliative care. In: Journal of Hospice and Palliative Nursing 13/1 (2011), 47-53.

Lazarus, R. S.: Psychological stress and coping in adaptation and illness. In: International Journal of Psychiatry in Medicine, 5 (1974), 321–333.

Lazarus, R. S./Folkman, S.: Stress, appraisal, and coping. New York 1984.

Lazarus, R. S./Launier, R.: Stress-related transactions between person and environment. In: L. A. Pervin/M. Lewis (Hg.): Perspectives in interactional psychology. New York 1978, 287-327.

Marx, G.: Bluthochdruck (er) leben. Patientenperspektive und Interaktionspräferenzen in der hausärztlichen Bluthochdruckbehandlung. Göttingen 2013.

Marx, G. /Nauck, F.: Autonomie und Vertrauen in der modernen Medizin: am Lebensende Entscheidungen treffen. In: *Niedersächsisches Ärzteblatt* 10 (2012), 12-14.

Marx, G./Owusu Boakye, S./Jung, A./Nauck, F.: Trust and autonomy in end of life: considering the interrelation between patients and their relatives. In: *Curr Opin Support Palliat Care* (4) (2014), 394-8.

Manson, N. C./O'Neill, O.: *Rethinking informed consent in bioethics.* Cambridge u.a. 2007.

Möllering, G.: *Trust: Reason, Routine, Reflexivity.* Oxford 2006.

Murtagh, F. E. M./Throns, A.: Evaluation and ethical review of a tool to explore patient preferences for information and involvement in decision making. In: *J Med Ethics* 32 (2006), 311-315.

Müller-Mundt, G.: Bewältigungsherausforderungen des Lebens mit chronischem Schmerz – Anforderung an die Patientenedukation. In: *Pflege & Gesellschaft* 13/H1 (2008), 32-47.

Nauck, F./Jaspers, B.: Patientenverfügung als Vertrauensbildende Maßnahme. In: G. Höver/H. Baranzke/A. Schaeffer (Hg.): *Sterbebegleitung: Vertrauenssache.* Würzburg 2011, 175-192.

Nauck, F. /Jaspers, B.: Die Arztrolle in unterschiedlichen klinischen Kontexten. Der Arzt als Begleiter in der Palliativmedizin. In: *Bundesgesundheitsblatt* 55 (2012), 1154-1160.

O'Neill, O.: *Autonomy and Trust in Bioethics.* Cambridge u.a. 2002.

O'Neill, O.: Some limits of informed consent. In: *J Med Ethics* 29 (2003), 4-7.

Pfeffer, S.: *Krankheit und Biographie. Bewältigung von chronischer Krankheit und Lebensorientierung.* Erlangen/Nürnberg 2010.

Quante, M.: *Menschenwürde und personale Autonomie: Demokratische Werte im Kontext der Lebenswissenschaften.* Hamburg 2010.

Quante, M.: *Personales Leben und menschlicher Tod. Personale Identität als Prinzip der biomedizinischen Ethik.* Berlin 2002.

Rosenthal, G.: *Interpretative Sozialforschung. Eine Einführung.* Weinheim/München 2005.

Rosenthal, G.: *Erlebte und erzählte Lebensgeschichte.* Frankfurt a.M./NewYork 1995.

Scholer-Everts, R./Klaschik, E./Eibach, U.: Patientenautonomie und Patientenverfügung: Ergebnisse einer Befragung bei stationären Palliativpatienten. In: *Zeitschrift für Palliativmedizin* 3/3 (2002), 77-84.

Schütz, A.: Das Problem der sozialen Wirklichkeit. In: ders. (Hg.): *Gesammelte Ausätze.* Den Haag 1971, 3-31.

Schütze, F.: Biographieforschung und narratives Interview. In: *Neue Praxis* 3 (1983), 283-293

Siegriest, J.: *Medizinische Soziologie.* München 2005.

Strauss, A. L./Corbin, J.: *Grounded Theory: Grundlagen Qualitativer Sozialforschung.* Weinheim 2010 [1996].

Steinfath, H./Pindur, A.-M.: Patientenautonomie im Spannungsfeld philosophischer Konzeptionen von Autonomie. In: C. Wiesemann/A. Simon (Hg.): *Patientenautonomie. Theoretische Grundlagen, Praktische Anwendungen.* Paderborn 2013, 27-41.

Thom, D. H./Hall, M. A./Pawlson, L. G.: Measuring Patients' Trust in physicians when assessing quality of care. In: *Health Affairs* 23/4 (2004), 124-132.

Thom D. H./Standford Trust Physicians: Physicians behaviors that predict patient trust. In: *The Journal of Family Practice* 50/4 (2001), 323-328.

Thompson, A. G. H.: The meaning of patient involvement and participation in health care consultations. In: *Soc Sci Med* 64/6 (2007), 1297-1310.

Völter, B./Dausien, L./Helma, L./Rosenthal, G. (Hg.): *Biographieforschung im Diskurs.* Wiesbaden 2005.

Yalom, I. D.: *Existentielle Psychotherapie.* Köln 2000 [1989].

Ziegeler, G./Friedrich, H.: Multiple Sklerose – Das einzig sichere an ihr ist ihre Unzuverlässigkeit! Eine Langzeitstudie über Formen der psychosozialen Bewältigung einer chronischen Krankheit. Frankfurt a.M. 2002.

Reiner Anselm / Ulrike Butz

4. Vertrauen in der Organisation Krankenhaus – wie lässt sich das Nicht-Organisierbare organisieren?

Die moderne Medizin stellt ein Interaktionsfeld verschiedener Akteure[1], verschiedener Handlungsrationalitäten und verschiedener Zielsetzungen dar. Diese unterschiedlichen Perspektiven und Interessen müssen kontinuierlich miteinander abgeglichen werden. Für moderne Gesellschaften ist dabei charakteristisch, dass ein solcher Abgleich nicht über die Integration individueller Präferenzen in ein als allgemein verbindlich anerkanntes System von Werten und Gütern erfolgt, sondern über das Konzept der Autonomie, bei der die Freiheit zu individueller Selbstbestimmung ihre Grenzen nur an der Freiheit der anderen findet. In der Medizin hat diese Herangehensweise ihren Niederschlag in der Hochschätzung der Patientenautonomie gefunden. Medizinische Interventionen sind dementsprechend nur dann legitim, wenn sie die Zustimmung des Patienten gefunden haben.

Zugleich aber – und das zeigt der vorliegende Band eindrücklich – verbinden sich mit der Hochschätzung der Patientenautonomie nicht nur Fragen danach, wie diese im medizinischen Kontext zu bestimmen und in die Praxis umzusetzen ist. Die Reflexion des Autonomiekonzepts lässt ebenso dessen Schattenseiten erkennen. Diese bestehen vor allem in der Sorge vor einem übersteigerten, sich möglicherweise sogar gegen den Patienten richtenden Individualismus, der dem einzelnen Patienten Entscheidungen auflastet, die

---

[1] In diesem Beitrag wird immer wieder von verschiedenen Akteuren die Rede sein. Wird dabei von Ärzten, Pflegern, Patienten gesprochen, so sind damit ebenso auch Ärztinnen, Krankenschwestern oder Patientinnen gemeint. Aus Gründen der Leserlichkeit wird im Text aber nur die männliche Form verwandt. An den Stellen, an denen von konkreten Akteuren gesprochen wird, geschieht dies aber selbstverständlich in dem ihnen zugehörenden Geschlecht.

dieser nicht zu treffen vermag.[2] Zudem stellt sich die Frage, ob das ursprünglich für die Regelung der Beziehungen zwischen den als gleichberechtigt verstandenen Mitgliedern der Gesellschaft vorgesehene Konzept sich auch auf
Situationen übertragen lässt, in denen wie im Fall der stationären Kranken-
behandlung Asymmetrien und Abhängigkeiten konstitutiv sind. Diese Abhängigkeit wird gerade in der Interaktion zwischen Arzt und Patient deutlich, in der jener stets als der Abhängige erscheint, der auf das Wissen und
die Kompetenz des Arztes angewiesen ist. Das Konzept vertrauensbasierter
Interaktion gewinnt aus dieser Skepsis seine Bedeutung. Mit ihm scheint ein
Paradigma gefunden, das in der Lage ist, die Abhängigkeit des Patienten
positiv zu deuten und zugleich Raum zu lassen für dessen Autonomie. In
dieser Vermutung aber klingt zugleich die Frage an, wie sich Autonomie und
Vertrauen innerhalb des medizinischen Kontextes einander zuordnen lassen
und wie sie zu verstehen sind. Zugleich schwingt in der Hochschätzung des
Vertrauens ein Kritikmoment an der modernen Medizin, insbesondere der
Hochleistungsmedizin, mit: Macht nicht die hochgradig differenzierte und
professionalisierte Medizin mit ihrem Übergewicht technisch-diagnostischer
Maßnahmen und ihrer Vielzahl von funktional spezifischen Kontakten den
Aufbau von Vertrauen zwischen Arzt und Patient unmöglich? Diese Kritik
wirkt sich auch auf den Wettbewerb einzelner Krankenhäuser untereinander
aus. Insbesondere kleinere, vor allem auch konfessionell gebundene Häuser
nehmen für sich in Anspruch, den Patienten stärker als die Kliniken der
Hochleistungsmedizin in den Mittelpunkt zu stellen und richten im Fall der
konfessionellen Häuser zugleich ihre öffentliche Kommunikation darauf aus
zu vermitteln, dass die weltanschauliche Bindung des Klinikpersonals einen
Vertrauensvorschuss verdiene. Damit aber fungiert Vertrauen als ein Kennzeichen der Organisation Krankenhaus, und nicht mehr allein als eines von
interpersonalen Beziehungen. Als ein solches Kennzeichen erscheint Vertrauen allerdings als eine Dimension, die organisierbar zu sein hat. Andernfalls könnte sie nicht als ein Strukturmerkmal in eine Organisation imple-
mentiert werden.

---

[2] Daher wird in heutigen Diskussionen vermehrt die Frage nach der relationalen Einbindung des
Patienten gestellt; so auch in diesem Band bei Lipp/Brauer: Autonomie durch Familie.

Inwiefern aber kann Vertrauen organisiert und damit als Kennzeichen einer Organisation habhaft gemacht werden? Widerspricht dies nicht dem, was Vertrauen im Krankenhaus wesentlich ausmacht und was es komplementär zur Rede von der Patientenautonomie leisten soll? Ist Vertrauen letztlich gerade eben nicht zu organisieren? Diesen Fragen widmet sich der folgende Beitrag, der auf einer Interviewstudie mit verschiedenen professionellen Akteuren in konfessionellen Krankenhäusern basiert. Er entwickelt Aussagen über das Vertrauen im Kontext eines Krankenhauses in Analogie zur Konfessionalität im Krankenhaus. Denn – so das grundlegende Ergebnis dieser Studie: beide Dimensionen stellen eine Organisation vor die Herausforderung, das zu organisieren, was nicht zu organisieren ist.

4.1 Zum Gegenstand und zur Methodik der Studie

Um die gestellten Fragen zu behandeln, nimmt die vorliegende Studie einige Fokussierungen vor. Eine erste derartige Fokussierung betrifft die Konzentration auf den Klinikbereich. Dies mag als eine gewisse Engführung erscheinen, da Krankenhäuser ein spezifisches Feld innerhalb der modernen Medizin darstellen. Zudem wird hier eine noch spezifischere Auswahl getroffen: Es kommen nicht Krankenhäuser im Allgemeinen in den Blick, sondern diejenigen, die sich als konfessionell und also als christlich bezeichnen[3]. Für diese Zuspitzung gibt es gute sachliche Gründe. Konfessionelle Krankenhäuser repräsentieren ein wichtiges Segment des deutschen Krankenhaussektors und den größten Teilbereich von Häusern in frei-gemeinnütziger Trägerschaft. Sodann bilden konfessionelle Häuser einen interessanten Einstiegspunkt für eine genauere Bestimmung der Rolle von Vertrauen im medizinischen Kontext. Ausgehend davon kann dann die Frage aufgeworfen werden,

---

[3] Wird hier und im Folgenden von konfessionellen Krankenhäusern gesprochen, so sind damit nur die christlich-konfessionellen Häuser gemeint. Damit ist nicht in Abrede gestellt, dass es auch weltanschaulich gebundene Krankenhäuser anderer Religionen gibt. Diese sind hier jedoch nicht im Blick. Zudem erschienen auch in den geführten Interviews, auf die sich der Beitrag bezieht, nur die christlichen Krankenhäuser unter der Bezeichnung ‚konfessionell‘. Wird also hier von konfessionell und damit nur von christlichen Häusern gesprochen, so geschieht das, weil darauf hier der Fokus liegt, soll aber in keiner Weise als Wertung gegenüber anderweitig religiös gebundenen Häusern verstanden werden.

ob der hier zugrunde gelegte Begriff des Vertrauens auch im weiten Kontext der modernen Medizin auskunftsfähig ist und ob sich daraus allgemeine Folgerungen für den Begriff der Autonomie und seiner Zuordnung zum Vertrauen ziehen lassen.

Eine zweite Fokussierung betrifft die Entscheidung, die Fragen nach dem Vertrauen und seiner Bedeutung im medizinischen Handeln nicht als theoretische, sondern als empirische zu thematisieren. Methodisch wurde dieser Überlegung dadurch Rechnung getragen, dass, basierend auf der *Grounded Theory*, eine Interviewstudie mit Mitarbeitern verschiedener Ebenen in Krankenhäusern durchgeführt wurde. So wurde versucht, die Praktiken in Krankenhäusern und die Interaktionen zwischen Patient und medizinischem Personal zu erfassen, in denen sich in den Augen der Akteure Vertrauen austrägt.

Dieser Zugang zum Phänomen des Vertrauens über seine Praktiken, wie er durch eine qualitative Interviewstudie gewonnen wird, scheint in zweifacher Hinsicht lohnenswert: zum einen, weil er den medizinischen Kontext als Handlungsfeld in den Blick nimmt, zum anderen aber auch, weil darin Vertrauen nicht in theoretischer Auseinandersetzung untersucht wird, sondern als eine Dimension, die für zwischenmenschliche Interaktion unerlässlich ist.

Die dritte Fokussierung besteht in dem Interesse am Krankenhaus als Organisation. Diese resultiert aus der Annahme, dass die Rede von ‚der modernen Medizin‘ den Rahmen für die Frage nach Vertrauen zu weit steckt. Schließlich umfasst die moderne Medizin verschiedene Bereiche mit je spezifischen Kennzeichen, die wiederum die Interaktion der darin aufeinandertreffenden Akteure prägen, sich so auch auf Beziehungskonstellationen auswirken und damit für die Frage nach Vertrauen relevant sind. Im Krankenhaus begegnen sich Ärzte und Patienten nun nicht einfach als Individuen, sondern eingebettet in den Kontext einer Organisation. Die Organisation bündelt die unterschiedlichen Rationalitäten der Akteure; sie wirkt aber auch auf deren Handlungen zurück – und zwar auf das medizinische Personal ebenso wie auf die Patienten. Jene sind nicht einfach nur das Handlungsziel der Organisation Krankenhaus, sondern sie sind selbst als Akteure zu begreifen[4]. Wenn nun Vertrauen eine so maßgebliche Rolle bei der Interaktion in der Medizin zukommt, dann ist es von besonderem Interesse, wie Vertrauen in der Organisation Krankenhaus zu stehen kommt, wie dieses Vertrauen generiert wird, welche Funktion ihm zukommt und wie die Interdependenzen zwischen Organisation, Handelnden und Vertrauen zu beschreiben sind.

Über diese Erwägungen hinaus sprechen auch methodische Gründe für die skizzierte Konzentration auf konfessionelle Häuser: Die Studie arbeitet mit einem qualitativen Verfahren, der *Grounded Theory*. Im Unterschied zu quantitativen Untersuchungsmethoden zielt diese nicht auf statistische Werte und Daten, für die eine sehr hohe Zahl an Interviews geführt werden muss, um aussagekräftige Ergebnisse zu erhalten. Anliegen der *Grounded Theory* ist es vielmehr, durch vergleichsweise wenige, narrative Interviews dichte Beschreibungen zu erhalten und daraus Hypothesen zum Verständnis des untersuchten Gegenstandsbereichs zu generieren. Diese Theorien sollen dabei aus den Interviews und damit aus der Praxis selbst gewonnen werden. Um dies zu ermöglichen, wurden leitfadengestützte narrative Interviews geführt. Aus diesen aufgezeichneten und transkribierten Gesprächen wurden dann durch die Methodik des Codierens Hypothesen gebildet, die durch weitere Interviews bestätigt oder gegebenenfalls korrigiert werden konnten. Die *Grounded Theory* kommt so mit einer vergleichsweise geringen Zahl an Interviews aus, allerdings muss dazu der Gegenstandsbereich der Forschung klar abgegrenzt sein. Anders wäre es nicht möglich, die Menge an Daten zu bearbeiten und so aussagekräftige Ergebnisse zu erzielen.[5] Die hier vorzustellenden Hypothesen und das darin sich gründende Verständnis von Vertrauen beruht auf 25 Interviews, die vor allem in konfessionellen Häusern mit Mitarbeitern verschiedener Funktionsbereiche geführt wurden. Dazu gehörten neben dem auf der operativen Ebene arbeitenden medizinischen Personal wie Ärzten und Pflegern auch Vertreter der Klinikleitungen. Ebenso wurden für die übergeordnete organisatorische Ebene zudem Vertreter von Krankenhausverbänden befragt.

---

[4] Einen dezidierten und diese Studie daher ergänzenden Blick auf Patienten wirft das Teilprojekt Medizin in seiner Interviewstudie. Siehe dazu hier im Band den Beitrag von Owusu Boakye et al.
[5] Zur genaueren Beschreibung der Methodik der *Grounded Theory* sei hier auf die dazu einschlägigen Werke von Anselm Strauss verwiesen. Exemplarisch seien daraus hier genannt: Glaser/Strauss 1967; Strauss/Corbin 1996; Strauss 1998.

Noch eine letzte Vorbemerkung: Mit dem Zugang über eine empirische Studie ist damit aber auch das zugrunde gelegt, was für alle empirischen Studien gilt: Sie zeigen die Wirklichkeit, die über das jeweilige Verfahren zugänglich ist, nicht mehr, aber auch nicht weniger. Dies im Blick zu behalten, ist für das Verständnis der hier vorgestellten Ergebnisse wichtig. Sie beanspruchen eben gerade nicht, die Wirklichkeit vollständig abzubilden, sondern präsentieren eine Theorie zum Verständnis der Praxis der Organisation Krankenhaus. Sie stellen also einen Interpretationsvorschlag dar, wie sich Vertrauen in der Praxis durchträgt, welche Ansprüche damit von den Akteuren verbunden sind und auch, welche Herausforderungen sich aus Sicht der Praxis im Kontext einer Organisation damit ergeben.

Bevor nun anhand der Ergebnisse der Interviewstudie die daraus gewonnenen Einsichten zum Vertrauen dargestellt werden, sind zunächst das leitende Organisationsverständnis von konfessionellen Häusern und die Frage der Konfessionalität in den Blick zu nehmen.

4.2 Das Krankenhaus als Organisation

Krankenhäuser werden hier in dem Sinne als Organisation verstanden, dass sie nicht eine Organisation haben, sondern eine Organisation sind. Sie zeichnen sich durch eine ihnen eigene Funktionsweise aus, die von Strukturen und Abläufen gekennzeichnet ist, in denen die verschiedenen Professionen einander zugeordnet sind. Das Primärziel, das dafür Sorge trägt, dass die mit den verschiedenen Professionen verbundenen Rationalitäten zusammengehalten werden, lässt sich beschreiben als das Ziel, Kranke zu pflegen und zu heilen (vgl. Rohde 1973, 20ff.). Dieses übergeordnete Ziel, das die Organisation als Ganzes kennzeichnet, stammt aus den Anfängen der Krankenhäuser, die sich aus den christlichen Hospitälern entwickelten. Waren die Hospitäler der Fürsorge und Pflege von Armen und Siechenden gewidmet, so verlagerte sich im Entstehen der Krankenhäuser die Ausrichtung auf die *Behandlung* und *Heilung* von Kranken.

Nach wie vor kann die Behandlung von Kranken als das übergeordnete und verbindende Ziel der Organisation Krankenhaus verstanden werden. Es ist in der Lage, die pluralen Professionsrationalitäten, ihre Ziele und Arbeitsweisen so miteinander zu verbinden, dass Kranke in spezialisierter Weise Behandlung und Pflege erfahren. Dennoch hat sich die Organisation Krankenhaus in den letzten Jahrzehnten wesentlich verändert: Die Rationalität ärztlichen Handelns hat ihre unwidersprochene Vorrangstellung verloren. Neben sie sind andere Zielsetzungen und Handlungslogiken getreten, von denen die durch das Ökonomie-Paradigma geprägten die wirkmächtigsten darstellen. Krankenhäuser gelten nun auch als Wirtschaftsunternehmen und unterliegen damit bestimmten Systemrationalitäten. Ein gutes Beispiel dafür stellen die als DRGs, *Diagnosis Related Groups*, bezeichneten Fallpauschalen dar: Da die abrechnungsfähigen Ressourcen für einen ‚Behandlungsfall' begrenzt sind, kann es zum Konflikt zwischen Therapieoptionen und ökonomischen Erfordernissen kommen. Innerhalb des Krankenhauses kann dies zu Konkurrenzen zwischen der Perspektive des medizinischen und des Verwaltungspersonals führen, zwischen der Arzt-Patienten-Beziehung und der Auslastung, der Kapazitäten und Ressourcen, kurz: dem wirtschaftlichen Erhalt des Hauses.[6]

Um nun beide, die ökonomische und die therapeutische Rationalität, aufeinander abzubilden, bedarf es organisationsinhärenter Strukturen und Abläufe, die durch die einem Krankenhaus eigene Hierarchie geprägt sind und die darauf hinwirken müssen, dass das Primärziel der Organisation, die Ausrichtung auf die Kranken, auch tatsächlich umgesetzt werden kann. Dieses Ziel strukturiert die Interaktion zwischen den verschiedenen Professionen und definiert, wie Verantwortungen verteilt werden. Dieses Organisationsverständnis ist für den hier gewählten Zugang zum Vertrauen insofern relevant, als sich darin bereits andeutet, dass die Interaktion von Arzt und Patient oder Patient und Pfleger nicht nur auf der individuellen Ebene verortet werden kann. Es ist vielmehr von besonderer Bedeutung, dass diese Interaktion innerhalb einer Organisation stattfindet. Jene macht die Interaktion einerseits erst möglich, wirkt andererseits aber auch durch verschiedene Vorgaben und Rahmenbedingungen auf sie ein. Diese Struktur ist dabei nicht auf die ökonomischen Faktoren beschränkt. Diese spielen sicherlich eine herausgehobene Rolle, stellen aber nicht die einzigen Beispiele für das

[6] Einen kurzen Einblick in die Frage des mit der Ökonomisierung einhergehenden Wandels in der Organisation Krankenhaus, auf den hier nicht ausführlicher eingegangen werden kann, geben Iseringhausen und Staender (2012, 188f.).

für Organisationen charakteristische Mit-, Neben- und Gegeneinander unterschiedlicher Handlungsrationalitäten dar. Zu nennen wären hier etwa die unterschiedlichen Perspektiven von Ärzten und Pflegepersonal aber auch das Nebeneinander unterschiedlicher medizinischer Disziplinen. Die angesprochenen Aspekte und Einflussfaktoren der Organisation Krankenhaus finden sich dementsprechend auch in den Interviews wieder und sind darin für die Einsichten zum Verständnis von Vertrauen relevant.

Inwiefern Krankenhäuser als Organisationen auf die Generierung und die Bedeutung von Vertrauen Einfluss nehmen, zeigte sich im Verlauf der Studie an einem Themenkomplex, der zunächst wie ein Umweg anmutete, letztlich aber zu einem vertieften Verständnis von Vertrauen und seiner Relevanz im klinischen Kontext beiträgt. Betrachtet man konfessionelle Häuser als – wie oben gesagt – Einstiegspunkte zur Frage nach Vertrauen im klinischen Kontext, so ist ein Blick auf Konfessionalität erforderlich. Ausgehend davon zeigte sich im Verlauf der Studie ein durchaus überraschendes Ergebnis. In den Interviews wurde deutlich, dass die Konfessionalität eines Hauses als ein Strukturparameter verstanden werden kann, welcher gleichsam zu einer sekundären Logik für die Organisation wird. Hier taten sich einige bedeutsame Aspekte auf, die nicht nur für das Verständnis von Konfessionalität im Krankenhaus relevant sind. Blickt man in dieser Perspektive auf die konfessionellen Häuser, so zeigt sich ein interessantes Bild: Konfessionalität und Vertrauen legen sich wechselseitig aus. Sie sind beide als Strukturparameter zu verstehen, sie bestimmen die Organisation und werden selbst durch die Organisation bestimmt. Dies legt es nahe, im Anschluss an die Überlegungen zum Organisationsverständnis zunächst einen Blick auf die besondere Charakteristik des *Konfessionellen* im konfessionellen Krankenhaus zu werfen, um dann anschließend die Bedeutung und das Verständnis von Vertrauen, wie es sich in der Interviewstudie zeigte, darstellen zu können.

4.3 Konfessionalität im konfessionellen Krankenhaus

Konfessionelle Krankenhäuser stellen sich selbst explizit in die Tradition des Christentums und formulieren damit an sich selbst einen bestimmten Anspruch. Dieser Anspruch, nämlich ein Haus mit erkennbar christlichem Gepräge zu sein, wird – so nehmen es die Häuser wahr – sowohl von Patienten als auch von außen, von der Öffentlichkeit sowie den Verbänden an die Kliniken herangetragen. Ein Verbandsvertreter formuliert diesen Anspruch so:

> „Also das sollte schon im Ort, in der Stadt ähm deutlich sein, ja das is n christliches, n kirchliches Krankenhaus und äh da geht es uns gut, die gehen gut mit uns um, und die haben auch ne tolle Medizin"[7] [V/b/3,3-7][8]

Was jedoch verbirgt sich hinter diesem Anspruch für konfessionelle Krankenhäuser? Was ist Konfessionalität im Rahmen eines Krankenhauses?

Anders als man es aufgrund der hohen Bedeutung für das Selbstverständnis, aber auch für die öffentliche Profilierung von konfessionellen Krankenhäusern erwarten könnte, legen die Interviews die Schlussfolgerung nahe, dass es dabei nur in Einzelfällen um Praktiken geht, die Konfessionalität als exkludierendes Unterscheidungsmerkmal deutlich werden lassen. Zwar werden von den Interviewpartnern auch Marker von Konfessionalität benannt, die sich so nicht oder zumindest nicht in dem Maße in nicht-konfessionellen Häusern finden lassen. Dennoch wird diesem Aspekt eher geringe Bedeutung zugemessen. Zu solchen spezifisch christlichen Merkmalen lassen sich einerseits ‚sichtbare Zeichen' zählen, zu denen christliche Sprüche oder Psalmworte an den Korridorwänden ebenso zugeordnet werden, wie eine klinikeigene Kirche an einem zentralen Ort des Hauses. Auch christlich-religiöse Praktiken, wie der Zugang zu den Sakramenten, regelmäßige Gottesdienste, Gebete oder die Arbeit der Seelsorger gehören zu diesen expliziten Merkmalen. Beide Ausdrucksmöglichkeiten von Konfessionalität stellen zwar für die

---

[7] Alle interviewten und hier zitierten Personen haben zugestimmt, dass ihre Daten in anonymisierter Form zu Forschungszwecken verwendet werden dürfen. Zudem sei hier eine kurze Erklärung zur Zitierweise der Interviewausschnitte gegeben: Sie werden allesamt in der Form zitiert, in der sie transkribiert wurden. Dies hat zum Ziel, neben den Inhalten des Gesagten auch seine wörtliche Form möglichst genau wiederzugeben. Aus diesem Grund findet sich in den Interviewausschnitten außer Kommata keine Zeichensetzung. Die Kommas selbst folgen nicht den grammatikalischen Regeln, sondern der Sprechweise der Interviewpartner und markieren in diesem Sinne von ihnen gemachte Sinnabschnitte.

[8] Die Zitation nimmt folgende Daten auf: Abkürzungen für die Verortung des Interviewpartners: V für Verband, KKH für katholisches Krankenhaus, EKH für evangelisches Krankenhaus; dann findet sich ein Kürzel für die genauere Bezeichnung des Hauses, das aus Gründen der Anonymisierung hier aber nicht benannt werden kann. Im Anschluss folgt schließlich der Verweis auf Seite und Zeile des Interviews gemäß dem Transkript.

Häuser wichtige Aspekte dar, dennoch bilden sie nicht den Schwerpunkt von Konfessionalität.

Das, was sowohl in der Innen- als auch in der Außenwahrnehmung als Zentrum von Konfessionalität beschrieben wird, ist dagegen gerade in seiner Gestalt selbst nicht exklusiv christlich, sondern wird als ein selbstverständliches *Handeln der Menschlichkeit* charakterisiert. So beschreibt eine Krankenhausoberin den Anspruch, ein konfessionelles Haus zu sein, die Perspektive dabei nach innen auf das Haus selbst richtend, folgendermaßen:

> „Also, wichtig ist, denke ich, ähm als Krankenhausoberin ist mir ganz wichtig, dass das Logo, so wie die Kongregationsleitung sich präsentiert, für den Menschen da zu sein, wenn man die Geschichte unseres Heiligen kennt, was der für die Menschen getan hat, ähm das versuchen ansatzweise auch authentisch zu sein mit dem im Krankenhaus, ist n wahnsinniger hoher Anspruch, weil ich ähm, es ist nicht immer so einfach, aber ich denke schon, dass is mir ganz wichtig, das zu signalisieren, für den Menschen da zu sein" [KKH/nm/7,17-24]

Das Handeln, in dem sich wesentlich Konfessionalität ausdrückt, meint in diesem Sinne eines, das – so sehr es seinen Grund in der Glaubenstradition des Christentums hat – dennoch kein exklusiv oder spezifisch christliches Handeln ist. Vielmehr will es ‚für die Menschen da sein' und von diesen wahrgenommen werden als ‚Hier geht man gut mit uns um'. Das Konfessionelle erscheint hier also gerade nicht als das Besondere, sondern als das Normale, als die Ausrichtung des Handelns an einem zwischenmenschlichen *Common Sense*. Dieses *Handeln der Menschlichkeit* ist ein Handeln, das den Menschen ins Zentrum stellt und ihn unabhängig von seiner Religionszugehörigkeit menschlich zu behandeln sucht. Was dabei auf den ersten Blick als überraschend erscheint, erweist sich aus einer theologischen Perspektive heraus allerdings als konsequente Umsetzung christlichen Gedankenguts: Schon von seinen Anfängen her versteht sich christliches Handeln gerade nicht als eines, das von dem Interesse geleitet ist, exklusive Ziele oder Zielgruppen in den Blick zu nehmen. Als Äquivalent zu der bedingungslosen Zuwendung Gottes zu allen Menschen soll das christliche Hilfehandeln auch allen Menschen als den als gleich zu achtenden Geschöpfen Gottes gelten. Welch hohe Bedeutung bereits die Alte Kirche einem solchen Handeln beimaß, lässt sich daran erkennen, dass schon die Autoren des Neuen Testaments die Aufforderung zu einem derartigen Verhalten auf die Verkündigung von Jesus selbst zurückführten. Den bekanntesten dieser Texte stellt dabei sicherlich die Erzählung vom Barmherzigen Samariter im Lukasevangelium, Kapitel 11, dar.

Vor diesem Hintergrund kann es nun auch nicht mehr überraschen, dass ‚konfessionell' im Bereich der Krankenversorgung gerade nicht die Abgrenzung zwischen evangelisch und katholisch bedeutet, sondern ein gemeinsames christliches Verständnis des Handelns in den Blick nimmt. Konfessionalität fungiert als handlungsleitende Maxime, ohne jedoch intrakonfessionelle Profilierungen zu beinhalten. Evangelische und katholische Häuser können daher zu einem gemeinsamen Typus konfessioneller Häuser zusammengefasst werden. Denn in der Weise, wie von ihnen das Hauptkennzeichen von Konfessionalität als das *Handeln der Menschlichkeit* bestimmt wird, lassen sich eben keine Unterschiede feststellen. Auch darin wird deutlich, dass es hier weniger um theologische Auseinandersetzung geht oder die Vermittlung von spezifischen Lehrsätzen oder Glaubensinhalten, sondern um ein Handeln, das den allgemeinen Prinzipien des Christentums, nämlich der Zuwendung zum Nächsten folgt, ohne diese explizit zu verbalisieren. Es bedeutet zugleich: konfessionelles Handeln, das als *Handeln der Menschlichkeit* verstanden wird, eignet sich weder zur intrakonfessionellen noch zur extrareligiösen Exklusion.

Diese Struktur des Nicht-Exkludierens gehört essentiell zum christlichen Handeln dazu. Diesem nämlich eignet als *Handeln der Menschlichkeit* eine elementare Selbstverständlichkeit. Sie ergibt sich nach christlicher Auffassung aus dem Glauben als Motivationskraft. Er ist Begründung für die im *Handeln der Menschlichkeit* beschriebene Weise zu handeln, entzieht sich aber gerade in seinem motivationalen Kern der definitorischen Bestimmung. Worin der Glaube des Einzelnen nämlich besteht und gerade wie er ihn zum Handeln antreibt, ist nicht der direkten Beobachtbarkeit zugänglich. Die angemessene Weise, sich diesem Komplex zu nähern, stellen darum Narrationen dar. In jenen kann dieses Handeln sichtbar werden, in dem sich Glauben ausdrückt und das doch und gerade darum nicht als spezifisch christlich, sondern als allgemein menschlich erscheint. In Narrationen wird dieses

Handeln auf nicht-definitorische Weise eindrücklich aussagbar.[9] So erzählen
die Interviewpartner von sterbenden Patienten und dem Umgang mit deren
Angehörigen. Sie beschreiben die Bedeutung von Abschiedsräumen und
erzählen, wie Patienten in kritischen Situationen Seelsorge erhalten und
wodurch sich Seelsorge, als Antwort auf das Bedürfnis nach Gesprächen in
schwierigen Situationen, auszeichnet. Ebenso werden auch Situationen in
den Blick genommen, die zum Alltag eines Patienten im Krankenhaus gehören, obwohl sie nicht mit der medizinischen Behandlung verbunden sind.
Hier sprechen sie vom Umgang mit Beschwerden bezüglich des Essens oder
wie wichtig es ist, Patienten die Möglichkeit zu geben, während ihres Aufent-
haltes Kritik oder Lob an das Krankenhaus zurückmelden zu können. So
erzählt beispielsweise eine Interviewpartnerin der Leitungsebene:

> „Ein Punkt ist das Beschwerdewesen, das äh Patientenrückmeldewesen wo Pati-
> enten sich äußern können was vielleicht an Verbesserungen, wir hatten zum
> Beispiel jetzt ein eine Patientenbeschwerde wo eine evangelische Christin gerne
> zur Kirche gehen wollte und nun war der Pastor nich da, so und das hat sie ver-
> ärgert ,und hat geschrieben, wie das denn ähm sein könnte, es steht doch dran,
> gut dann hab ich mich mit der Krankenhausseelsorgerin hier in Verbindung ge-
> setzt und sie hat mir dann gesagt, dass die Pastorin gesagt hat, während der
> Sommerzeit kann keiner kommen, Personalknappheit, gut jetzt will ich noch-
> mal zur Uni gehen, nochmal mit den Seelsorgern sprechen, ob man das viel-
> leicht so managen kann, wir wussten nichts, ob man das nicht hätte mehr in die
> Öffentlichkeit bringen kann, so dass man auch dem Patienten, ich hab das ge-
> schrieben, was ich vorhabe, was ich machen möchte, so dass da Patienten sich
> ernst genommen fühlt, dass wir ihn ernst nehmen, und dass er sagt, du hast eine
> Beschwerde wir kümmern uns drum, weil wir wollen gut sein, wir wollen dass
> du dich, oder dass der Patient sich bei uns wohlfühlt" [KKH/nm/6,24-7,10]

---

[9] Johannes Fischer hat an verschiedenen Stellen auf die Bedeutung von Narrationen und die ihnen
inhärente Kraft moralischer Wahrnehmung verwiesen. Diese liegt für ihn darin, dass mit Erzählungen Situationen auf auch emotionale Weise vergegenwärtigt werden können. Damit vermögen sie
den Gesprächspartner in die Situation hineinzuversetzen und auf diese Weise Inhalte zu vermitteln,
die sonst nur schwer zu beschreiben oder auszusagen sind (Vgl. Fischer et al. 2008, 47ff; oder auch
Fischer 2011, 198f.). In dieser von Fischer beschriebenen Kraft von Erzählungen scheint der Grund
zu liegen, das in den Interviews das *Handeln der Menschlichkeit* nicht definitorisch beschrieben,
sondern narrativ entfaltet wird. Auf diese Weise nämlich wird wahrnehmbar, was dieses Handeln
meint, und es wird dadurch unabhängig von Definitionen aussagbar.

In demselben Sinn, in dem hier anhand des Rückmeldewesens erzählt wird, wie sich mit der Weise des Handelns eine bestimmte Intention und erhoffte Rezeption verbindet, thematisieren die Interviewpartner an anderen Stellen, wie wichtig es ist, Patienten freundlich zu begegnen und ihnen durch ein ‚Guten Morgen‘ zu vermitteln, dass sie als Person wahrgenommen werden. In all diesen Erzählungen wird durchgängig ein Handeln beschrieben, das den Patienten als Menschen ernst nehmen will und die Intention hat, ihm zu vermitteln, dass er ‚in guten Händen ist‘. In diesem so beschriebenen Handeln zeigt sich, was in den Interviews als handlungsorientierendes Ziel formuliert wird: *‚Für den Menschen da zu sein‘* und ihn so zu behandeln, dass er wahrnehmen kann: *‚Hier geht man gut mit mir um‘*.

All diese Beispiele machen deutlich, dass dieses Handeln, so sehr es mit Christlichkeit verbunden ist, gerade kein spezifisch christliches Handeln darstellt. Vielmehr – und darum als *Handeln der Menschlichkeit* benannt – erscheint es als das ‚normale‘ oder eben selbstverständliche Handeln zwischen Menschen. Diese Selbstverständlichkeit verbindet sich mit einer ‚Verborgenheit‘[10] des Handelns der Menschlichkeit. Als das selbstverständliche Handeln zwischen Menschen wird es nicht thematisiert, solange es geschieht. Es ist also insofern verborgen, als das Menschliche, wo es sich ereignet, intuitiv gewusst und erkannt wird und es als selbstverständlich angenommen und also erwartet wird, dass es sich ereignet. Erst wenn es fehlt, wird es ins Bewusstsein gehoben. Es ist daher vielleicht kein Zufall, dass sich im Begriff der Verborgenheit die Christlichkeit des Handelns mit derselben Formel beschreiben lässt, die Gadamer zur Bestimmung von Gesundheit vorgeschlagen hat.[11] Heil und Heilung sind zwar nicht identisch, wohl aber vielfach aufeinander bezogen. Und wie Gesundheit nicht einen exzeptionellen Zustand,

---

[10] Zum Begriff der Verborgenheit: Hans-Georg Gadamer (1996). In dieser kurzen Monografie entfaltet Gadamer sein Verständnis von Gesundheit als etwas Verborgenem. Damit verbunden ist bei ihm eine Selbstverständlichkeit der Gesundheit, die in Krankheit zerbricht und aus dieser Situation heraus dann thematisiert wird. Andernfalls bleibt sie verborgen und wird doch intuitiv gewusst. In diesem Sinne spricht er von Gesundheit als etwas, das „eben überhaupt kein Sich-Fühlen, sondern [...] Da-Sein [ist], In-der-Welt-Sein, Mit-den-Menschen-Sein, von den eigenen Aufgaben des Lebens tätig und freudig erfüllt zu sein" (Gadamer 1996, 144). In diesem Sinne kann das in den Interviews dargestellte Verständnis vom *Handeln der Menschlichkeit* und seiner Selbstverständlichkeit in Analogie zu Gadamers Begriff der Verborgenheit verstanden werden
[11] Vgl. Fußnote 10.

sondern das Sein-Können als Mensch bezeichnet, so ist auch das Heil, christlich verstanden, nicht als Sonderzustand, sondern als Ermöglichung des Seins für den Einzelnen aufzufassen.

So selbstverständlich und normal dieses Handeln in den Darstellungen der Interviewpartner und damit der Akteure erscheint, so zeigte die Studie jedoch auch, dass sich das ‚Selbstverständliche' keineswegs von selbst einstellt, besonders nicht im Kontext einer Organisation, die viele verschiedene Funktionslogiken zu integrieren hat. In den Schilderungen einer Interviewpartnerin der Verbandsebene wird dies anhand des Umgangs mit Verstorbenen und ihren Angehörigen deutlich. Sie erzählt:

> „Und dann sinds aber auch Dinge, dass wenn jemand wirklich, ähm im Sterben liegt, dass oder gestorben is, also ich hab neulich so ne Situation äh mitbekommen, dass dann die Angehörigen also dass derjenige verstorben is, die Angehörigen wurden gar nich informiert, die kamen am nächsten Morgen rein und dann war n leeres Bett da, also das sind so so Horrorszenarien wo ich sag das kann und darf eigentlich nich passieren egal ob das n kommunales privates oder konfessionelles Krankenhaus is, und oder dass dass die, man denkt immer das is alles sind immer nur so Märchen, aber dass jemand dann in den ins Bad gestellt wird also n Verstorbener, oder dass also oder dass die eben keine Ruhe haben, also dass die sofort dann irgendwie von der Station müssen, und also dass man wirklich die Möglichkeit schafft, dass man auch, dazu gehört dann auch dass man die Bettenkapazität hat auf ner Station, dass n Mensch da eben auch mal noch n paar Stunden in Ruhe liegen kann mit seinen Angehörigen, ja das sind und das sind Dinge wo man denkt, das müsste ja eigentlich schon machbar sein, aber wenn sie auf sag ich ma so ne hohe Auslastung abzielen, dass sie eigentlich sich gar nich leisten können Betten leerstehen zu haben, dann is es wirklich ne bewusste Entscheidung, gönn ich mir diese diesen Luxus oder nicht, ja aber es is wieviel is es mir wert, und also das denk ich is ein wichtiger Punkt" [V/f/18,25-19,13]

Es bedarf also besonderer Strategien, um dieses *Handeln der Menschlichkeit* als selbstverständlich in die Abläufe und Strukturen der Organisation Krankenhaus zu integrieren. In diesem Sinne kann Konfessionalität tatsächlich als ein Parameter verstanden werden, der auf die Gestaltung und Arbeitsweise der Organisation essentiell Einfluss nimmt. Konfessionalität als sich in dem *Handeln der Menschlichkeit* wesentlich ausdrückend erscheint in den Interviews darum als eine sekundäre Logik der Organisation, die neben das Primärziel der Behandlung von Kranken tritt. Damit verbunden ist zugleich das paradox erscheinende Ergebnis, dass ein Handeln, das wesentlich selbstverständlich ist, organisiert werden muss, soll eine Organisation als Ganzes in diesem Sinne als konfessionell geprägt angesehen werden können. Konfessionalität, die sich im *Handeln der Menschlichkeit* ausdrückt und im konfessionellen Haus ein Strukturparameter der Organisation Krankenhaus ist, erfordert, dass innerhalb dieses Organisationskontextes das Nicht-Organisierbare zu organisieren ist. In diesem Sinne ist Konfessionalität im Rahmen der Organisation Krankenhaus zu verstehen als ‚organisierte Menschlichkeit' – so paradox dieser Ausdruck erscheinen mag.

Auch hier ist die Parallele zu Gadamers Rede von der „Verborgenheit der Gesundheit" (Gadamer 1996) hilfreich. Ihr zufolge ist Gesundheit eine der Größen, die selbstverständlich verstanden wird und solange nicht thematisiert werden muss, solange sie besteht. Erst in ihrem Zerbrechen, die als Krankheit erlebt wird, erscheint sie quasi *via negativa* als das, was sie ist (vgl. ebd., 135ff.). Für den Kontext der hier vorgestellten Studie ist dabei eine Pointe von Gadamers Definition von besonderem Interesse, die Uta Gerhardt in ihren Arbeiten zu chronisch Kranken herausgearbeitet hat (Gerhardt 1986, 34f., 321): Gesundheit wird dann wiedererlangt, wenn eine selbstverständliche Reintegration in die alltägliche Praxis gelingt. Eine *restitutio ad integrum* ist dafür nicht unbedingt notwendig und in vielen Fällen auch gar nicht möglich. Vielmehr genügt auch eine Veränderung in der Selbstwahrnehmung oder – und hier liegt die interessante Brücke zur Fragestellung unseres Projekts – in einer Perspektivenverschiebung des sozialen Umfelds. Gesund kann auch der chronisch Kranke werden, der von seinem Umfeld selbstverständlich in den Alltag re-integriert wird. Die Herausforderung im Kontext des Krankenhauses ist es dann, nicht nur in Bezug auf chronisch Kranke, den Kranken das Gefühl des Alltags zu geben, nicht nur auf der Ebene individueller Kontakte, sondern durch die Gestaltung der Organisation selbst. Das bedeutet insbesondere, die organisationsspezifischen Kontakte zwischen Patient und Klinik nicht nur auf das zur Krankenversorgung Notwendige zu beschränken, sondern buchstäblich dem Einzelnen ein Leben im Krankenhaus zu ermöglichen. Dazu bedarf es der Gestaltung der

Strukturen und Abläufe, eines bestimmten Einsatzes der Ressourcen oder der transparenten Vorgaben von der durch die Leitung vertretenen Organisationsebene, um dieses Handeln zu ermöglichen. Mit anderen Worten: Diese Weise zu handeln, die dem Kranken ein Leben im Krankenhaus ermöglicht, weil es ihn als Mensch wahrnimmt, muss in die Organisation integriert werden, soll es zum Kennzeichen der Organisation werden und nicht nur zufällig sich ereignen. Darum die Rede von der organisierten Menschlichkeit. Klinikseelsorge und -gottesdienste stellten lange Zeit die einzigen Versuche dar, einen solchen Alltag in der Klinik – außerhalb des medizinischen Handelns – organisatorisch zu verankern. Allerdings basierte diese Vorgehensweise auf einer Bedeutungszuschreibung des Gottesdienstes für die alltägliche Lebensführung der Kirchenmitglieder, die von diesen so nicht (mehr) geteilt wird. Das eigene Christsein wird von Vielen durch individuelle Formen von Religiosität gelebt, bei denen der Gottesdienstbesuch eher am Rande steht.[12] Mit dem veränderten Teilnahmeverhalten von Kirchenmitgliedern – und damit auch den Patienten – sind hier sicherlich noch weitere Aktivitäten vonnöten, etwa die Bereitstellung von für diesen Alltag vorgesehenen Räumen und Ressourcen. Allerdings – das zeigen die Interviews auch – stecken solche Bemühungen noch in den Anfängen.

4.4 Folgerungen für das Vertrauensverständnis

Zu den interessanten Ergebnissen dieser Studie gehört die Parallelität, die zwischen dem Verständnis von Konfessionalität und Vertrauen zum Ausdruck gebracht wird. Für beide werden dieselben Grundbestimmungen geltend gemacht, die Selbstverständlichkeit eines menschlichen Umgangs mit dem anderen, die als charakteristisches Merkmal sowohl des konfessionellen Selbstverständnisses als auch des aus dem christlichen Glauben entspringenden Handelns beschrieben wird. Denn Vertrauen bedeutet für die Interviewpartner in erster Linie, darauf setzen zu können, von anderen selbstverständlich als Mensch, nicht nur als Patient – und schon gar nicht als Wirtschaftsfaktor oder Studienobjekt – behandelt zu werden. Diese Sicht auf Ver-

---

[12] Vgl. dazu als klassische Analyse: Hanselmann et al. 1984.

trauen findet ihre Entsprechung in dem ihm zugehörenden Handeln, wie es
ein Arzt ausführt:

> „Ich glaube ,wenn man sich einfach verhält wie ein Mensch, wenn man sich ein-
> fach in den andern hineinversetzt, einfach denkt was der jetz fühlt, wie seine
> Angehörigen sind, welche Situation - einfach nur Mensch ist und mitfühlt dann
> passiert das automatisch, ich glaub da braucht man keine Seminare […] also ich
> weiß nich ich, natürlich bin ich Arzt, aber ich tret denen dann als Mensch ge-
> genüber diesen Leuten und versuche als Mensch, einfach nur Mensch sein, und
> dann entsteht Vertrauen" [EKH/w/27,21-32]

Wie der Gesundheit und der Konfessionalität, eignet so verstanden auch dem
Vertrauen eine Selbstverständlichkeit, die nur dann in Worte gefasst wird,
wenn es fehlt. Diese Selbstverständlichkeit führt dazu – wie man es in Anlehnung an Niklas Luhmanns Bestimmung des Vertrauens als Reduktion sozialer Komplexität formulieren könnte (vgl. Luhmann 2000, 27ff.) – ohne be-
ständige Reflexion der verschiedenen bestehenden Möglichkeiten handeln zu
können. Bei Luhmann wird Vertrauen in dieser Funktion wahrgenommen
als Dimension, die Handeln überhaupt erst ermöglicht, weil im Vertrauen
die Komplexität der tatsächlich bestehenden Möglichkeiten von Handlungs-
weisen und damit verbundenen möglichen Ausgängen in der Zukunft auf ein
erträgliches Maß reduziert und dadurch Handlungsfähigkeit überhaupt erst
freigesetzt wird (vgl. ebd., 1ff.). Diese Funktion der Komplexitätsreduktion
kann Vertrauen jedoch nur entfalten, wenn es ähnlich dem *Handeln der
Menschlichkeit* intuitiv zur Geltung kommt und nicht selbst Gegenstand
eines bewussten Handelns wird – so wie der Arzt oben es als ein Handeln,
indem man ,einfach nur Mensch ist', beschreibt.

Die skizzierte Parallele zwischen dem Verständnis des Vertrauens und
dem *Handeln der Menschlichkeit* als dem entscheidenden Merkmal von Konfessionalität lässt sich nun auch noch in eine weitere Richtung ausdeuten:
Das Verhältnis zwischen konfessioneller Prägung bzw. konfessioneller
Selbstbindung und dem daraus resultierenden Handeln bildet sich in dem
von den Interviewpartnern beschriebenen Verständnis des Vertrauens noch
einmal ab. Vertrauen wird hier auf der einen Seite als *Grundlage* für alles
Handeln im Krankenhaus beschrieben, auf der anderen Seite aber auch als
etwas, das durch den Prozess des Handelns, in der Interaktion zwischen dem

medizinischen Personal und den Patienten entsteht und so als *Konsequenz* des Handelns beschrieben werden kann. Damit korrespondiert das Vertrauensverhältnis mit der christlichen Zuordnung von Glauben und Handeln: Hier wird auch der Glaube als die Grundlage des Handelns verstanden, und zugleich ist dieser Glaube nicht an sich selbst zu fassen, sondern drückt sich in der Interaktion mit anderen aus. Glaube und Sozialität bilden daher in christlicher Perspektive eine unauflösbare Gemeinschaft. In den Interviews wird in fast gleicher Weise vom Vertrauen gesprochen. So formuliert ein Arzt:

> „[Vertrauen] ist Grundvoraussetzung, würd ich sagen, ohne Vertrauen kann ich ja gar nich agieren, aber es is so wie, wenn ich drüber nachdenke, is es nicht etwas was Voraussetzung ist, sondern was sich ergibt" [EKH/ms/36,11-13]

Vertrauen erscheint in diesem Sinne changierend als Grundlage eines Handelns und sich gleichzeitig in Interaktionen ausdrückend, ohne selbst fassbar zu sein. Dementsprechend wird von den Interviewpartnern einmal vom Vertrauen als dem Beziehungsgeschehen gesprochen, das innerhalb eines Interaktionsprozesses entsteht. In einer zweiten Weise kommt Vertrauen im Sinne einer Grundlage für das Handeln im Krankenhaus zum Ausdruck. Es wird – wie in obigem Beispiel – besonders von Ärzten beschrieben als die Dimension, die ihnen als Arzt ihr Handeln am Patienten gerade erst ermöglicht. Obwohl Vertrauen hier mit dieser Funktion versehen ist, scheint auch darin das erstgenannte Verständnis vom Vertrauen als Beziehungsgeschehen durch, da es nicht nur darin aufgeht, Voraussetzung eines Handelns zu sein, sondern etwas ist, das sich ergibt: Es bedarf dazu laut den Aussagen der Interviewpartner des Aufbringens von Zeit und Verständnis dem Patienten gegenüber, sodass in der damit angelegten Beziehung das nötige Vertrauen zwischen beiden Akteuren entstehen kann. Ein Arzt erzählt am Beispiel der Übermittlung einer für den Patienten schlechten Diagnose vom Geschehen zwischen Arzt und Patient:

> „Ich sag auch immer, wenn ein Mensch aus dem Leben gerissen ist und noch vor zwei Monaten komplett gesund durch hier den Garten spaziert is, für den is das, auch für die Angehörigen, anders als für uns der ihn plötzlich todkrank sehn und wir sagen das wird hier alles nichts mehr, also man muss schon diese diesen dieses gegenseitige Vertrauen haben ähm, dann auch mal dem andern

zuzuhören und zu sagen, Mensch ja ich kann das verstehn, der braucht einfach auch Zeit jetzt das zu kapieren, dass das jetzt eben nie wieder so wird" [EKH/w/14,23-31]

In einer solchen Beziehung zwischen Arzt und Patient spielt dabei der Respekt vor dem Patienten als Person eine wesentliche Rolle, verbunden mit der Sensibilität für dessen Abhängigkeiten und Angewiesenheiten im Krankenhaus. Darum bedarf er nach Aussagen der Akteure umso mehr des Gefühls, ,in guten Händen zu sein' und in einer Weise behandelt zu werden, in der er sich als respektiert erfährt.

Die beiden Elemente des Vertrauens lassen sich unschwer mit zwei unterschiedlichen theoretischen Konzeptionen zum Vertrauen verbinden. So korrespondiert etwa die Darstellung des Vertrauens als Beziehungsgeschehen mit den von Guido Möllering oder Bernd Lahno vertretenen Bestimmungen des Vertrauens. Von beiden wird Vertrauen verstanden als Beziehungsgeschehen, das auf geteilten Werten basiert und mit einem hohen emotionalen Anteil verbunden ist.[13] Die funktionale Bestimmung des Vertrauens als Grundlage für alles Handeln in komplexen Situationen steht demgegenüber den Ansätzen von Giddens oder Luhmann nahe. Wie bereits in Analogie gesetzt, lässt sich auch hier die von Luhmann vertretene komplexitätsreduzierende Wirkweise des Vertrauens wiederfinden (vgl. Luhmann 2000, 1ff., 28). Ebenso kann im Vertrauen als Grundlage ärztlichen Handelns der von Giddens vertretene Ansatz gefunden werden. Er untersucht Vertrauen im medizinischen Kontext und stellt fest, dass Ärzten als Zugangspunkte zum Expertensystem Medizin eine große Bedeutung im Blick auf das Vertrauen zukommt (vgl. Giddens 1996, 103).

---

[13] So beschreibt Bernd Lahno Vertrauen als *„emotional attitude"* (2001, 183), die auf geteilten Werten und Normen basiert. Dieses Teilen ist für das Vertrauen wesentlich, denn es ermöglicht den Beziehungsprozess überhaupt erst - oder wie Lahno es ausdrückt: *„If we perceive another person as someone who shares goals and values with us, we are involved and we cannot but do this from an inner perspective directed toward understanding and not toward causal explanation"* (ebd.).
Möllering, in dessen Verständnis Vertrauen zwar auch mit großen emotionalen Anteilen versehen ist, legt den Fokus mehr auf dessen Beschreibung als kognitivem Akt. Er versteht Vertrauen wesentlich als sich im *„leap of faith"* (vgl. 2006, 105) vollziehend. Dies wird als bewusster Sprung über die Ungewissheit hinweg beschrieben. Dieser *leap of faith* kann mit dem ,Sich-fallen-Lassen des Patienten', in dem sich in den Aussagen der Interviewpartner Vertrauen ausdrückt, in Beziehung gesetzt werden.

Doch auch wenn sich die beiden Grundlinien, mit denen die Interviewpartner Vertrauen beschreiben, in dieser Weise mit entsprechenden
theoretischen Konzepten verbinden lassen, darf nicht übersehen werden,
dass sich die Gesprächspartner gerade nicht um eine Definition des Vertrauens bemühen, sondern, charakteristisch für wertorientierte Kommunikation,
Narrationen an die Stelle von begrifflichen Bestimmungen setzen. Denn
Werte werden, wie Hans Joas herausgearbeitet hat, nicht primär aufgrund
von Argumentationen, sondern aufgrund von Erzählungen als bindend erlebt: „Bindung an Werte ist eine andere als die an rein kognitive Geltungsansprüche" (Joas 2011, 256f.). Dementsprechend kann es auch nicht verwun-
dern, dass die Interviewpartner über Vertrauen in ähnlicher Weise sprechen
wie über Konfessionalität. Sie definieren nicht, sondern sie erzählen von
Situationen und Interaktionen, in denen Vertrauen zum Ausdruck kommt,
in denen es sich vollzieht oder die in ihren Augen erforderlich sind, damit
Vertrauen innerhalb eines Krankenhauses sich ereignen kann. Diese Erzählungen entfalten eine andere Bindungswirkung als Argumentationen – auch
wenn beide Elemente der Wertebindung nicht gegeneinander ausgespielt
werden können: Erzählungen sind offenbar geeignet, jene Selbstverständlichkeit sowohl zum Ausdruck zu bringen als auch zu erzeugen, von der bereits
ausführlicher die Rede war. Darum scheint das Erzählen von Situationen und
Interaktionen, in denen es sich ereignet, die geeignetste Form zu sein, vom
Vertrauen zu reden. Gleichzeitig fällt aber auch auf, dass der Sachverhalt,
dass Vertrauen die Grundlage jeder Interaktion im Krankenhaus darstellt,
dass von ihm nur gesprochen werden muss, wenn es brüchig geworden ist
oder ganz zu fehlen scheint, immer mitgeführt wird. Dementsprechend erzählen die Akteure des Krankenhauses, dass sie Vertrauen nicht im Gespräch
mit Patienten in Worte fassen würden. Nur in solchen Situationen eben, in
denen an der Reaktion der Patienten den Ärzten oder Pflegern deutlich wird,
dass Vertrauen gerade nicht mehr vorhanden ist und damit sowohl der Beziehung als auch ihrem Handeln die Grundlage entzogen ist, wird es in der
Kommunikation mit Patienten verbalisiert. Ein Arzt schildert die Thematisierung von Vertrauen und die Situation, in der diese erforderlich scheint:

> „ohne das Vertrauen wir aber eigentlich überhaupt unsere Arbeit nich machen
> könn, ja und und zwar da auch wieder nich nur von äh vom Patienten selbst,

sondern auch von Angehörigen, ich habe dieses diesen Begriff auch schon, nich
häufig, aber ich benutze ihn hin und wieder, wenn es wenn es Auseinandersetzungen mit Angehörigen gibt die darauf hinauslaufen, dass man einfach das Gefühl haben muss, hier is keine Vertrauensbasis überhaupt nich vorhanden für
die Behandlung, klar es gibt sehr kritische Patienten, es gibt sehr kritische Angehörige, das is auch alles völlig in Ordnung, aber es muss es, das sind in der
Regel Laien und wir sind Fachleute, es is nich so dass wir nun darauf rumreiten,
wir wissen sowieso alles besser, aber eine ge-äh eine eine Basis sozusagen an
Vertrauen muss einfach da sein damit wir auch damit wir handeln könn als Ärzte, und ich hab in Gesprächen ähm die die dann zu eskaliern drohten, wo sich
mhh Angehörige auch beschwert haben, habe ich durchaus schon den Begriff
ähm, oder die Frage gestellt ähm, haben sie denn eigentlich haben sie Vertrauen
in in die ärztliche Behandlung" [KKH/hs/27,5-10]

Die von den Ärzten wie auch in diesem Interviewausschnitt gestellte Frage
nach Vertrauen, also seine Thematisierung in der Arzt-Patienten-Beziehung,
ist jedoch gerade kein Zeichen von Vertrauen, sondern von seinem Fehlen,
das es nötig macht, es in Worte zu fassen. Das Ziel dieser Verbalisierung des
Vertrauens ist es, das Vertrauen wieder herzustellen, um so die Grundlage
des ärztlichen Handelns zu retten. Allerdings muss es auf der Grundlage der
hier vorgestellten Ergebnisse zweifelhaft scheinen, ob das Vertrauen auf eine
solche Weise wiederhergestellt werden kann, oder ob es sich nicht letztlich
nur in den Interaktionen und Praktiken eines Hauses bewähren kann – wobei Bewährung nichts anderes heißt, als dass die Unsichtbarkeit des Vertrauens wiederhergestellt wird. Vertrauen ist hier aufs Engste mit Praktiken verbunden: Im Handeln trägt es sich aus, im Handeln des Gegenübers wird es
bestätigt und im Handeln, das sich als Beziehungsgeschehen vollzieht, kann
es sich entwickeln.[14] Wo es nicht direkt erlebt werden kann, da kann es nur
durch entsprechende Erzählungen, nicht aber durch argumentative Bestimmungen oder den Rekurs auf Fakten vermittelt werden.

An diesem Punkt kann – darauf kann hier nur am Rande hingewiesen
werden – die Parallelität zwischen Vertrauen und Autonomie gesehen werden: Es sind dieselben Praktiken, in denen sich Vertrauen und Autonomie
ausdrücken, nämlich das Ernstnehmen des anderen, als ein Achten und ein

---

[14] Diese Überlegungen berühren sich in manchem mit den praxisorientierten Zugängen von Hartmann (2001) oder auch Schmidt (2012).

Respektieren seiner Person. In dieser Struktur liegt es begründet, dass der Respekt der Patientenautonomie und die vertrauensvolle Hingabe des Patienten an Ärzte und Pflegepersonal nicht als Gegensatz wahrgenommen werden muss. Autonomie kann sich gerade darin ausdrücken, dass sich ein Patient in der Weise, wie er behandelt wird, als Person respektiert erfährt und sich darauf gründend den Händen der Ärzte und Pfleger vertrauensvoll überlässt. So lässt sich erklären, dass in den Interviews Autonomie und Vertrauen häufig so eng miteinander verknüpft sind, dass beide nicht immer eindeutig zuzuordnen sind.

Diese Parallelen bleiben auch bestehen, wenn man die Kategorie der Konfessionalität, verstanden als *Handeln der Menschlichkeit,* hinzunimmt. Beide Größen, Vertrauen wie Konfessionalität, werden nicht nur auf die gleiche Weise – nämlich durch Erzählungen – beschrieben, vielmehr werden dabei auch nahezu gleiche Formulierungen verwendet. In beiden Fällen erzählen die Interviewpartner von einem freundlichen, zugewandten Umgang mit dem Patienten, von der Bedeutung, die es hat, auf seine Fragen und seine Rückmeldungen einzugehen, gerade wenn sie kritisch oder nicht mit der medizinischen Seite des Hauses verbunden sind. Sie erzählten davon, Zeit und Raum zur Kommunikation zu eröffnen und auf den Patienten und seine Bedürfnisse einzugehen. Zielt in diesen Schilderungen der Interviewpartner das *Handeln der Menschlichkeit* darauf, vom Patienten als ‚*Hier geht man gut mit uns um*‘ wahrgenommen zu werden, sodass er sich ernst genommen und als Person respektiert fühlt, so finden sich diese Beschreibungen in den gleichen Worten in den Erzählungen über Situationen, in denen Vertrauen sichtbar wird, wieder. Auch hier wird erzählt, dass der Patient sich ernst genommen fühlen muss, da er nur dann sich der Situation und den darin ihm begegnenden Personen öffnen und sich fallen lassen kann. Nur also, wenn er so behandelt wird, kann er nach Aussagen der Interviewpartner vertrauen. Das so verstandene *Handeln der Menschlichkeit* ermöglicht also Vertrauen und zugleich drückt sich in einer davon getragenen Interaktion Vertrauen aus.

4.5 Vertrauen, Konfessionalität und die Organisation Krankenhaus

Wenn Vertrauen verstanden wird als ein Geschehen, das sich implizit und selbstverständlich in einer bestimmten Weise des Handelns vollzieht, dann muss dafür Sorge getragen werden, dass dieses Handeln innerhalb der Organisation auch geschehen kann. Wie oben bereits dargelegt, impliziert das die Vernetzung der individuellen Ebene mit der organisatorischen. Zwar erscheint Vertrauen als eine Größe, die sich zuerst und vor allem auf der individuellen Ebene ereignet, aber die dennoch nicht unabhängig von der Einbettung dieser in den organisatorischen Kontext ist. Es lässt sich in der Wahrnehmung der Interviewpartner eine Wechselwirkung feststellen zwischen der Möglichkeit des Patienten, einzelnen Mitarbeitern zu vertrauen wie auch das Haus als Ganzes als vertrauenswürdig wahrzunehmen. Dazu müssen die Praktiken, die für die Vermittlung von Vertrauen notwendig sind, so wahrnehmbar werden, dass sie nicht nur die Äußerungen von Einzelnen darstellen, sondern als Kennzeichen der Organisation als Ganzer fungieren. So finden sich in den Interviews Erzählungen über das Beziehungsgeschehen ‚Vertrauen', in denen geschildert wird, wie wichtig es ist, dass der Patient schon an der Pforte freundlich empfangen wird, sich diese Weise in der Aufnahme und den Anamnesegesprächen mit den Ärzten fortsetzt und sich im Umgang der Pfleger mit den Patienten wiederfinden lässt. Eine Mitarbeiterin der Leitungsebene schildert dazu ihre Wahrnehmung der Patientenseite und die damit verbundenen Anforderungen an Ärzte und Pfleger:

> „Mir hat ma jemand gesagt, mit dem Vertrauen im Krankenhaus is das so ne Sache, ich bin fremd und soll fremden Menschen vertrauen, aber ich denke, das is der Beziehungsprozess der anfängt, wenn ich in ein Krankenhaus reinkomme, wenn ich hier aufgenomm werde, wie die Menschen mir begegnen, wie auf mich eingegangen wird, wie auf Fragen reagiert wird, wie geht der Arzt mit mir um, is er selbstherrlich und arrogant, oder kann er mir gut erklärn, was mit mir ist, dann fängt der Beziehungsprozess an zu der Schwester oder zu dem Arzt, und dann fange ich auch an, ach is ja doch nich so schlimm, dann kann ich auch mich doch noch mehr vorwagen" [KKH/nm/27,8-19]

Diese Interaktion, die für die Generierung des Vertrauens bestimmend ist, bleibt eben nicht auf die medizinische Versorgung beschränkt. Sie geht über die Art und Weise, wie Behandlungen oder Untersuchungen durchgeführt werden, ob der Patient das Gefühl vermittelt bekommt, in kompetenten Händen zu sein, hinaus. Eine weit größere Bedeutung wird aus Sicht der Akteure darauf gelegt, wie auch außerhalb von Diagnose, Therapie und Pflege mit dem Patienten gesprochen und umgegangen wird, da es sich dabei um Situationen handelt, in denen jener ungeschützt ist und die von ihren äußeren ungewohnten Bedingungen her oft gerade nicht dazu angetan sind, Vertrauen zu fördern. So beschreibt die Interviewpartnerin weiter:

> „Ich komme, dann komm ich in ein Patientenzimmer, dann werd ich von der Pflege aufgenomm, vom ärztlichen Bereich aufgenommen, äh da werden Fragen gestellt wo ich mich auch ausziehen muss innerlich, gut, und dann wenn ich auch noch alt bin und pflegebedürftig bin, dann komm krieg ich so n furchtbares Nachthemd oder so n so n weißes Nachthemd an und dann ähm, oder auch wenn ich stuhl- und harninkontinent bin dann is es ja auch eklig, muss ich mich auch Menschen anvertrauen, und wie geht man dann mit mir um, und aus so einem Prozess ähm, werd ich zugedeckt, werd ich abgedeckt, werde ich hinterher noch mal gewaschen, bekomm ich n Waschlappen angereicht für meine Hände, also es sind so so pflegerische Punkte, oder auch medizinische Punkte, die ähm Zeichen geben, hier bin ich gut aufgehoben, und dann kann ich anfangen zu vertrauen also mich zu öffnen, das versteh ich unter Vertrauen, ich werde ernst genommen, man geht auf mich ein und dann fang ich an auch ja mich zu öffnen und auch den Prozess anzunehm" [KKH/nm/27,20-28,4]

Es bedarf also einer Interaktion zwischen medizinischem Personal und Patienten, die deutlich macht, dass der Patient als Mensch mit seinen Bedürfnissen in dieser für ihn mitunter mit Scham und Angst besetzten Situation wahrgenommen und als solcher ernst genommen wird. Damit dies gelingen kann, müssen entsprechende Ressourcen vorhanden sein. In den Erzählungen verschiedener Interviewpartner wird an diesem Punkt neben der Vernetzung der individuellen mit der organisatorischen Ebene des Handelns auch deutlich, dass die Integration des Vertrauens in die Organisation darum zugleich vor Herausforderungen stellen kann. Wie schon im Blick auf die Konfessionalität betonen auch hier die Gesprächspartner die Bedeutung von Zeit und Raum. Es bedarf der Zeit, um Gespräche zu führen, sowie des Raumes, ungestört dafür zu sein. Beide Ressourcen aber gehören zu denen, die im Rahmen der Organisation Krankenhaus mit ihrer finanziellen Seite oftmals knapp sind. Die Mitarbeiter stellt dies vor die Herausforderung, die Zeit, die sie aufgrund der medizinischen oder pflegerischen Tätigkeiten mit dem Patienten verbringen, gut zu nutzen. ‚Gut' meint in dieser Hinsicht, die Integration von Gesprächen in diese Tätigkeit und ihr Ausführen in einer Weise, die der angestrebten Handlungsweise gegenüber dem Patienten gerecht wird. Für die Leitungsebene bedeutet dies, nach Wegen zu suchen, um beide Ressourcen in einem Maße zur Verfügung zu stellen, dass solches Handeln ermöglicht wird und Mitarbeiter dazu ermuntert werden. Gerade in diesen Auswirkungen auf die Gestaltung und Arbeitsweise der Organisation wird die Funktion des Vertrauens als Strukturparameter der Organisation deutlich. Es bestimmt und prägt wesentlich, wie die Organisation gestaltet wird, will sie eine sein, die Vertrauen als grundlegende Größe in ihre Arbeitsweise integriert und so als vertrauenswürdig wahrgenommen werden kann.

An diesem Punkt deutet sich jedoch auch an, dass in der Praxis Anspruch und Wirklichkeit auseinanderklaffen können. So schildern befragte Mitarbeiter, wie oft sie aufgrund der wirtschaftlichen Anforderungen der Organisation an ihrem eigenen Ideal scheitern oder zumindest unter Druck geraten. Davon erzählt zum Beispiel eine Krankenschwester:

„Es gibt ja immer diese zwei Aspekte im Krankenhaus, oder mindestens zwei, die sich aber irgendwie oft quer zueinander verhalten, […],das eine dass man die Leute möglichst gut versorgen will, und das andere is aber ja immer dieses Ding mit der Zeit und dem Geld, ne also wo Zeit und Geld einfach zusammenhängen[…] einfach eben diese wirtschaftliche Seite vor allem, die im Krankenhaus natürlich auch irgendwie mit versorgen muss, is ja auch klar, aber ähm die steht oft da einfach äh behindert im Weg so ne und dann denkt man sich da als einzelne Pflegekraft, im Grunde müsste ich jetzt hier bleiben, müsste hier Gespräche führen, und einfach Fürsorge leisten, und da sein ne und Zeit und ähm n offenes Ohr mitbringen, aber ich weiß halt dass da nebenan noch fünf Leute liegen denen ich noch die Verbände und die Spritzen äh verabreichen muss und, geht halt nich ne, ich muss halt um zwanzig nach eins fertig sein und, dann werden so Gespräche einfach irgendwie verkürzt, oder auch man weicht dem aus weil man weiß ok ne, wenn ich hier jetz anfange dann mach ich da irgendwie ne Tür auf und da will der Patient dann vielleicht auch gerne durch, aber ich muss dann irgendwie wenn er halb durch is, dann eigentlich schon weiter so ne, so und ähm, das is vor allem so diese diese in Anführungsstrichen seelsorgerische Seite die man oft dann kappt und wo man dann denkt, man ey der hätte mich echt gebraucht aber ging halt nich so ne, und ähm ich seh das auf jeden

Fall als wichtigen Aspekt von Krankenpflege äh das mit zu versorgen, aber es is halt ganz oft einfach nich möglich so ne auf Grund von Zeitmangel" [EKH/w/3,12-14.23-25.4,2-19]

Diese Sicht wird von Angehörigen der Leitungsebene durchaus bestätigt. Zwar wird vonseiten der Leitung konfessioneller Häuser dem Vertrauen und den damit verbundenen Praktiken ein hoher Stellenwert entgegengebracht. Dennoch lassen sich diese Vorstellungen nicht immer in den Alltag der Organisation integrieren. In den Interviews erscheinen die angestrebten Praktiken als bleibender Anspruch, der täglich neu einzuholen ist.

In den konfessionellen Häusern scheint es, so lässt sich an die Aussagen der Interviewpartner anschließend folgern, im Wesentlichen zwei Strategien zu geben, auf diese Herausforderungen zu reagieren: Einmal dadurch, dass man Anleihen nimmt beim Vertrauensvorschuss, den die Kirchen und ihre Mitglieder genießen: Ihnen traut man zu, in allen Organisationsformen sich gerade nicht an ökonomischen oder auch primär an Forschungsinteressen zu orientieren, sondern einzustehen für ein Handeln, dass sich dem Nächsten als Nächstem zuwendet. Dementsprechend skandalträchtig sind dann auch all die Fälle, in denen gerade in kirchlichen Häusern nach anderen als solchen Prinzipien der Mitmenschlichkeit gehandelt wird, seien es ökonomische Motive wie im Fall der Ausgründung von Servicegesellschaften, oder auch Motive, die sich – wie im Falle der verweigerten Hilfe bei einer nach Vergewaltigung schwanger gewordenen Frau – einer abstrakt erscheinenden Moral verdanken. Die Konfessionsbindung im kirchlichen Arbeitsrecht entspricht dieser Herangehensweise, bei der die Grundlagen für das selbstverständliche Handeln der Mitmenschlichkeit in der Zugehörigkeit aller Bediensteten zu einer christlichen Kirche gesucht werden – ob zu Recht oder zu Unrecht, ist hier nicht zu entscheiden. Der zweite Weg besteht darin, Räume zu schaffen, in denen neben dem funktional differenzierten Handeln auch diffuse soziale Kommunikation erfolgen kann, in denen Routinen des im Alltag Selbstverständlichen in die besondere Situation des Krankenhauses übertragen werden. In diesen Routinen ist es möglich, Vertrauen aufzubauen und Konfessionalität im Sinne der Mitmenschlichkeit nicht nur erfahrbar werden zu lassen, sondern auch in den Organisationskontext einzubinden, ohne dessen Prinzipien zu unterlaufen. Allerdings stellt dies immer ein gewisses Wagnis dar, das eingegangen werden muss, um die besondere Charakteristik eines solchen selbstverständlichen Handelns nicht zu unterlaufen. Erschwert wird dies durch den besonderen Charakter, der der Konfessionalität und dem Vertrauen gleichermaßen eignet: Beide prägen das Handeln, ohne selbst direkt verfügbar zu sein. Nur die Rahmenbedingungen lassen sich herstellen, ob diese aber Vertrauen und Konfessionalität wirklich zum Ausdruck bringen, entzieht sich der Organisierbarkeit. Mehr noch: In dem Augenblick, in dem beides als hervorgebracht identifizierbar ist, ist seine Glaubwürdigkeit erschüttert.

Aufgrund des bisher Gesagten könnte sich nun der Schluss nahe legen, dass aufgrund der hohen Parallelität von Vertrauen und Konfessionalität konfessionelle Häuser vertrauenswürdiger seien und sie sich dies daher als ihnen zugehörendes Markenzeichen zuschreiben könnten. Allerdings bedeutet dies alles für das Verhältnis von Konfessionalität und Vertrauen gerade nicht, dass beide in einem Begründungsverhältnis zueinander stehen: Konfessionalität begründet nicht Vertrauen und umgekehrt. Ihre besondere Beziehung im Krankenhauskontext ergibt sich vielmehr daraus, dass sie im Blick auf Genese und Ausdrucksformen dieselben Schwierigkeiten teilen. Die konfessionelle Prägung stellt zwar die Grundlage des Handelns dar, ist aber außerhalb konkreter Praktiken nicht an sich selbst zu fassen – und dasselbe gilt auch für das Vertrauen. Führt man sich das vor Augen, so gewinnt die Selbstdarstellung konfessioneller Häuser als besonders vertrauenswürdig durchaus eine gewisse Plausibilität. Durch die geschilderten Parallelen zwischen Konfessionalität und Vertrauen gibt es in diesen Kliniken möglicherweise tatsächlich eine besondere Sensibilität für die Schwierigkeiten und auch die Notwendigkeiten, die sich einstellen, wenn beides im Kontext einer Organisation verwirklicht werden soll. Das darf im Umkehrschluss aber nicht dazu führen, Vertrauen oder das für die Konfessionalität charakteristische *Handeln der Menschlichkeit* exklusiv mit konfessionellen Häusern korrelieren zu wollen. Gegen eine solche Folgerung lassen sich vor allem zwei Gründe anführen, ein methodischer und ein systematischer. Zunächst zum Methodischen: Die zugrunde gelegte Studie war nicht komparativ angelegt; ihre Ergebnisse können daher auch nicht für eine komparative Auswertung herangezogen werden. Die Interviewpartner beschreiben ihr Selbstverständnis, bemühen sich aber nicht um eine Verhältnisbestimmung zu nicht-konfessionellen Häusern. Dem entspricht, dass das von ihnen geschilderte *Handeln der Menschlichkeit* gerade keine exklusiv christliche Praxis darstellt. Vielmehr zeichnete sich, wie die obige Analyse ergab, diese Weise zu handeln gerade durch ihre Selbstverständlichkeit als das ‚normale‘ und in diesem Sinne einem *Common Sense* folgende Handeln aus. Würde nun der Schluss gezogen, dieses Handeln sei nur in konfessionellen Häusern zu finden, wäre es damit gänzlich falsch verstanden. Vielmehr ist es ein Handeln, das überall zu finden sein sollte, wo Menschen miteinander agieren. In diesem Sinne sind konfessionelle Häuser nicht kompetenter in dieser Weise zu handeln – sonst wäre doch eine Exklusivität des Handelns impliziert. Dennoch gehört dieses Handeln wesentlich zu ihnen, wollen sie in ihrer Sicht als konfessionelle Häuser und als in ihrer christlichen Verwurzelung glaubwürdig wahrgenommen werden.

Systematisch wäre zu fragen, ob eine Sicht, die Vertrauen gleichsam exklusiv als Markenzeichen konfessioneller Häuser begreifen und dann auch zum Gegenstand des Selbstmarketings werden lassen möchte, nicht genau das infrage stellen würde, was man eigentlich als Unterscheidungsmerkmal profilieren möchte. Denn wie das als Ausdruck der Konfessionalität geltende *Handeln der Menschlichkeit* ist auch das Vertrauen durch seine Unverfügbarkeit gekennzeichnet. Beide, Konfessionalität und Vertrauen, können innerhalb eines Organisationskontextes zwar eine hohe gestalterische Wirkung entfalten, selbst aber nur schwer gestaltet werden, weil ihre charakteristischsten Merkmale eben ihre Selbstverständlichkeit und Verborgenheit sind. Damit geht einher, dass beide Größen nur thematisiert werden, wenn sie fehlen oder brüchig geworden sind. Andernfalls vollziehen sie sich implizit und intuitiv. Darum sind sie beide mit dem Paradox verbunden, nicht-organisierbar zu sein und dennoch im Kontext einer Organisation organisiert werden zu sollen. Dies legt es nahe, Vertrauen nicht als Markenzeichen konfessioneller Häuser zu verstehen. Ein solches Verständnis nämlich beinhaltet neben der exkludierenden Profilierung konfessioneller Häuser eine begriffliche Festlegung und Verbalisierung des Vertrauens. Den Aussagen der Interviewstudie nach entspricht eine solche dem Phänomen des Vertrauens, wie es in der Praxis erscheint, gerade nicht. Die Interviewten betonen vielmehr, dass Vertrauen nicht in der Verfügungsgewalt von Akteuren oder Organisationen steht. Es ereignet sich, aber es kann nicht intentional hergestellt werden. Gerade dies würde aber bei einer Sicht, die Vertrauen als maßgebliches Unterscheidungsmerkmal, als Markenzeichen konfessioneller Häuser auffassen würde, vorausgesetzt werden müssen.

Darum können, darauf sei abschließend eindrücklich hingewiesen, aus der hier vorgestellten Studie und ihrem Verständnis des Vertrauens Erkenntnisse auch für den Kontext eines nicht-konfessionellen Krankenhauses gewonnen werden. Zudem leisten darum die Ergebnisse hier auch einen Beitrag zum Verständnis von Vertrauen in anderen medizinischen Handlungsfeldern. Wird Vertrauen in der Praxis nämlich als etwas verstanden, was sich implizit im Handeln vollzieht und intuitiv gewusst wird, so gilt dies für alle medizinischen Handlungskontexte, in denen Vertrauen als grundlegende Dimension zwischenmenschlicher Interaktion verstanden wird. Es gilt auch für alle Krankenhäuser, die dies in ihre Organisation zu integrieren suchen, dass das Vertrauen zu einem Strukturparameter der Organisation wird, da es in diese zu integrieren ist – so sehr Vertrauen in seiner Verborgenheit auch nicht organisierbar ist. Damit aber stellt sich für jede Organisation Krankenhaus die Frage, wie die Herausforderung zu leisten ist, dass innerhalb ihrer Rahmenbedingungen ein Handeln gefördert wird, das Vertrauen ermöglicht, damit Vertrauen das sein kann, was es nach diesen Ergebnissen ist und so seine Wirkung entfalten kann: Eine bestimmte Weise von Menschen, miteinander zu interagieren und sich als Menschen zu begegnen, ohne dies thematisieren zu müssen – auch und gerade im Kontext der Organisation Krankenhaus.

Literatur

Fischer, J./Gruden, S./Imhof, E./ Strub, J.-D.: *Grundkurs Ethik. Grundbegriffe philosophischer und theologischer Ethik.* Stuttgart 22008 [2007].

Fischer, J.: *Ethik als rationale Begründung der Moral?* In: Zeitschrift für Evangelische Ethik 55 (2011), 192-204.

Gadamer, H.-G.: *Über die Verborgenheit der Gesundheit. Aufsätze und Vorträge.* Frankfurt a.M. ⁴1996 [1993].

Gerhardt, U.: *Patientenkarrieren.* Frankfurt a.M. 1986.

Giddens, A.: *Konsequenzen der Moderne.* Frankfurt a.M. 1996 [1990].

Glaser, B./Strauss, A.: *The Discovery of Grounded Theory – Strategies for Qualitative Research.* Chicago 1967.

Hanselmann, J./Hild, H./Lohse, E. (Hg): *Was wird aus der Kirche? Ergebnisse der zweiten EKD-Umfrage über Kirchenmitgliedschaft.* Gütersloh 1984.

Hartmann, M./Offe, C. (Hg.): *Vertrauen. Die Grundlage des sozialen Zusammenhalts.* Frankfurt a.M. 2001.

Iseringhausen, O./Staender, J.: *Das Krankenhaus als Organisation.* In: M. Apelt/V.Tacke (Hg.): Handbuch Organisationstypen. Wiesbaden 2012, 185-203.

Joas, H.: *Die Sakralität der Person: Eine neue Genealogie der Menschenrechte.* Berlin 2011.

Luhmann, N.: *Vertrauen. Ein Mechanismus der Reduktion sozialer Komplexität.* Stuttgart 42000 [1968].

Lahno, B.: *On the emotional Character of Trust.* In: Ethical Theory and Moral Praxis 4 (2001), 171-189.

Möllering, G.: *Trust: Reason, Routine, Reflexivity.* Amsterdam 2006.

Rohde, J. J.: *Strukturelle Momente der Inhumanität einer humanen Institution.* In: O. Döhner (Hg.): Arzt und Patient in der Industriegesellschaft. Frankfurt a.M. 1973, 13-35.

Schmidt, R.: *Soziologie der Praktiken. Konzeptionelle Studien und empirische Analysen.* Berlin 2012.

Strauss, A./Corbin, J.: *Grundlagen qualitativer Sozialforschung.* Weinheim 1996.

Strauss, A.: *Grundlagen qualitativer Sozialforschung: Datenanalyse und Theoriebildung in der empirischen soziologischen Forschung.* München 1998.

Katharina Beier */ Isabella Jordan* *1 / Silke Schicktanz / Claudia Wiesemann*

5. Familien und Patientenorganisationen als kollektive Akteure in der Bioethik: vernachlässigt und unterschätzt?

Als moralisches Subjekt in der Bioethik wird bisher üblicherweise das Individuum angesehen. Im Mittelpunkt steht das moralische Handeln einzelner Personen, hingegen wird die normative Funktion von Gruppen kaum reflektiert. Doch gerade im hochkomplexen und sozial differenzierten Gesundheitswesen engagieren sich eine Reihe von gesellschaftlich organisierten Gruppen mit dem expliziten oder impliziten Ziel, nicht nur den Wirkungsradius des Einzelnen zu vergrößern, sondern auch die normative Relevanz ihrer gemeinsamen Anliegen zu erhöhen. Dabei handelt es sich aus der Perspektive der Politikwissenschaft und der philosophischen Handlungstheorie um sogenannte ‚Kollektivakteure‘[2], also Gruppen von Personen, die sich einer gemeinsamen Sache verschrieben haben und auf den gesellschaftlichen Diskurs mit einer eigenen Agenda Einfluss nehmen. Einen Anspruch auf Beteiligung erheben Kollektivakteure in der Regel aus ethischen Gründen, indem sie die Berücksichtigung der Sicht der Betroffenen in Entscheidungsprozessen, z.B. durch Vertretung in politischen Gremien, einfordern. Darüber hinaus beanspruchen sie, im öffentlich-politischen Diskurs gehört zu werden, und können dabei Gruppen mit sehr heterogenen Anliegen repräsentieren. Die normative Rolle von Kollektivakteuren ist in einigen Fällen auch rechtlich fixiert, man denke nur an das umstrittene Vetorecht von Fa-

---

[1] *Geteilte Erstautorenschaft.

[2] Mit dem Begriff ‚Kollektivakteur‘ bezeichnen wir in unserem Beitrag Gruppen von Personen, die Entscheidungs- bzw. Handlungsträger sind. Im Begriff der ‚Körperschaft‘ spiegelt sich dieser Sachverhalt im Bereich des Rechts wider. Eine Körperschaft bezeichnet die Vereinigung mehrerer rechtsfähiger Personen zu einem vereinbarten Zweck. Dabei gilt die Vereinigung aus rechtlicher Perspektive als ‚juristische Person‘.

milien bei der postmortalen Organspende. Kollektivakteure stellen somit einen normativ bedeutsamen Adressaten für biopolitische und bioethische Interventionen dar.

Der bekannteste kollektive Akteur des Gesundheitswesens ist die verfasste Ärzteschaft, die als Körperschaft öffentlichen Rechts den Status eines offiziellen Gesprächs- und Verhandlungspartners in allen wesentlichen Prozessen der Gesundheitspolitik beanspruchen kann. Neben diesem hochprofessionellen Akteur lassen sich jedoch weitere Kollektivakteure mit mehr oder minder ausgeprägten Organisationsstrukturen identifizieren, die ebenfalls systematischen Einfluss auf gesundheitspolitische Entscheidungen gewonnen haben oder zumindest zu gewinnen suchen. Dazu zählen vor allem die Selbsthilfe- und Patientenorganisationen. Aber auch die Familie – verstanden als ein auf Dauer angelegter Verband einander nahestehender bzw. miteinander verwandter Personen – stellt einen bioethisch relevanten Kollektivakteur dar. Dafür spricht die Beteiligung von Familienmitgliedern an der medizinischen Entscheidungsfindung[3], aber auch der genuin kollektive Charakter bestimmter, bioethisch relevanter familiärer Praktiken, wie z.B. der Fortpflanzung.

Die Auseinandersetzung mit solchen normativ agierenden Kollektivakteuren ist notwendig, um zu verstehen, wie kollektive moralische Ansprüchen zustande kommen und gerechtfertigt werden können. Angesichts des wachsenden Einflusses kollektiver Akteure auf dem Feld der Biopolitik und Bioethik geht es deshalb in diesem Beitrag sowohl darum, ihre Funktion aus einer sozialpolitischen und normativen Perspektive zu analysieren, als auch ihren Status als Akteure, denen eine eigene moralische Autorität zukommt, zu begründen. Wir fragen, ob und in welcher Hinsicht man – vergleichbar dem Konzept der personalen Autonomie – von ‚kollektiver Autonomie' sprechen kann. Zu diesem Zweck wollen wir uns mit Patientenorganisationen und Familien als zwei exemplarischen Kollektivakteuren näher befassen. Beide sind in viele ethische Probleme der modernen Medizin involviert. Ihre normative Bedeutung offenbart sich in der Einbeziehung von Patientenorganisationen in politisch oder wissenschaftspolitisch relevante Entscheidungsprozesse (so im Gemeinsamen Bundesausschuss oder bei der Planung von

---

[3] Vgl. ausführlicher dazu die Diskussion zur rechtlichen Bedeutung der Familie im Beitrag von Lipp und Brauer in diesem Band.

Forschungsvorhaben) sowie zum anderen an neueren Konzepten der Ethik wie dem *family consent* (vgl. Braune et al. 2008).

Zu diesem Zweck untersuchen wir zunächst, was unter einem Kollektivakteur zu verstehen ist und prüfen dann anhand von eigens dazu entwickelten Kriterien, inwieweit es berechtigt ist, Patientenorganisationen und Familien diesen Status zuzuschreiben. Mit Blick auf die zentrale Frage nach der moralischen Autonomie von Kollektivakteuren zeigen wir, dass Vertrauen für deren Konstitution und normative Geltung eine zentrale Rolle spielt. Aus der Innenperspektive ist Vertrauen konstitutiv für das Selbstverständnis von Familien und Patientenorganisationen als kollektiven Handlungsträgern. Aus der Außenperspektive ist Vertrauen von Bedeutung für die adäquate Vertretung von Patienteninteressen durch Repräsentanten wie Patientenorganisationen und Familien.

Indem wir mit Patientenorganisationen und der Familie zwei auf den ersten Blick recht unterschiedliche Gruppen als Kollektivakteure auffassen, gelangen wir zu einem sich wechselseitig erhellenden Verständnis beider Akteure. Der Vergleich beider Gruppen erlaubt es uns auch, wichtige normative Rückschlüsse mit Blick auf ihre Verfasstheit und politische Wirksamkeit zu ziehen. Die Untersuchung wird zeigen, dass Kollektivakteure und das Konzept der kollektiven Autonomie in Bioethik und Gesundheitspolitik ungerechtfertigterweise unterschätzt und vernachlässigt werden. Nicht zuletzt geht es in unserem Beitrag darum, zu überlegen wie kollektive Akteure als Träger kollektiver Autonomie legitimerweise berücksichtigt werden können.

5.1 Familien und Patientenverbände – zwei Gruppen aus der sozialen Praxis der Medizin

Familien und Patientenverbände nehmen als Gruppen auf einer mikro-, meso- und makropolitischen[4] Ebene Einfluss auf gesundheitspolitische und bioethische Entscheidungen. Während jedoch die praktische Relevanz dieser

---

[4] Mit Mikroebenen sind hier z.B. lokale Entscheidungsprozesse auf einer Station oder zwischen einem medizinischen Team und einer Familie gemeint. Zur Mesoebene zählen wir z.B. regionale Strukturen (Krankenhaus, lokale Selbsthilfegruppen und Interaktion mit einem Krankenhaus, bundesregionale Entscheidungsebene), wohingegen die Makroebene größere gesamtgesellschaftliche oder gesundheitspolitische Entscheidungskontexte umfasst.

beiden Gruppen als Kollektivakteure mit eigener moralischer Autorität oft diskutiert wird (vgl. Brown/Zavestoski 2004; Rabeharisoa/Callon 2003; Panofsky 2010; Wehling 2011; High 1988; Gilbar/Gilbar 2009), finden sich dazu weniger Auseinandersetzungen in der bioethischen Theorie (vgl. Hardwig 1990; Ho 2008; Lindemann Nelson/Lindemann Nelson 1995; Baker/ Watson 2011; Rabeharisoa/Callon 2000; Langstrup/Sommerlund 2008). Die normativen Implikationen kollektiver Akteurschaft sind bislang noch weitgehend unbearbeitet.

Dies zeigt sich z.B. mit Blick auf die Familie. Obgleich Familien im Kontext der postmortalen Organspende eine zentrale Rolle spielen, werden sie in der begleitenden bioethischen Debatte selten als genuines Kollektiv mit einer eigenen Handlungslogik angesehen.[5] Der Preis des Festhaltens an individuellen Akteuren besteht in einem nicht auszuräumenden Misstrauen gegenüber kollektiven Entscheidungen. Dies betrifft etwa die Frage, inwieweit die Ablehnung einer postmortalen Organspende durch einen nahestehenden Angehörigen tatsächlich dem mutmaßlichen Willen des Verstorbenen entspricht oder ob die Entscheidung nicht vielmehr von Interessen der trauernden Familie geleitet ist. Dass jedoch gelegentlich die Fokussierung auf Individuen praktisch wie normativ als fragwürdig angesehen wird, zeigt sich daran, dass in einigen Ländern enge Familienangehörige selbst dann ein Vetorecht haben, wenn der Verstorbene zu Lebzeiten einer Organspende zugestimmt hat. Noch offensichtlicher ist die Rolle der Familie als Kollektiv bei der Lebendspende. Hier werden komplexe Entscheidungsprozesse weitestgehend der Familie überlassen; die medizinische und rechtliche Überprüfung erfolgt im Wesentlichen mit Blick auf Fragen der medizinischen Eignung bzw. Nichtgefährdung sowie den Ausschluss von Organhandel. Es bleibt in der bioethischen Debatte zumeist unbeachtet, dass innerhalb der Familie auf einer überindividuellen Ebene normative Erwartungshaltungen, Fragen von Schuld und Dankbarkeit zwischen potentiellen Spendern (Partnern, Eltern, Geschwistern) und dem potentiellen Organempfänger ausgehandelt werden (vgl. Wöhlke/Motakef 2013).

Richtet man die Aufmerksamkeit auf die Willensbildung in der Familie *als Familie*, kann sich die ethische Bewertung bestimmter Praktiken grundle-

---

[5] Vgl. kritisch dazu Wiesemann/Biller-Andorno 2003.

gend ändern. Dies betrifft z.B. den Bereich der modernen Reproduktionsmedizin. Die allermeisten reproduktionsmedizinischen Entscheidungen haben *per se* eine überindividuelle Dimension, da – je nach in Frage stehender Reproduktionstechnik – mehrere Personen und ihr Verhältnis zueinander unmittelbar betroffen sind. Entsprechend scheint es für die ethische Bewertung wichtig, ob sie als Entscheidungen eines Kollektivakteurs oder lediglich als Summe individueller Entscheidungen aufgefasst werden.[6] Wenngleich es in seiner Bedeutung umstritten ist, verweist das Konzept der Privatheit der Familie doch darauf, dass dem Kollektiv eine genuin normative Funktion zugesprochen wird (vgl. Wiesemann 2010).

Die Berücksichtigung von Patientenorganisationen als Kollektivakteuren in der Bioethik scheint auf den ersten Blick weniger kontrovers zu sein als im Fall der Familie. Auf gesundheitspolitischer Ebene setzen sich z.B. Patientenverbände von Organempfängern seit Jahren dafür ein, die Widerspruchsregelung bei der Organspende einzuführen, und erhöhen damit die öffentliche Aufmerksamkeit für den Mangel an Spenderorganen. Dabei bilden sie häufig pragmatische Allianzen mit Ärzteverbänden oder der Deutschen Stiftung für Organspende und werben auf Veranstaltungen für eine größere Spendebereitschaft. So gestalten sie gesellschaftliche Diskurse mit, wenngleich andere Kollektivakteure wie die Ärzteschaft eher wahrgenommen werden (vgl. Hauser-Schäublin et al. 2008, 166-169). Auch im Feld der Reproduktionsmedizin sind Patientenorganisationen aktiv und beziehen – befürwortend oder kritisch – öffentlich Stellung zu ungewollter Kinderlosigkeit, zur soziopolitischen Regelung von In-vitro-Fertilisation, zu Pränataldiagnostik oder Präimplantationsdiagnostik.[7] Gerade in solchen Fällen zeigt sich, dass Patientenorganisationen wie auch Familien als normativ bedeutsame Kollektivakteure wirksam werden können, denn es handelt sich vielfach um Familien, die sich im Rahmen von Selbsthilfegruppen zum Zweck der Verwirklichung ihrer reproduktiven Wünsche organisieren.

Während es in der bioethischen Debatte Vorbehalte gibt, die Familie als normativ relevanten Kollektivakteur anzuerkennen, besteht bei Patientenor-

---

[6] Vgl. Wiesemann 2006, oder – mit Blick auf Ersatzmutterschaft – Beier 2015.
[7] Vgl. die Patientenorganisationen Reprokult e.V., PID Betroffeneninitiative, Leona e.V. oder Wunschkind e.V.

ganisationen ganz im Gegenteil die Gefahr, dass ihnen ein solcher Kollektiv-status vorschnell und womöglich unberechtigterweise zuerkannt wird. Die selbstverständliche öffentliche Präsenz von Patientenorganisationen macht jedoch eine theoretische Reflexion dieser Praxis mit Blick auf ihre kollektive Dimension keineswegs überflüssig. Dazu muss ganz allgemein die Frage ge-klärt werden, was bestimmte Patientengruppen berechtigt, als Kollektivak-teure mit eigener moralischer Autorität aufzutreten. Die Frage nach der normativen Rechtfertigung des Status' als kollektiver Akteur lenkt den Blick auf jene internen Mechanismen der Organisation und Kommunikation, die sicherstellen sollen, dass sich individuelle Interessen nicht lediglich als ver-meintlich kollektive Position tarnen und gesellschaftliche Forderungen im Namen eines faktisch nicht existenten Kollektivakteurs aufgestellt werden. Es spricht also einiges dafür, sich dem Phänomen des Kollektivakteurs in Bio-ethik und Gesundheitspolitik eingehender zu widmen und dabei neben den deskriptiven und normativen Voraussetzungen kollektiver Akteurschaft auch deren normative Implikationen für verschiedene Praxisfelder der Medizin- und Bioethik zu untersuchen.

Indem wir Familien und Patientenorganisationen näher analysieren, schließen wir bestimmte Formen kollektiven Handelns aus. Erstens betrach-ten wir nur solche Kollektive, die eine gewisse zeitliche und strukturelle Kon-tinuität aufweisen und blenden damit eher ephemere Formen von Gemein-schaftshandeln aus. Dies greift eine in der sozialphilosophischen Debatte bekannte, wenngleich nicht einheitlich vorgenommene begriffliche Differen-zierung auf, nämlich jene zwischen pluralen Akteuren, bei denen die an einer gemeinsamen Handlung beteiligten Akteure nach wie vor im Plural, d.h. mit ‚sie', benannt werden können, und genuinen kollektiven Akteuren, die sich im Singular adressieren lassen, auch wenn der Akteur selbst sich durchaus im ‚Wir'-Modus äußern mag (z.B. eine Firma, eine Regierung, eine Familie, ein Patientenverband) (vgl. Stoutland 2009, 268). Ein kollektiver Akteur zu sein erfordert nach Frederick Stoutland eine „Geschichte der Einübung der Pra-xis" (ebd., 269), die – anders als bei pluralen Akteuren – auf Dauer angelegt ist. Der kollektive Akteur bleibt bestehen, auch wenn einzelne Mitglieder die Gruppe verlassen oder die Handlung abgeschlossen ist. Zweitens richten wir unseren Blick vor allem auf Kollektivakteure, die – sei es aufgrund ihres politisch-rechtlichen Status', ihres Organisationsgrades, ihrer Verbindlichkeit, ihrer spezifischen internen Kommunikationsstrukturen oder historisch-kontingenter Umstände – einen normativ relevanten kollektiven Handlungsträger darstellen, der eine gesellschaftlich sichtbare Funktion wahrnimmt (vgl. Schicktanz/Jordan 2013, 289). Damit blenden wir Gruppierungen aus, die zwar die erste Bedingung der Langfristigkeit und Stabilität erfüllen, jedoch in gesellschafts- bzw. gesundheitspolitischer Hinsicht irrelevant sind. Hierzu gehören z.b. Fußballmannschaften oder Gesangsvereine.

Das Konzept des Kollektivakteurs ist wesentlich von der Debatte über ‚kollektive Intentionalität' geprägt worden. Es stellt eine zentrale Leistung dieser Richtung der praktischen Philosophie dar, dass sie die kollektive Dimension in vielfachen, auch alltäglichen Handlungskontexten herausgestellt und damit ein Instrumentarium für ihre Reflexion bereitgestellt hat. Die unter dem Begriff ‚kollektive Intentionalität' diskutierten Ansätze gehen davon aus, dass „der Unterschied zwischen individuellem und gemeinsamen Handeln in der Struktur der leitenden *Absicht* der Beteiligten zu verorten ist" (Schmid/ Schweikard 2009, 13, Hv.i.O.). So diskutieren Vertreter unterschiedlicher Konzepte von kollektiver Akteurschaft z.B., inwieweit gemeinsames Spazierengehen einen Kollektivakteur begründet (vgl. Gilbert 2009; Bratman 2009) bzw. stellen am Beispiel des Heiratens oder Streitens die Abhängigkeit individuellen Handelns von kollektiven Handlungsformen heraus (vgl. Stoutland 2009). In unserer Untersuchung von Patientenorganisationen und Familien als Kollektivakteuren greifen wir auf einige in diesem Zusammenhang entwickelte Konzepte zurück und versuchen sie für komplexe Probleme des bioethischen Alltags fruchtbar zu machen.

Die Debatte um ‚kollektive Intentionalität' ist noch in einer zweiten Hinsicht wichtig für unsere Analyse. Denn die ihr zugrundeliegende ontologische Frage, wie sich Kollektive als genuine Handlungsträger denken lassen, ohne damit die Existenz individueller Handlungssubjekte in Frage zu stellen (vgl. Schmid/Schweikard 2009, 17), betrifft die Bioethik in unmittelbarer Weise. In dieser Frage kommt die Sorge vor einer Vernachlässigung der individuellen Perspektive zugunsten von Kollektiven zum Ausdruck.[8] Diese Sorge ist zwar ernst zunehmen, darf jedoch nicht dazu führen, die soziale Praxis

---

[8] Vgl. dazu auch die Beiträge von Steinfath sowie Lipp und Brauer in diesem Band.

moderner Gesellschaften zu verleugnen oder auszublenden. Für die Bioethik besteht diese Gefahr insofern, als sie aufgrund ihrer individualistischen Ausrichtung dazu neigt, die spezifischen moralischen Fragen zu übergehen, die sich dann stellen, wenn in manchen Zusammenhängen Kollektive und nicht Individuen als Adressaten bioethischer Problemstellungen in Erscheinung treten.

Die Tatsache, dass in verschiedenen bioethischen Kontexten bestimmten Gruppen durchaus kollektive Rechte eingeräumt werden (z.B. ein Mitberatungs- und Antragsrechts für Patientenorganisationen im Gemeinsamen Bundesausschuss und in einigen landesrechtlichen Gremien) stellt aus unserer Sicht daher einen wichtigen Ausgangspunkt für eine Analyse kollektiver Akteure dar. Im Sinne dieser von uns gewählten praxeologischen Perspektive wollen wir anwendungsbezogene Kriterien für eine kollektive Handlungsträgerschaft in der Bioethik benennen.[9] Wir haben dabei zwei Ziele: Zum einen wollen wir auf theoretischer Ebene Kriterien für Kollektivakteure entwickeln und fragen daher zunächst, was diese ausmacht. Zum anderen geht es uns darum, das Konzept des Kollektivakteurs für die normative Diskussion fruchtbar zu machen. In diesem Zusammenhang widmen wir uns insbesondere der Frage, wie sich Kollektive in moralischer Hinsicht verstehen lassen. Unserer Analyse liegt die Annahme zugrunde, dass mit dem Blick auf eine genuin kollektive Handlungsträgerschaft eine weitere, wichtige Dimension menschlichen Handelns sichtbar wird, die in diesem Fall auch normative Implikationen hat. In Anlehnung an David P. Schweikard verstehen wir Kollektivakteure somit nicht als „mysteriöse Entitäten ‚über den Köpfen' der beteiligten Einzelpersonen", sondern als „komplexe Struktur", für die Beziehungen zwischen den Einzelpersonen ebenso eine Rolle spielen wie das Verhältnis der beteiligten Einzelpersonen zum Kollektiv (vgl. Schweikard 2013, 308).

---

[9] Damit lösen wir das von der Debatte um ‚kollektive Intentionalität' aufgeworfene ontologische Problem nicht; allerdings erscheint es im Rahmen des hier gewählten praxeologischen Zugangs auch nicht vorrangig. Es geht uns in diesem Aufsatz nicht um eine Klärung des Verhältnisses von individuellem und kollektivem Akteur, sondern in erster Linie darum, herauszuarbeiten, warum und unter welchen Voraussetzungen kollektive Akteure in bestimmten Kontexten moralische Autorität beanspruchen können.

Unsere zentrale These lautet, dass sich Kollektivakteure wie Patientenorganisationen und Familien über kollektive Praktiken konstituieren. Mit dem Begriff der Praxis bezeichnen wir dabei eine kontextspezifische Form der sozialen Interaktion, die ihre Teilnehmer über geteilte normative Erwartungen und Verpflichtungen aneinander bindet. Aus unserer Sicht lässt sich diese kollektive Praxis für die uns hier interessierenden Akteure als eine Praxis des Vertrauens beschreiben (vgl. Hartmann 2011). Wir stützen uns dabei auf die Auffassung von Vertrauen als eines moralischen Konzeptes, wie sie von Claudia Wiesemann in diesem Band entwickelt wird. Können kollektive Akteure bestimmte, von Vertrauen geprägte Binnenstrukturen vorweisen, erlaubt ihnen das wiederum, nach außen eine normativ relevante Form von kollektiver Autonomie zu beanspruchen.

5.2 Kriterien kollektiver Akteurschaft

Kollektive Akteure können an Hand der folgenden vier Kriterien charakterisiert werden: a) eine geteilte Vertrauenspraxis, b) die Selbstwahrnehmung und Selbststeuerung als Kollektiv, c) eine sozialpolitische Rolle und d) bestimmte damit verbundene Rechte und Pflichten.

a. *Geteilte Vertrauenspraxis:* Kollektivakteure sind Gruppen von Personen, die sich über eine auf geteilten Werten beruhende, institutionalisierte Vertrauenspraxis konstituieren. Mit diesem Kriterium wird ein dem Phänomen des Kollektivakteurs inhärentes Problem adressiert, das Schweikard unter dem Begriff der „Diskontinuität" diskutiert (Schweikard 2013, 309ff.). Dabei geht es um die Herausforderung, als Kollektiv handlungsfähig sein zu können und dabei die „kollektivinternen Strukturen und Verfahren so einzurichten, dass sich das Kollektiv […] nicht gegenüber seinen Mitgliedern verselbständigt" (ebd., 310). Vertrauen stellt in diesem Zusammenhang ein Schlüsselkonzept dar, da es als soziale und moralische Praxis einen Handlungsspielraum eröffnet, in dem sich die Beteiligten als Kollektiv verhalten können, ohne sich über jeden einzelnen Schritt individuell verständigen oder auch rechtfertigen zu müssen. Die moralische Praxis des Vertrauens beruht auf von der Gruppe geteilten Werten und schafft Orientierung für das Handeln im Interesse des Kollektivs. Die jeweiligen Kollektivakteure konstituieren sich insofern durch solche institutionalisierten Vertrauenspraxen und weisen ein gemeinsames „Ethos" auf (vgl. Tuomela 2009, 546). Das Konzept der Vertrauenspraxis verbindet somit die individuelle und kollektive Perspektive und erlaubt es, Kollektive nicht ausschließlich ausgehend vom Individuum zu betrachten.[10] Mit Hilfe des relationalen Konzepts des Vertrauens lässt sich Kollektivität als ein eigener Modus anerkennen und muss nicht auf die Summe aller individuellen Absichten reduziert werden. Konstitutiv für eine Praxis des Vertrauens ist ein verlässliches Handeln zwischen denen, die Entscheidungen vertreten (z.B. Patientenrepräsentanten, Eltern), und denen, die von Entscheidungen betroffen oder an Entscheidungen mitbeteiligt sind (z.B. Mitglieder, Kinder).

b. *Selbstwahrnehmung und Selbststeuerung:* Kollektive nehmen sich selbst als Kollektive wahr und können ihr Handeln als Kollektiv selbst steuern. Dabei sind es – je nach in Frage stehendem Kollektivakteur – durchaus unterschiedliche Aspekte, die zur Annahme bzw. Zuschreibung einer sogenannten ‚Wir'-Identität führen (vgl. Gilbert 1989; Tuomela 2009). Während manche diese an geteilten Zielen oder Absichten festmachen, sehen andere die Ausbildung einer Wir-Identität als Ergebnis eines gruppenspezifischen Interaktionsprozesses, den sie als „Kollektivierung der Vernunft" bezeichnen (vgl. Pettit 2009; Pettit/Schweikard 2009). Die Entstehung kollektiver Rationalitäten darf dabei aus unserer Sicht nicht allein auf Prozesse kognitiv bestimmter, deliberativer Aushandlungen beschränkt werden; vielmehr existieren – je nach in Frage stehender Gruppe – für die Entstehung eines ‚gemeinsamen Geistes' (Pettit 2009) jeweils unterschiedlich gelagerte Gründe, z.B. auch emotionaler Natur. Darüber hinaus entstehen kollektive Identitäten nicht allein durch Selbstzuschreibungen, sondern werden auch durch Zuschreibungen von außen geprägt. In vielen Zusammenhängen hat die externe Anerkennung als Kollektiv mit eigenen Zielen und Überzeugungen, z.B. seitens der Politik oder des Rechts, entscheidenden Einfluss auf die Möglichkei-

---

[10] In ähnlicher Weise stellen Anselm und Butz in diesem Band die soziale Einbettung von Vertrauen vermittelnden Praktiken im Rahmen konfessioneller Krankenhäuser heraus.

ten einer sozialen Gruppe, sich selbst als Kollektiv wahrzunehmen, sich zu organisieren und damit als handlungsfähiger Akteur mit einer eigenen Stimme in Erscheinung zu treten.

c. *Sozio-politische Rolle:* Vor dem Hintergrund ihrer spezifischen Binnenstruktur haben Kollektivakteure das Potential, unmittelbar an der Grenze von Privatem und Politischen zu operieren und damit gestaltend auf gesellschaftliche Prozesse einzuwirken. Sofern die von einer Gruppe geteilten Vorstellungen und Werte einen gesellschaftspolitischen Anspruch zum Ausdruck bringen, tritt sie aus dem privaten Raum heraus und wird zu einem genuin politischen Akteur. Mit dem Übergang in die politische Arena betreten Kollektivakteure daher eine andere Ebene der Autonomie: Sie werden von einer Gruppe autonomiefähiger Individuen zu Akteuren kollektiver Autonomie.

d. *Rechte und Pflichten:* Aus dem gemeinsamem Handeln als Kollektivakteur ergeben sich normativ relevante Verpflichtungen gegenüber anderen Gruppenmitgliedern. Dabei betont Margaret Gilbert, dass gruppeninterne Verpflichtungen eine direkte Funktion der Tatsache gemeinsamen Handelns bzw. gemeinsamer Handlungsziele sind (vgl. Gilbert 2009, 163). Aber auch geteilte Sichtweisen oder Überzeugungen können Verpflichtungen erzeugen (vgl. ebd., 169). Letzterer Aspekt ist wichtig für die Möglichkeit einer längere Zeiträume überdauernden Integration als Gruppe. Da sich der Status als Kollektivakteur in den wenigsten Fällen über permanentes gemeinsames Handeln bzw. das Verfolgen gemeinsamer Ziele manifestiert, stellt die Existenz geteilter Sichtweisen und Prinzipien als Quelle wechselseitiger Verpflichtungen eine weitere wichtige Integrationsinstanz dar. Rechte und Pflichten bestehen indessen nicht nur mit Blick auf die Binnenverhältnisse von Kollektivakteuren; aus der gesellschaftlichen Anerkennung von bestimmten Kollektivakteuren werden zugleich auch spezifische Rechte und Pflichten gegenüber der Gesellschaft bzw. anderen Gruppen abgeleitet. So wird den Arbeitgeberverbänden in Deutschland das Recht auf Tarifautonomie eingeräumt; dessen Ausgestaltung unterliegt jedoch zugleich spezifischen sozialstaatlichen Pflichten.

Die Tatsache, dass es sich bei den hier beschriebenen Kriterien um bewusst allgemein gehaltene Merkmale handelt, macht eine Auseinandersetzung mit den spezifischen Eigenheiten verschiedener Kollektivakteure unausweichlich. Die vorgelegten Kriterien dienen dabei zur Überprüfung von real-praktischen Zusammenhängen, d.h. es geht darum festzustellen, inwiefern eine soziale Gruppe diese vier Kriterien des normativ agierenden Kollektivakteurs erfüllt. Mit Patientenorganisationen und der Familie werden im Folgenden dabei zwei auf den ersten Blick recht unterschiedliche, im Kontext der Bioethik jedoch bedeutsame soziale Gruppen in den Blick genommen. Aus ihrer Klassifizierung als Kollektivakteure ergeben sich normative Konsequenzen, sowohl für die interne Verfassung von Familien und Patientenorganisationen als auch für den sozio-politischen Umgang mit ihnen.

5.3 Die Familie als Kollektivakteur

Die Familie wird von der Philosophin Margaret Gilbert als „paradigmatischer Fall" einer sozialen Gruppe bezeichnet (Gilbert 1992, 171). Dennoch widmet sich die sozialphilosophische Debatte über den Begriff der ‚kollektiven Intentionalität' der Familie allenfalls am Rande.[11] Vielmehr geht es um Fußballteams (vgl. Sugden 2009), Rudermannschaften (vgl. Miller 2009) oder spezifisch kollektive Handlungsformen wie gemeinsames Singen (vgl. Bratman 2009) oder Spazierengehen (vgl. Gilbert 2009). Dass die Familie im Rahmen dieser Überlegungen kaum erwähnt wird, könnte daran liegen, dass ihr Status als Gruppe aufgrund ihrer biologisch-genetisch konstituierten Beziehungsstruktur als ‚natürlich gegeben' und damit selbstverständlich erscheint. Der Nachteil dieser Perspektive besteht indessen darin, dass mit ihr ein Großteil der Lebenswirklichkeit moderner Gesellschaften ausgeblendet wird. Um die Praxis modernen Familienlebens zu erhellen, scheint es daher angemessener, nicht die biologisch-soziale Form, sondern vielmehr die

---

[11] Eine Ausnahme stellt der Aufsatz von Jeff Buechner (2010) dar, der die Familie im Anschluss an Gilbert als Pluralsubjekt untersucht. Die Tatsache, dass er die wechselseitige Bindung der Familienmitglieder jedoch allein über biologische Verwandtschaftsbeziehungen zu begründen versucht, macht seinen Ansatz zur Erfassung von pluralen Familienbeziehungen, wie sie innerhalb moderner, liberaler Gesellschaften bestehen, gänzlich ungeeignet.

Funktion der Familie als Gruppe von Menschen, die dem Wohl ihrer Mitglieder verpflichtet ist, ins Zentrum zu stellen. Zur Begründung des kollektiven Status der Familie reicht dies allein jedoch nicht aus. Für ihre Anerkennung als genuin kollektiver Akteur kommt es stattdessen auf anspruchsvollere Mechanismen der gruppeninternen Interaktion und Repräsentation nach außen an. Im Folgenden wollen wir diese näher erläutern, indem wir die eingangs aufgestellten Kriterien kollektiver Akteurschaft auf die Familie im Kontext gegenwärtiger Gesellschaften beziehen und dabei zugleich ihre Besonderheiten als eines auf persönlichen Nahbeziehungen basierenden Kollektivs reflektieren.

a) Geteilte Vertrauenspraxis

Die Familie ist in hohem Maße von Prozessen lebensweltlicher Ausdifferenzierung betroffen, die nicht zuletzt durch die moderne Reproduktionsmedizin befördert werden. Dass sowohl die Familie als soziale Institution als auch Familienideale dennoch fortbestehen, ist aus unserer Sicht ein starkes Indiz dafür, die Familie nicht an bestimmten, biologisch definierten Personenkonstellationen festzumachen. Stattdessen sehen wir für die Familie eine kollektive Praxis als konstitutiv an, die an die Existenz geteilter Werte (Förderung des Wohlergehens und anderer Interessen der Mitglieder) und vertrauensvoller Beziehungen gebunden ist (vgl. Jeske 2008, 235; Wiesemann 2010) und auf diese Weise dem auf Lebensgeschichte und Identität bezogenen Wohl ihrer Mitglieder dient.

Der Sinn unseres Ansatzes, den kollektiven Status der Familie u.a. über eine geteilte Praxis des Vertrauens zu begründen, erschließt sich vor allem dann, wenn man die Besonderheiten der Familie in den Blick nimmt. Diese betreffen insbesondere die Eltern-Kind-Beziehung. So ist aus der Perspektive des Kindes die Familienzugehörigkeit nicht gewählt und zudem in wesentlichen Aspekten, z.B. ihrer leiblichen Basis, nicht revidierbar. Ein Verständnis von Familie als selbstbestimmter, freiwillig eingegangener Zusammenschluss von Personen wird dieser Perspektive nicht gerecht (vgl. Wiesemann 2010). In gewissem Maße betrifft dies auch die Perspektive Erwachsener bzw. der Eltern: Selbst wenn Familiengründungen zunehmend das Resultat bewusster (u.U. auch reproduktionsmedizinischer) Planung sind, lassen sich die daraus resultierenden Beziehungen bzw. ihr lebensgeschichtlicher Verlauf für alle Beteiligten nur begrenzt vorhersehen. Impliziert die Gründung bzw. die Zugehörigkeit zu einer Familie somit immer ein gewisses Maß an Kontrollverlust, wie Georgia Warnke betont, hat dies Konsequenzen für unser Verständnis des Wesens familiärer Beziehungen:

> „Families are less things that we create or contract into than relationships or the consequences of relationships that happen to us both as parents and, perhaps more obviously, as children" (Warnke 1999, 47).

Mit dem Konzept des Vertrauens ist es möglich, der Familie, trotz inhärenter Momente von Unfreiwilligkeit und Unvorhersehbarkeit, den Status eines Kollektivakteurs zuzuweisen. In Anlehnung an und Erweiterung von Martin Hartmanns Konzept (2011) verstehen wir Vertrauen als eine soziale Praxis, die ihre Teilnehmer über geteilte moralische Werte bindet. Als Vertrauenspraxis begründet die Familie einen genuin moralischen Interaktionsmodus, der im Rahmen konkreter Beziehungen wechselseitige Erwartungen und Verpflichtungen, z.B. zu Fürsorge und Rücksichtnahme, erzeugt.[12] Begreift man Kinder entsprechend als in Vertrauensbeziehungen stehende Personen, können diese durch ihr Vertrauen – oder auch Misstrauen – moralische Beziehungen aktiv gestalten. Die Familie erscheint dann als der zentrale Raum, in dem solche Beziehungen personalen Vertrauens (nach vorgegebenen kulturellen Mustern) praktisch erfahrbar gemacht und gelebt werden können. Eltern und Kinder sind dabei Teil einer gemeinsamen, auf Vertrauen basierenden Beziehungspraxis (vgl. Wiesemann 2015). Der kollektive Status der Familie fußt somit auf der Realisierung geteilter Werte, zu denen u.a. der rücksichtsvolle Umgang mit abhängigen oder schwachen Familienmitgliedern zählt.[13]

---

[12] Für Lipp und Brauer stehen Familienangehörige dabei in erster Linie im Dienst der Selbstbestimmung eines durch Krankheit in seiner Autonomie eingeschränkten Familienmitglieds. Zugleich erkennen sie jedoch an, dass mit der besonderen rechtlichen Stellung von Familienangehörigen als Stellvertreter in medizinischen Entscheidungen letztlich die *Beziehungen der Familienmitglieder zueinander* und damit ein *überindividueller* Wert geschützt werden.
[13] Diesen Aspekt werden wir im Folgenden mit Blick auf die Selbstwahrnehmung der Familie noch ausführlicher diskutieren.

Vertrauen als relationales Konzept stellt nicht zuletzt das spezifische Auf-einander-Bezogen-Sein von Familienmitgliedern heraus. Als Personenver-band, der sich über Vertrauensbeziehungen konstituiert, ist die Interaktion von Familienmitgliedern eben nicht primär an individualistischen Zielen ausgerichtet, sondern gemeinsamen, das individuelle Handeln bestimmen-den moralischen Werten verpflichtet. Dies erklärt die hohe Verbindlichkeit und zeitliche Stabilität familiärer Beziehungen. Ein Beispiel aus der aktuellen Zeitgeschichte vermag dies zu illustrieren: Schon wenn Menschen aus dem eigenen Arbeitsumfeld oder Bekanntenkreis als inoffizielle Stasi-Mitarbeiter andere als ,Systemgegner' an die Staatssicherheit verraten haben, war dies für Betroffene eine zutiefst enttäuschende Erkenntnis. Der Verrat an den als gemeinsam angenommenen moralischen Werten musste jedoch umso grö-ßer erscheinen, wenn die eigenen Familienangehörigen als Stasi-Informanten wirkten und damit das Selbstverständnis als Familie aufseiten des Observier-ten bewusst ausgenutzt und missbraucht hatten.

Als Vertrauenspraxis liegt der Familie zudem ein Modus wechselseitiger Interaktion zugrunde, insofern die Erwartungen des Vertrauen gebenden Familienmitgliedes für das Handeln des Vertrauen empfangenden Famili-enmitglieds moralisch relevant sind. Eine Missachtung dieser Erwartungen führt nicht nur zu Enttäuschung bei demjenigen, der (fälschlicherweise) ei-nem Angehörigen vertraut hat, sondern löst vielmehr ein Gefühl des Betro-gen- oder Im-Stich-Gelassen-Seins aus (vgl. Baier 1986). Zugleich nimmt das Handeln des Vertrauensnehmers nicht nur Einfluss auf die zukünftigen Er-wartungen des vertrauenden Familienmitglieds, sondern wirkt sich in nach-haltiger Weise auch auf die Beziehung selbst aus. Hartmann führt dies darauf zurück, „dass die in Vertrauensverhältnissen auf dem Spiel stehenden Werte über ein normatives Eigengewicht verfügen" (Hartmann 2011, 216). Zu die-sen durch Vertrauen verwirklichten Werten zählt er z.B. den Wert der „ko-operativen Autonomie [...], der für uns unabhängig von der Frage, was wir konkret mit dieser durch Vertrauen gewonnenen Autonomie tun, wichtig ist" (ebd.). In ihren wechselnden Rollen als Vertrauensnehmer und Vertrau-ensgeber können sich Familienmitglieder zudem gleichermaßen auf diese Praxis beziehen, ohne dass deren moralische Regeln für jede Situation expli-zit gemacht bzw. deren Einhaltung individuell überprüft werden müssen. Auf diese Weise verfügen Familien über einen Integrationsmechanismus, der ihnen gemäß der Logik liberaler Gesellschaften weitreichende Freiheiten zur Realisierung familiärer Vertrauensbeziehungen einräumt, diese andererseits aber auch nicht völlig zum Gegenstand subjektiver Beliebigkeit erklärt (z.B. Kindererziehung, die solange Teil der elterlichen Autonomie ist, wie keine Anhaltspunkte für schwere Vernachlässigung oder Missbrauch vorliegen). Laut Martin Hartmann gehört es grundsätzlich „zum Vertrauen, die Beziehung, um die es geht, an einer externen Perspektive zu reiben. Diese externe Perspektive ist dabei keine neutrale Perspektive […], es ist vielmehr die Perspektive einer nun erweitert gefassten Kooperationsgemeinschaft" (ebd., 255). Ihm zufolge ist diese „genau dann berechtigt […], darauf zu achten, ob andere in ihrem Verhalten auch wirklich die für die Kooperationspraxis, an der sie teilnehmen vorzugeben, relevanten Werte und Normen (z.B. Autonomie, Gewaltfreiheit) angemessen verwirklichen, wenn der Eindruck entsteht, dass das nicht der Fall ist" (ebd.). Ein Missbrauch von Vertrauen stellt somit nicht nur aus der familiären Binnenperspektive eine moralische Verfehlung dar, die entsprechende Konsequenzen (wie z.B. Vorwürfe, Veränderung bzw. Abbruch der Beziehung) nach sich zieht, sondern wird ggf. auch zum Gegenstand rechtlicher Sanktionen. Letztere treten insbesondere dann auf den Plan, wenn das verwerfliche Handeln einzelner Familienmitglieder unmittelbar von der bestehenden familiären Vertrauenspraxis profitiert, sie die dieser Praxis zugrundeliegenden Werte mit ihrem Handeln jedoch nur unzureichend verwirklichen oder sogar konterkarieren (vgl. ebd., 254) (man denke etwa an Gewalt gegen Familienmitglieder, Vergewaltigung in der Ehe etc.). Die externe Anerkennung der Familie als autonomer Kollektivakteur hängt somit wesentlich von der Existenz intakter Vertrauensbeziehungen ab.

b) Selbstwahrnehmung und Selbststeuerung
Im Rahmen der eingangs entwickelten Kriterien haben wir bereits auf die Relevanz gruppeninterner Interaktionsmechanismen hingewiesen, die dazu führen, dass sich eine Gruppe selbst als Kollektivakteur versteht, zugleich aber auch von außen als kollektiver Handlungs- und Entscheidungsträger wahrgenommen wird. Mit Blick auf die Binnenperspektive der Familie ist dabei festzuhalten, dass die Qualität der bestehenden Beziehungen maßgebli-

chen Einfluss darauf hat, ob die Mitglieder einer Familie sich als Teil eines Kollektivs wahrnehmen, das von einem ‚gemeinsamen Geist' (Pettit 2009) getragen wird. In Anknüpfung an Charles Taylor sprechen Robert Crouch und Carl Elliot auch von ‚starken Wertungen', die Familienmitglieder teilen:

> „The main point here is that the concept of strongly valued goods within the family brings to expression the idea of collectivism in the family; as family members we share significances in our lives with our family members in a deeper way than we do with non-family-members in our lives" (Crouch/Elliot 1999, 284).

Dementsprechend würde es zu kurz greifen, in der Familie lediglich eine Kooperationsgemeinschaft zum effektiven Erreichen von Zielen, die sich nicht allein realisieren lassen, zu sehen. Zu ihrem Verständnis als genuiner Kollektivakteur gehört nicht nur, dass sich Familienmitglieder gemeinsamen Zielen verschreiben, sondern dass sie die dazu erforderliche kooperative Grundhaltung selbst wertschätzen. Ein echtes Gemeinschaftsgefühl (*„sense of community"*) setzt somit *„pleasure of shared interaction"* bzw. Freude an einer *„shared journey"* (Sherman 1993, 282) voraus.[14]

Die Existenz geteilter Werte bedingt innerhalb der Familie ferner eine spezifische Verbindung von individuellen und kollektiven Interessen. So sind die Interessen von Familienmitgliedern vielfach von den Wünschen und Vorstellungen ihrer Angehörigen geprägt und konstituieren sich reflexiv gegenüber den Bedürfnissen und Rollenerwartungen der anderen Mitglieder. Auch wenn familiäre Bindungen und Verpflichtungen die Unabhängigkeit von Personen einschränken können, stellt dies aus Sicht von Crouch und Elliot keineswegs deren Selbstbestimmtheit in Frage, sondern verweist vielmehr auf einen zentralen menschlichen Handlungsmodus. Dementsprechend betonen sie: *„we must recognize that moral and emotional commitments are not exceptional, are not constraints on freedom, but rather a part of ordinary human life"* (Crouch/Elliot 1999, 278). Dieser besondere Interaktions-

---

[14] Dies betonen in ähnlicher Weise auch Crouch und Elliot: „In families the important factor is that family members cherish each other simply for each other's sake, and that being devoted to ‚the family' and its members is a source of deep meaning and value in our lives and the lives of those around us. To be a member of a family is to recognize the importance of strongly ‚shared significances'" (Crouch/Elliot 1999, 283).

modus innerhalb der Familie trägt wesentlich dazu bei, dass sich Familien aus der Binnenperspektive als Kollektivakteure wahrnehmen können. So ist es im Rahmen familiärer Beziehungen z.b. eine durchaus sinnvolle Aussage, wenn ein Familienmitglied, das an sich gerne eine Katze als Haustier hätte, erklärt: ‚'Wir' haben uns gegen die Anschaffung einer Katze entschieden, weil meine Schwester allergisch auf Katzenhaare reagiert.'

Hervorzuheben ist, dass die Selbstwahrnehmung der Familie als Kollektiv grundsätzlich von der Existenz intakter Vertrauensbeziehungen abhängig ist. Die Wertschätzung des Lebens als Gemeinschaft, die intrinsische Berücksichtigung der Interessen anderer sowie die Wahrnehmung der Familie als ein Kollektiv, das gemeinsame Werte verwirklicht, gerät dann ins Wanken, wenn der Eindruck entsteht, dass die Gemeinschaft der Familie nur zum Nutzen einiger Familienmitglieder ist bzw. zu Lasten anderer geht, bestimmte Familienmitglieder systematisch benachteiligt oder als gemeinsam angenommene Werte zumindest von Teilen der Familie notorisch unterlaufen werden. Die Zugehörigkeit zur Familie bzw. das Gefühl eines gemeinsamen Gruppengeistes ist gewöhnlich weder explizites Thema noch Gegenstand deliberativer Aushandlungen in Familien. Das Gefühl familiärer Zugehörigkeit entsteht vielmehr implizit über gelebte Vertrauensbeziehungen im Rahmen alltäglicher Interaktionen. Daher wird die Selbstwahrnehmung der Familie als Kollektiv durch aufkommende Zweifel an der Existenz einer geteilten Wertgrundlage empfindlich oder sogar nachhaltig gestört.

c) Sozio-politische Rolle

Die Wahrnehmung der Familie als Kollektiv basiert zum einen auf der Existenz persönlich relevanter Nahbeziehungen, die eine Abschirmung als Gruppe gegenüber dem Staat bzw. als Schutz vor Eingriffen Dritter rechtfertigen. Aus dieser Perspektive handelt es sich bei der Familie um einen privaten, von der politischen Sphäre separierten Personenverband. Die konzeptionelle Trennung von privaten Beziehungen und öffentlichen Angelegenheiten hat ideengeschichtlich eine lange Tradition, die sich bis in die Antike zurückverfolgen lässt. Dabei waren es zumeist allein Männer, die Zugang zu beiden Sphären hatten, während das Leben von Frauen auf den privaten Ort der Familie beschränkt blieb (vgl. Moller Okin 1989). Die Wahrnehmung von

Familie als einem ihrer Natur nach privaten Personenkollektiv ist gleichwohl auch heute noch relevant. Statt auf geschlechtsstereotype Differenzierungen stützt sich die normative Rechtfertigung dafür jedoch primär auf die besondere moralische Relevanz persönlicher Nahbeziehungen: Sie haben einen wichtigen, wenn nicht den wichtigsten Einfluss auf die individuelle Konzeption des guten Lebens und damit menschliche Identitäten und Lebensentwürfe. Als Kind in einer Familie aufzuwachsen, bedeutet daher gewöhnlicherweise, ein komplexes Wechselspiel zwischen der Ausbildung einer individuellen Identität und der Entstehung eines Gefühls familiärer Zugehörigkeit zu durchlaufen. Letzteres entsteht dadurch, dass die Familie ihre ,*categories of meaning*' und somit ihre spezifischen Geschichten mit dem Kind teilt und ihm darüber ein Gefühl der Zugehörigkeit vermittelt; die Entstehung von Selbstachtung wird seitens der Familie u.a. dadurch befördert, dass dem Kind Freiräume gegeben werden und ihm die Möglichkeit eingeräumt wird, eigene Entscheidungen und Urteile zu fällen (vgl. Lindemann Nelson/Lindemann Nelson 1995, 39).

Der Schutz von Privatheit und Familie hat in liberalen pluralen Gesellschaften Verfassungsrang (vgl. Hieb 2005; Coester-Waltjen 2013). Er betrifft nicht nur den Schutz einzelner Individuen, sondern einen überindividuellen Bereich normativ relevanter Nahbeziehungen. Welche Beziehungen dazu zählen, ist jedoch nicht ein für alle Mal festgelegt und bleibt somit Gegenstand sich verändernder politisch-gesellschaftlicher Debatten. Tatsächlich wäre das Bild der Familie ein unvollständiges, würde man diese *ausschließlich* als privates, von der öffentlichen Sphäre getrenntes Personenkollektiv begreifen. Gegen ein solches Verständnis richtet sich nicht zuletzt eine Reihe feministischer Kritiken, die auf die Gefahr von Unterdrückung und Ausbeutung, z.B. von Frauen oder Kindern, im Rahmen von als privat geschützten Beziehungen hinweisen (vgl. etwa MacKinnon 1987; Moller Okin 1989). Als Alternative zu einer strikten Trennung zwischen familiär-privater und politischer Sphäre entwirft Martha Fineman daher eine Sicht auf die Familie, die diese innerhalb des Staates lokalisiert. Dabei geht sie von einem spezifischen Wechselverhältnis zwischen beiden aus: „*Alterations in the scope or nature of one institution will correspondingly alter the scope or nature of the other*" (Fineman 1999, 1208). Zur Begründung verweist Fineman darauf, dass der Staat

zwar entscheidenden Einfluss auf die Definition der Familie hat, indem er
z.b. die Zugangsbedingungen zur Familie ebenso kontrolliert wie die Konsequenzen von Familiengründungen; sobald die Familie jedoch einmal besteht,
bildet sie eine machtvolle Institution innerhalb des Staates (vgl. ebd.). So
macht die Familie, etwa indem sie staatliche Ressourcen bzw. Vergünstigun-
gen für sich beansprucht (z.B. Kindergeld, Ehegattensplitting, Zugang zu
Bildungseinrichtungen), Differenzierungen zwischen Familienmitgliedern
und Nicht-Mitgliedern erforderlich. Insofern diese Grenzen nicht statisch
gezogen sind – man denke an die lebensweltliche Pluralisierung familiärer
Beziehungsverhältnisse oder die im Zuge moderner Reprogenetik wachsende
Komplexität von Familienbeziehungen – handelt es sich bei der Familie
(trotz ihrer privat verfassten Binnenstruktur) immer auch um einen politischen Akteur, der an der Grenze der Unterscheidung von privat/öffentlich
operiert. Dabei vermag die Familie an dieser Grenze auch Verschiebungen
vorzunehmen. Dies ist etwa dann der Fall, wenn gleichgeschlechtliche Paare
die politisch-rechtliche Gleichstellung für ihre Lebensform einfordern und
damit z.b. Änderungen im Sozialrecht herbeiführen. Tatsächlich zeigt sich
die Bedeutung der Familie als politischer Kollektivakteur gerade im Kontext
der Bioethik. So stellt sich mit der Anwendung moderner reprogenetischer
Verfahren zunehmend die Frage, was eigentlich eine Familie ausmacht, wer
zu ihr gehört und welche Art von Beziehung für die Familie konstitutiv ist
(vgl. Kettner 2001; Murray 2002; Macklin 1991; Wiesemann 2010). Die Antworten, die auf diese Fragen jeweils gefunden werden, haben unmittelbaren
Einfluss auf das Selbstverständnis der Familie und ihre Fähigkeit, als Kollektivakteur im politischen Diskurs präsent zu sein.

d) Rechte und Pflichten
Sowohl aus der Selbstwahrnehmung der Familie als auch aus der Außenperspektive lassen sich Rechte und Pflichten für die Familie ableiten, die diese
als Kollektiv gegenüber ihren individuellen Mitgliedern wie auch gegenüber
anderen Akteuren innehat. Dass Familienmitglieder als einander nahestehende Personen besondere Verantwortung und Verpflichtungen füreinander
haben, liegt in erster Linie in der Wertschätzung dieser Beziehungen selbst
begründet (vgl. Scheffler 2008; Jeske 2008; Betzler 2007). Tatsächlich erwar-

ten wir von Familienmitgliedern mehr als die formale Einhaltung von Regeln einer Unparteilichkeitsmoral, die in liberalen Gesellschaften das Prinzip des Nicht-Schadens zum Kern hat: „*We do things and should be expected to do things, for the family and for particular family members that we simply would not do for non-family members*" (Crouch/Elliot 1999, 284). Allerdings sind diese Pflichten von Familienmitgliedern nicht grenzenlos. Geht es in der Familie um die Realisierung vertrauensvoller Beziehungen lässt sich zumindest aus moralischer Sicht keine Pflicht begründen, dass Kinder, die von ihren Eltern missbraucht worden sind, im Alter deren Pflege übernehmen müssen. Laut Diane Jeske bestimmt in erster Linie „das Wesen der Beziehung [...], was den Inhalt unserer Verpflichtungen ausmacht" (Jeske 2008, 237).

Davon zu unterscheiden ist die politisch-rechtliche Perspektive, die es durchaus vorsieht, dass Kinder für die Pflege ihrer Eltern im Alter in der Regel unterhaltspflichtig sind.[15] Insofern bestehen Rechte und Pflichten zum einen zwischen Familienmitgliedern; zum anderen übernimmt die Familie als Kollektivakteur aber auch gegenüber der Gesellschaft spezifische Pflichten, z.B. indem diese die Verantwortung für Mitglieder der Gesellschaft zunächst nahen Angehörigen überträgt. Zugleich hat die Familie als Kollektivakteur aber auch besondere Rechte gegenüber der Gesellschaft, z.B. das Recht auf eine weitestgehend von staatlicher Einmischung freie Gestaltung des eigenen Familienlebens. In den meisten demokratisch-wohlfahrtsstaatlich organisierten Gesellschaften stellt der Staat der Familie zur Erfüllung ihrer gesellschaftlich relevanten Funktionen, wie z.B. der Kindererziehung, auch zusätzliche Ressourcen zur Verfügung (z.B. Kindergeld).

Aktuell ergeben sich im Zuge neuer reprogenetischer Möglichkeiten sowohl mit Blick auf die Binnenbeziehungen von Familien als auch mit Blick auf die Rechte und Pflichten der Familie gegenüber Staat und Gesellschaft allerdings neue Herausforderungen. Insofern die moderne Fortpflanzungsmedizin zu neuartigen Verwandtschaftsverhältnissen führt, d.h. zu komplexen Verbindungen aus biologischen und sozialen Beziehungsverhältnissen, zu deren Erfassung es bislang sowohl an moralischen als auch rechtlichen Begriffen fehlt, wirft dies Fragen für das Ausmaß innerfamiliärer Verpflichtungen auf. So ist es derzeit eine umstrittene Frage, ob Samenspender ggf. für

---

[15] So das aktuelle Urteil des Bundesgerichtshofs vom 12.02.2014 (XII ZB 607/12).

die biologisch mit ihnen verwandten Kinder aufkommen müssen bzw. die Kinder umgekehrt für den Unterhalt des Samenspenders im Alter herangezogen werden können. Aber auch im Verhältnis von Staat bzw. Gesellschaft und der Familie zeichnen sich Herausforderungen ab. Konkret geht es um die Frage, inwieweit die mit dem Status der Familie verknüpften Rechte und Privilegien auch auf Personenkonstellationen jenseits der traditionellen, biologisch bestimmten Kernfamilie übertragen werden können, die damit zwangsläufig auch die gleichen Pflichten wie Letztere zu erfüllen hätten.

5.4 Die Patientenorganisation als Kollektivakteur

Das Spektrum von Patientenkollektiven ist sehr heterogen und reicht von der lokalen Selbsthilfegruppe, über die regional vernetzte Organisation bis hin zum nationalen oder sogar international agierenden, politisch wirksamen Patientenverband (vgl. Hundertmark-Mayser/Möller 2004). Gemäß unserer Regel, nur solche Patientengruppen Kollektivakteure zu nennen, die echte plurale Akteure und gesellschaftspolitisch aktiv sind, ist es jedoch sinnvoll, Gruppen mit politischem Anspruch von solchen zu unterscheiden, die eher ephemer und allein auf gegenseitige Hilfestellung, Beratung und Verbesserung der persönlichen Lebensumstände ausgerichtet sind. Solche Selbsthilfegruppen werden direkt durch Betroffene oder ihre Angehörigen organisiert (vgl. Buchholz 2010). Als Eigenschaften eines Kollektivakteurs hingegen gelten ein hoher Organisationsgrad, eine zeitliche und strukturelle Dauerhaftigkeit, eine überindividuelle, sozial- oder gesundheitspolitische Motivation und Zielsetzung, sowie das Vorhandensein von transparenten internen Kommunikations-, Meinungsbildungs- und Entscheidungsstrukturen (vgl. Schicktanz/Jordan 2013). Politisch wirksame Patientenkollektive zeichnen sich dadurch aus, dass sie sich einer bestimmten Krankheit widmen, eine starke Außenorientierung haben und fachliche Beratung und Fortbildung anbieten. Sie nehmen Einfluss auf Politik, Verwaltung und Forschung. Die Mitglieder setzen sich aus Betroffenen, ihren Angehörigen, aber auch Experten und professionell in Politik und Gesundheitswesen tätigen Personen zusammen. Ihre Organisation richtet sich nach festgelegten Vereinsstrukturen, und es gibt meist eine Geschäftsstelle mit hauptamtlich Beschäftigten. Diese Patientenkollektive entsprechen unserem Konzept des Kollektivakteurs, denn sie sind politisch relevant, streben neben einer Verbesserung der individuellen Lebenslage von Betroffenen auch sozial- und gesundheitspolitische Reformen an und kooperieren meist mit professionellen gesundheitssystemischen Einrichtungen. Oftmals arbeiten sie mit Forschungseinrichtungen zusammen oder finanzieren sogar selbst Forschung, wie z.b. im Fall der Deutschen Alzheimer Gesellschaft oder der Deutschen Gesellschaft für Muskelkranke. Zwischen den unterschiedlichen Patientenkollektiven gibt es jedoch fließende Übergänge, und manchmal äußern auch kleinere, eher auf Selbsthilfe ausgerichtete Gruppen ein starkes Interesse an gesundheitspolitischen Veränderungen. Im Folgenden werden die in Kapitel 2 aufgestellten Kriterien kollektiver Akteurschaft in Bezug auf Patientenorganisationen genauer untersucht. Dabei stützen wir uns auf Ergebnisse einer qualitativ-empirischen Studie, in der Experteninterviews mit Mitgliedern von Patientenorganisationen in den Jahren 2011 bis 2012 im Rahmen des von der VolkswagenStiftung geförderten Teilprojektes ‚Autonomie und Vertrauen in Bezug auf Patientenverbände' geführt worden sind.

a) Geteilte Vertrauenspraxis
Die von der Patientenorganisation verfolgten Ziele müssen durch einen ‚Gruppengeist' getragen sein, sind aber zugleich an die Meinungen und Ideale der einzelnen Mitglieder zurückgebunden (vgl. Pettit 2009). Patientenorganisationen erleben in der Regel Professionalisierungsprozesse, die auch einen Wandel in ihren Entscheidungsstrukturen nach sich ziehen. Dadurch legitimieren sie sich als demokratisch verfasste Institutionen, in Deutschland z.B. nach dem Vereinsrecht (vgl. Engelhardt 2011). Für ein Patientenkollektiv gilt deshalb, dass einzelne Mitglieder abweichende Meinungen vertreten können, jedoch die im Verband geltende Mehrheitsregel als demokratisch legitim anerkennen und sich ihr fügen. Dieser Umstand beruht auf den von der Gruppe geteilten Werten, die eine soziale Praxis des Vertrauens hervorbringen (vgl. Hartmann 2011). Die soziale Praxis des Vertrauens fungiert dabei als gelebtes Vertrauensverhältnis, welches auch zwischen einzelnen Mitgliedern eines Patientenkollektivs und zwischen den Mitgliedern und ihren Repräsentanten beobachtet werden kann. Patienten setzen hohes Vertrauen in Patientenorganisationen, weil sie in ihnen Betroffene mit ver-

gleichbaren Krankheitserfahrungen und entsprechendem Wissen um die Folgen der Krankheit für den Alltag treffen. Über dieses gemeinsam geteilte Erfahrungswissen sind die Mitglieder untereinander auf der Grundlage einer gemeinsamen Vertrauenspraxis verbunden, d.h. sie verstehen sich, ohne sich erklären zu müssen.[16] Vertrauen bildet die Grundlage der Zusammenarbeit. Ansichten von Mitgliedern von Patientenorganisationen verdeutlichen dies. Verschiedene Interviewpartner hoben explizit hervor, dass die Entscheidungsfreiheit des Vorstands vom Vertrauen der Mitglieder getragen sein müsse und es jegliche Entscheidung blockieren würde, wenn Vorstand oder Sprecher der Organisation das Vertrauen der Mitglieder nicht hätten oder missbrauchen würden. Die Arbeit des Vereinsvorstandes müsse sich an einer klaren Linie orientieren, die für alle Mitglieder transparent und somit verständlich und nachvollziehbar sei. Eine Patientenvertreterin betonte, dass ihre Patientenorganisation sich selbst behindern würde, wenn diese klare und transparente Vorgehensweise nicht eingehalten würde. Durch den Vertrauensvorschuss der Mitglieder in ihre gewählten Vertreter wird diesen ein besonderer Handlungsspielraum gewährt. Es ist dann möglich, gemeinsame Positionen zu vertreten, ohne dass jede einzelne Entscheidung von allen Mitgliedern abgesegnet werden muss. Damit eine solche Vertrauenspraxis bestehen kann, müssen die Repräsentanten von Patientenkollektiven daran interessiert sein, ihre Vertrauenswürdigkeit zu beweisen. Dies erfolgt durch verlässliches Handeln im Sinne der gemeinsam aufgestellten Zielsetzungen, aber auch durch transparente Kommunikation und gemeinsame Werte (die z.B. in den Präambeln oder Leitbildern vieler Patientenverbände festgelegt werden) sowie durch Authentizität, also Glaubwürdigkeit aufgrund der gemeinsamen Betroffenheit. Wird der Vertrauensvorschuss, den die Mitglieder von Patientenorganisationen ihren Repräsentanten einräumen, enttäuscht, so wird die Vertrauenspraxis empfindlich gestört. Patientenorganisationen

---

[16] Wie stark das Zugehörigkeitsgefühl durch das Erleben von Krankheit bestimmt sein kann, belegt die Untersuchung von Owusu Boakye et al. in diesem Band. So neigen von einer unheilbaren Krankheit Betroffene z.t. dazu, ihre Sorgen und Ängste mehr mit anderen Kranken als mit ihren unmittelbaren Angehörigen zu teilen. Dies steht dabei keineswegs im Widerspruch zu der hier für die Familie unterstellten geteilten Wertbasis; vielmehr lässt sich das Bemühen um Normalität innerhalb der Familie (und die damit erzielte ‚Schonung' der Angehörigen) als eine Bestätigung und Aufrechterhaltung dieser gemeinsamen Wertebasis seitens der von Krankheit Betroffenen verstehen.

müssen dann auf vereinsrechtliche Lösungen zurückgreifen, z.B. indem sie einen neuen Vorsitz wählen. Wenn aber nach transparenten Gesichtspunkten und aufgrund geteilter Wertvorstellungen eine Praxis des Vertrauens im oben genannten Sinn gelebt wird, dann kann man berechtigterweise von der Vertretung gemeinsam entstandener Zielsetzungen sprechen. Denn in diesem Fall gibt es ein gemeinsames Einverständnis darüber, dass sich – auch wenn im Einzelfall Konflikte auftreten können – grundsätzlich alle Mitglieder in der gemeinsam vertretenen Position wiederfinden. Patientenrepräsentanten müssen oftmals sehr verschiedene Interessen vertreten, so beispielsweise im Falle von Demenzerkrankungen, bei denen es um die Interessen der Erkrankten selbst, aber auch die der pflegenden Angehörigen geht. Wenn Patientenvertreter diese Vielstimmigkeit reflektieren wollen, müssen sie gleichzeitig verschiedenen Patienteninteressen Ausdruck geben, z.B. indem in gemeinsamen Stellungnahmen von Patientenorganisationen auch abweichende oder ergänzende Meinungen aufgenommen werden.[17]

b) Selbstwahrnehmung und Selbststeuerung

Wer sich als Mitglied eines Patientenkollektivs versteht, nimmt teil an einer kollektiven Identität (,Wir'-Identität). Dies setzt voraus, dass die Mitglieder der Patientenorganisation sich selbst als Betroffene verstehen. Das bedeutet nicht zwangsläufig, körperlich-leiblich von einer Krankheit betroffen zu sein, es ist auch möglich, als Angehöriger eines Betroffenen das ,Patient-Sein' nachzuempfinden. In der sozialen Praxis der meisten Verbände wird zwischen Patienten und ihren Angehörigen oder Vertretern kein Unterschied gemacht. Nicht nur der Umstand, gemeinsam von einer Erkrankung betroffen zu sein, sondern auch das gemeinsame Erfahrungswissen aufgrund damit verbundener Einschränkungen sowie Probleme und Konflikte im Alltag bilden die Basis gemeinsamen Handelns. Dies unterscheidet Patientenorganisationen z.B. von Verbänden, die sich aus einem rein professionellen Interesse heraus zusammenfinden. Für die Gruppenbildung ist einerseits das spezielle Erfahrungswissen aufgrund der gemeinsamen Betroffenheit nötig, anderer-

---

[17] So werden z.B. im Gemeinsamen Bundesausschuss in den Arbeitsgruppen und Unterausschüssen, die die inhaltlichen Grundlagen für die Plenumsdebatten erarbeiten, auch abweichende Voten von einzelnen Mitgliedern festgehalten.

seits eine sozio-politische Akzeptanz als Patientenkollektiv, etwa als Kollektiv der Frauen mit einer Brustkrebserkrankung. Denn die Selbstzuordnung als Betroffener eines Patientenkollektivs ist auch abhängig von externer sozialer Zuschreibung, z.B. als Mitglied einer bestimmten Betroffenengruppe anerkannt zu werden (vgl. Appiah 2005, 62ff.). Wie wichtig dies ist, zeigt sich an Organisationen, die sogenannte „*contested illnesses*" vertreten, also Befunde, deren Krankheitswert (noch) nicht allgemein anerkannt ist (vgl. Brown et al. 2012). So kämpfen Gruppen, deren Mitglieder unter dem sogenannten Golfkriegssyndrom oder ‚Fatigues-Syndrom' leiden, um die Anerkennung als von einer Krankheit Betroffene und hoffen auf diese Weise, mehr Gehör für ihre Forderungen nach vermehrten Forschungsanstrengungen zu diesen Syndromen sowie einer Verbesserung von Therapieangeboten zu finden. Aus dem gleichen Grund haben sich Betroffene mit unterschiedlichen seltenen Erkrankungen zusammengeschlossen, um gemeinsam für eine bessere finanzielle Unterstützung der Erforschung dieser Krankheiten[18] zu kämpfen. Damit haben sie in den letzten Jahren Anstoß zu großen nationalen und internationalen Forschungsinitiativen gegeben (vgl. Panofsky 2010; Wehling 2011). Für die Zuschreibung eines kollektiven Status reicht es allerdings nicht aus, wenn sich Patienten und Angehörige selbst als Gruppe verstehen; vielmehr muss die Gruppenbildung mit einer Kollektivierung von normativen Vorstellungen, Plänen und politischen Forderungen einhergehen. Ziel dieser gruppeninternen Verständigung ist es, gemeinsame politische Zielsetzungen oder konkrete Handlungsstrategien zu entwickeln, die über die Verbesserung individueller Probleme hinausgehen und sozial- und gesundheitspolitische Reformen betreffen. Das Ergebnis dieses Prozesses kann man als kollektive Autonomie verstehen. Gerade dieser Prozess des wechselseitigen Austauschs gilt als Grundbedingung, um eine gezielte, strukturierte, moralisch relevante Gruppenidentität von spontaner, arbiträrer, moralisch irrelevanter Gruppensozialität abzugrenzen, und ist letztlich damit die Grundlage für die interne und externe Akzeptanz einer Patientenorganisation als Kollektivakteur.

---

[18] Vgl. Allianz Chronischer Seltener Erkrankungen (ACHSE). ACHSE ist ein eingetragener gemeinnütziger Verein und ein Netzwerk für die Betroffenen von seltenen Erkrankungen. Mitglieder dieses Vereins sind direkt Betroffene, aber auch Freunde, Förderer, Ärzte sowie Berater aus dem Gesundheitswesen (vgl. http://www.achse-online.de/index.php).

c) Sozio-politische Rolle

Viele Patientenorganisationen treten als Kollektivakteure auf der politischen Ebene auf und repräsentieren dort die ursprünglich aus einem privaten Anliegen – der Betroffenheit von einer Erkrankung – hervorgegangenen Interessen ihrer Mitglieder. Im wichtigsten deutschen gesundheitspolitischen Gremium, dem Gemeinsamen Bundesausschuss, arbeiten Patientenvertreter in Arbeitsgruppen (z.b. zu bestimmten Krankheitsbildern) oder spezifisch ausgerichteten Unterausschüssen (etwa zu einer bestimmten Diagnostik/ Therapie). Sie bringen auf diese Weise ihre Kompetenz als Betroffene in die Arbeit des Plenums ein. Patientenorganisationen realisieren zwei Anliegen: den privaten Austausch über Krankheitserfahrungen und die Vertretung politischer Interessen. In einer Selbsthilfegruppe treffen sich Patienten und Angehörige aufgrund ihrer gemeinsamen Betroffenheit und tauschen Erfahrungen mit der Krankheit sowie mit Ärzten und medizinischen Einrichtungen aus, sie beraten sich gegenseitig und helfen einander im Umgang mit Anträgen bei Krankenkassen, mit medizinischen und pflegerischen Einrichtungen sowie bei anderen Konflikten und Problemen des Alltags. Ihre ‚Wir'-Identität und ihre geteilten Wertvorstellungen bilden die Grundlage dafür, dass über diesen persönlichen Austausch hinaus auch sozial- und gesundheitspolitische oder bioethische Forderungen formuliert werden können. Viele Patientenorganisationen, wie etwa zu Krebs, HIV, Demenz oder anderen Erkrankungen, haben solch eine Doppelfunktion. Ihre Forderungen machen sie zu bedeutsamen politischen Akteuren: Als Gruppe stoßen sie z.B. mittels Kampagnen Reformen im Sozial- und Gesundheitswesen an und avancieren damit zu Akteuren kollektiver Autonomie (vgl. Schicktanz/ Jordan 2013).

d) Rechte und Pflichten

Die Rechte und Pflichten von Patientenorganisationen als Kollektivakteuren entstehen aus dieser sozio-politischen Praxis. So können Rechte gegenüber den Mitgliedern und gegenüber der Öffentlichkeit oder dem Staat eingefordert werden. Individuelle Patientenrechte können als ethische Basisrechte (z.B. als Menschenrecht auf Leben) und als politische Rechte (z.B. als Recht auf körperliche Unversehrtheit nach Art. 1 GG) verstanden werden. Kollektive Rechte werden dagegen von Gruppen als politische Rechte in einem politischen Prozess durch Angehörige dieser Gruppe vertreten (Buchholz 2010, 42). Rechte einzufordern, die mit einer spezifischen Gruppenzugehörigkeit verbunden sind, ist elementarer Bestandteil der sozialrechtlichen Praxis. Sie werden in demokratischen Staaten meist durch Repräsentationsrechte von bestimmten Gruppen innerhalb des politischen Systems abgebildet. Je nach Kontext können Gruppen diese Repräsentationsrechte nach verschiedenen Kriterien wie z.b. Geschlecht, Ethnie, gesundheitlichem Status oder Religionszugehörigkeit zugeteilt werden. Ein solches Recht von Gruppen, durch ihre eigenen Gruppenvertreter repräsentiert zu werden, ist im politischen Kontext besonders für sozial marginalisierte Gruppen relevant, wie Melissa Williams (1998) für den US-amerikanischen Kontext am Beispiel des Frauenwahlrechts oder der Selbstvertretung von African-Americans aufzeigt. Es spricht viel dafür, dass Williams Argumente gerade auch für Betroffene im gesundheitspolitischen Kontext gelten. Eine besondere Rolle spielt das Ideal der epistemischen Gerechtigkeit, dem zufolge sozial marginalisierte Gruppen sich selbst äußern können sollen. Dies setzt voraus, dass sie gehört und als gleichwertige Diskursteilnehmer ernstgenommen werden und nicht ausschließlich durch Dritte, z.b. Experten, vertreten werden (vgl. Schicktanz 2015).

Dabei ist es wichtig zu betonen, dass kollektive Patientenrechte die individuellen Rechte des Patienten sinnvoll ergänzen. Während individuelle Patientenrechte z.b. über die informierte Zustimmung zu medizinischen Behandlungen oder deren Ablehnung ausgeübt werden, setzen kollektive Patientenrechte mit dem Prinzip der Repräsentation und Partizipation ausschließlich auf der Ebene politischer Entscheidungen an. Dies beinhaltet je nach Kontext die Forderung nach Beratungs-, Mitsprache- oder Abstimmungsrechten in einschlägigen gesundheitspolitischen Gremien wie dem oben erwähnten Gemeinsamen Bundesausschuss. Kollektive Rechte zielen also auf diese systematische Beteiligung organisierter Patienten in gesundheitspolitischen Gremien ab.[19] Mit dem Recht auf Mitsprache und Beratung

---

[19] Dieses Recht wird Patientenorganisationen mit Wirkung des GKV-Modernisierungsgesetzes 2004, §140f SGB V, zugestanden, indem sie auf Landes- und Bundesebene als Vertreter von Patienten mit

entstehen aber auch Pflichten, die zum Teil nicht leicht zu erfüllen sind. Für das Recht auf Beteiligung müssen Patientenorganisationen ihre Vertreter motivieren, qualifizieren und ggf. an anderer Stelle entlasten.

5.5 Ausblick: praktische Implikationen und ihre bioethische Relevanz

Aus der Analyse von Familien und Patientenorganisationen als Kollektivakteuren ergeben sich nicht nur wichtige Einsichten mit Blick auf deren gesellschaftspolitische Funktion sowie die internen Funktionsweisen dieser Akteure; sie erlaubt es auch, einige weiterreichende Schlussfolgerungen mit Blick auf deren praktische Wirksamkeit und normative Relevanz in der Bioethik zu ziehen.

Erstens wird der analytische Wert des Begriffs des kollektiven Akteurs deutlich. Obgleich es sich bei den exemplarisch diskutierten Gruppen von Familien und Patientenorganisationen durchaus um unterschiedliche soziale Akteure handelt,[20] befördert deren Beschreibung ausgehend vom Begriff des Kollektivakteurs wichtige Gemeinsamkeiten zutage, die zu ihrer wechselseitigen Erhellung – sowohl auf deskriptiver wie auch normativer Ebene – führen. Gemeinsamkeiten bestehen z.B. hinsichtlich der zentralen Rolle von vertrauensbildenden Prozessen für die Selbst- und Außenwahrnehmung als Kollektiv. So sind vertrauensvolle Interaktionsformen innerhalb der Familie konstitutiv für deren Selbstwahrnehmung als Kollektiv; Vertrauen wird ihr zugleich aber auch von außen (z.b. seitens des Rechts) entgegengebracht, indem die Gestaltung familiärer Beziehungen Teil des Rechts auf Privatheit ist. Wie unsere Analyse gezeigt hat, spielt Vertrauen auch für die Konstitution von Patientenorganisationen als Kollektivakteuren aus deren Binnenperspektive eine zentrale Rolle. Während die gesellschaftspolitische Anerken-

---

Mitberatungsrechten in Gremien wie dem Gemeinsamen Bundesausschuss teilnehmen dürfen und sollen.

[20] Unterschiede bestehen z.b. dahingehend, dass die Familie ein Kollektiv darstellt, das sich über persönliche Nahbeziehungen konstituiert, während sich Patientenorganisationen dagegen in erster Linie über gemeinsame Anliegen bzw. geteilte Betroffenheit definieren. Da diese Differenzierungen für unsere abschließenden Überlegungen zum normativen Status kollektiver Akteure nicht zielführend sind, verzichten wir an dieser Stelle auf eine vergleichende Gegenüberstellung beider Akteure im Detail.

nung der Familie als Kollektiv mit rechtlicher und moralischer Autorität weitgehend unbestritten ist, müssen sich Patientenorganisationen diesen Vertrauensvorschuss vielfach erst erarbeiten. Tatsächlich ist die Anerkennung von Patientenorganisationen als politische Kollektivakteure ein Prozess, der erst in den letzten zehn Jahren begonnen hat und noch längst nicht abgeschlossen ist. So fordert etwa das Gesetz zur Verbesserung der Rechte von Patientinnen und Patienten nicht nur den weiteren Ausbau der Patientenbeteiligung, sondern auch eine stärkere Einbeziehung von Patientenverbänden in gesundheitspolitischen Angelegenheiten (vgl. Bundesministerium der Justiz und Bundesministerium für Gesundheit 2013). Es folgt damit einer Idee, die z.B. in Großbritannien schon umgesetzt wurde (vgl. Department of Health 2010). Bereits 1994 hat die Weltgesundheitsorganisation in ihrer Deklaration der Patientenrechte konstatiert, dass Patienten ein kollektives Recht auf Repräsentation und Partizipation auf allen Ebenen des Gesundheitssystems haben (vgl. World Health Organization 1994, §5.2). Und auch in verschiedenen Empfehlungen von politikberatenden Gremien wird betont, dass Patienten an Entscheidungen, die sie betreffen, beteiligt werden müssen.[21] Für die weitere Etablierung von Patientenorganisationen als gesellschaftspolitisch relevante Kollektivakteure sowie für eine Stärkung ihrer politischen Beteiligungsmöglichkeiten kann daher ein Blick auf den Status des kollektiven Akteurs der Familie sowie dessen rechtliche und gesellschaftspolitische Rahmenbedingungen erhellend sein.

In diesem Zusammenhang stellt unsere Analyse *zweitens* heraus, dass der Status des Kollektivakteurs an weitere spezifische Voraussetzungen, z.B. mit Blick auf die interne Verfasstheit, geknüpft ist. Neben dem Vorhandensein einer geteilten Vertrauenspraxis bedarf es der Selbstwahrnehmung als Kollektiv mit eigenen Steuerungskompetenzen sowie der eng damit verknüpften Fähigkeit, sozio-politische Wirksamkeit zu erlangen. Dies sind wesentliche

---

[21] Patientenbeteiligung und politische Repräsentation von Patienten wird u.a. in der Stellungnahme der Enquête-Kommission ‚Zukunft des Bürgerschaftlichen Engagements' betont. Selbsthilfegruppen werden hier als Triebkraft für ein neues bürgerschaftliches Engagement eingestuft, das Solidarität, Zugehörigkeit und gegenseitiges Vertrauen schaffe (vgl. Enquête-Kommission 2002b). Im Schlussbericht der Enquete-Kommission ‚Recht und Ethik der modernen Medizin' wird die Einbeziehung kollektiver Standpunkte, z.B. von Verbänden und Selbsthilfegruppen, hervorgehoben (vgl. Enquête-Kommission 2002a).

Kriterien, damit soziale Gruppen sowohl aus der Binnen- als auch Außenperspektive als genuine Kollektivakteure gelten können. Schon jetzt werden Familien und Patientenorganisationen in der Praxis als solche anerkannt; dies zeigt sich nicht zuletzt daran, dass ihnen als normativ relevanten Handlungsträgern bestimmte gruppenspezifische Rechte und Pflichten zugeschrieben werden. Die Existenz von moralischen oder auch rechtlich kodifizierten Rechten und Pflichten bestätigt somit den Status eines Kollektivakteurs als sozialem Handlungsträger, dem eine eigene moralische Autorität und damit auch moralische Verantwortung zukommt.

Auf diese Weise liefert unsere Untersuchung *drittens* eine Plausibilisierung des umstrittenen Begriffs der kollektiven Autonomie. Dahinter steht die grundsätzliche Frage, wann es aus normativer Hinsicht berechtigt ist, Kollektive statt Individuen als Autoren von bestimmten Forderungen nach moralischer Autonomie anzusehen. Von ‚kollektiver Autonomie' kann in moralischer Hinsicht gesprochen werden, wenn kollektive Akteure eine geteilte Vertrauenspraxis aufweisen, sich als Kollektiv verstehen und steuern, eine sozialpolitische Rolle übernehmen sowie damit verbundene Rechte wahrnehmen und Pflichten erfüllen. Aus unserer Sicht ist dabei die Existenz einer geteilten Vertrauenspraxis von unmittelbarer normativer Relevanz. Ihre Bedeutung zeigt sich vor allem dort, wo die begrenzte Reichweite individuellen Handelns oder andere strukturelle Beschränkungen dafür verantwortlich sind, dass individuelle Selbstbestimmung gegenüber kollektiven Entscheidungs- bzw. Repräsentationsmechanismen zurücktritt. Diese Haltung ist indessen nur möglich, wenn seitens der Individuen Vertrauen in die soziale Institution bzw. Gruppe besteht, die in diesem Fall die Entscheidungs- bzw. Handlungsautorität besitzt. Vertrauen stellt somit eine wesentliche Ermöglichungsbedingung kollektiver Autonomie dar. Als ein durch Vertrauensbeziehungen getragener Interaktionsmodus kann die Wahrnehmung kollektiver Autonomie dabei grundsätzlich auch Formen der Empathie und Rücksichtnahme gegenüber schwächeren oder abhängigen Personen einschließen. So eröffnet Vertrauen überhaupt erst den nötigen Handlungsspielraum, der es Familienmitgliedern ermöglicht, im Sinne ihrer Angehörigen zu handeln. Im Fall von Patientenorganisationen eröffnet der den gewählten Vertretern gewährte Vertrauensvorschuss nicht nur einen Handlungsspielraum, innerhalb dessen gemeinsame, die Erkrankung betreffende Forderungen erhoben werden können, sondern er erlaubt auch eine spezifische Arbeitsteilung. Auf diese Weise können sogar Betroffene, die durch ihre Erkrankung so stark eingeschränkt sind, dass sie sich selbst nicht politisch beteiligen können, Gehör finden bzw. eine Stimme in gesundheitspolitischen Entscheidungsprozessen erhalten. Gleichwohl ist Vertrauen in Familien und Patientenorganisationen auf unterschiedliche Weise verankert. Während es in Familien eher informell, d.h. ohne explizite Absprachen oder Verfahren existiert, und vielmehr aus geteilten Rollenverständnissen und gelebten Beziehungsverhältnissen resultiert, bestehen in Patientenorganisationen spezifische Verfahren der Delegation und Repräsentation, die das Vertrauen der Mitglieder in die gewählten Vertreter zum Ausdruck bringen. Der Vergleich mit Patientenorganisationen kann so den Blick für bestehende Praktiken der Delegation bzw. Vertretung von Selbstbestimmung im Kontext der Familie schärfen. Dies gilt insbesondere für typische bioethische Konfliktsituationen, z.B. bei der Vertretung einwilligungsunfähiger Angehöriger im Rahmen gesundheitlich relevanter Entscheidungen. Diese Rolle von Familienangehörigen könnte in Zukunft noch gestärkt werden, wenn die Mechanismen der Kollektivität besser verstanden und somit die Bedeutung der Familie als Kollektivakteur genauer bestimmt werden könnte.

Indem wir die moralische Autorität von Kollektiven als Akteure mit eigener normativer Berechtigung an die hier herausgearbeiteten Voraussetzungen knüpfen, gewinnen wir *viertens* zugleich ein kritisches Instrument, um zu entscheiden, wer legitimerweise als kollektiver Akteur auf gesellschaftspolitische Prozesse einwirken darf. Diese Frage ist von unmittelbarer praktischer Relevanz für Bioethik und Gesundheitspolitik und betrifft nicht zuletzt das demokratische Selbstverständnis moderner Staaten. Aus dieser Perspektive ist es wichtig, unterscheiden zu können, ob hinter kollektiven Ansprüchen tatsächlich genuine Kollektivakteure stehen oder ob diese vielmehr als Feigenblatt zur Verhüllung von Forderungen benutzt werden, deren Autoren in Wirklichkeit einzelne Personen mit ihren jeweiligen Partikularinteressen sind. Dies macht es mit Blick auf Patientenorganisationen z.B. erforderlich, die bestehenden Mitentscheidungsstrukturen sowie die Legitimität der Repräsentanten zu prüfen. Hinsichtlich der Familie besteht der kritische Impuls der von uns herausgearbeiteten Kriterien z.b. darin, dass sie verdeutlichen können, warum der moralische Status alternativer Familienkonstellationen, die nicht der traditionellen Kernfamilie entsprechen, problematisch sein kann. Dies beinhaltet auch Antworten auf die Frage, was die ‚Beiträger' zu kollektiven reproduktiven Arrangements als Kollektiv legitimerweise voneinander erwarten dürfen und was für die Kinder dieser kollektiven Reproduktionsszenarien daraus folgt. Aber auch über Familien und Patientenorganisationen hinaus bieten die von uns entwickelten Kriterien ein hilfreiches Instrumentarium, um kollektive Akteure auf ihre normative Relevanz hin zu überprüfen. So stellt sich z.b. die durchaus provokante Frage nach dem moralischen Status des Deutschen Ärztetags als Kollektivakteur. Unter welchen Bedingungen kann der Ärztetag, der bekanntlich 2011 ein Verbot des ärztlich assistierten Suizids erlassen hat, als ein Kollektivakteur mit moralischer und sozio-politischer Autorität verstanden werden, wenn sich zugleich repräsentativen Umfragen zufolge etwa ein Drittel aller Ärztinnen und Ärzte vorstellen kann, Hilfe bei einem Suizid zu leisten (vgl. Wiesing 2013, 244-247)?

Das Konzept kollektiver Akteurschaft verdeutlicht somit, wie die bisher auf das Individuum fokussierte bioethische und gesundheitspolitische Debatte durch die vom Konzept der kollektiven Autonomie aufgeworfenen Fragen bereichert werden kann. Denn wenn Kollektivakteure politisch-rechtliche Anerkennung erfahren, ergeben sich für sie daraus sowohl Rechte als auch Pflichten. Im Fall von Patientenorganisationen verbindet sich etwa der Anspruch auf politische Beteiligung mit der Pflicht zur Verantwortungsübernahme. So ist die Beteiligung von Patientenkollektiven in gesundheitspolitischen und bioethischen Gremien nicht nur aus der Binnenperspektive erwünscht, sondern wird mittlerweile auch von rechtlicher Seite eingefordert (vgl. Stötzner 2010). Eine Abbildung authentischer Betroffenheit kann allerdings nur erreicht werden, wenn Patientenorganisationen mehr Hilfestellung erfahren, z.B. bei der Vorbereitung und Durchführung von Gremienarbeit. Dies kann in Form finanzieller und personeller Unterstützung erfolgen, aber auch darin bestehen, neue technische Möglichkeiten auszuloten, um die Wahrnehmung kollektiver Rechte bei Patienten, die aufgrund physischer oder psychischer Einschränkungen einen speziellen Unterstützungsbedarf haben, zu erleichtern. Werden solche innovativen Wege mit dem Ziel kollektiver Patientenbeteiligung künftig häufiger beschritten, wird der von Politik und Öffentlichkeit immer wieder geforderten Beteiligung von Patienten an gesundheitspolitischen Entscheidungen auf glaubwürdigere Weise Genüge getan.

Abschließend sei nochmals betont, dass wir mit der Forderung nach Berücksichtigung von kollektiver Autonomie nicht den normativen Status individueller Akteure in Frage stellen wollen. Unsere These ist vielmehr, dass mit der Anerkennung kollektiver Akteure *zusätzlich zu* den individuellen Akteuren ein deskriptiver und normativer Mehrwert für die bioethische und gesundheitspolitische Debatte verbunden ist. Bei Kollektiven handelt es sich um (Schutz-)Räume zur Unterstützung und Ergänzung individueller Autonomie. Die Berücksichtigung kollektiver Akteure ergänzt die bioethische Debatte somit um wichtige Aspekte. So haben kollektive Interessen u.U. mehr Gewicht als individuelle Interessen, und in manchen Kontexten, wie der Familie, sind individuelle und kollektive Interessen ohnehin auf das Engste verwoben, so dass sich individuelle Interessen überhaupt nur im Lichte des Kollektivs verstehen lassen. Ein weiterer Mehrwert der kollektiven Perspektive besteht darin, dass Individuen in Gruppen häufig von einer Arbeitsteilung durch kollektive Vertretung profitieren und damit auch Menschen eine Stimme erhalten, die sonst kein Gehör finden würden. Mit der Praxis des Vertrauens, die aus unserer Sicht dazu geeignet ist, die Anerkennung kollektiver Akteure als *moralische* Akteure zu erklären, rückt schließlich eine wichtige Voraussetzung für die Legitimität kollektiver Entscheidungen in Bioethik und Gesundheitspolitik ins Zentrum. Die hier vorgestellten Überlegungen beschränken sich im Übrigen keineswegs auf Familien und Patientenorganisationen, sondern können mit Gewinn auf alle anderen normativ wirksamen kollektiven Akteure – sei es im Gesundheitswesen oder in anderen gesellschaftlichen Bereichen – angewendet werden.

Literatur

Appiah, K. A.: *The Ethics of Identity.* Princeton 2005.

Baier, A.: Trust and Anti-Trust. In: *Ethics* 96 (1986), 231-260.

Beier, K.: Surrogacy: a Trust-Based Approach. In: *Journal of Medicine & Philosophy* (erscheint 2015).

Baker, M./Watson, P.: Patients' organizations and their opinions: how much have they been taken into consideration when regulating stem cell research? In: K. Hug/G. Hermerén (Hg.): *Translational stem cell research: issues beyond the debate on the moral status of the human embryo.* New York 2011, 365-373.

Betzler, M.: Interpersonelle Beziehungen und gemeinsame Handlungen. In: *Deutsche Zeitschrift für Philosophie* 55/3 (2007), 441-455.

Braune, F./Wiesemann, C./Biller-Andorno, N.: Informed Consent und seine Konkretisierung in der internationalen Bioethik: Zur medizinethischen Bedeutung von Aufklärung und Zustimmung in Taiwan und Deutschland. In: N. Biller-Andorno/P. Schaber/A. Schulz-Baldes (Hg.): *Gibt es eine universale Bioethik?.* Zürich 2008, 135-158.

Bratman, M. E.: Geteiltes kooperatives Handeln. In: H. B. Schmid/D. P. Schweikard (Hg.): *Kollektive Intentionalität. Eine Debatte über die Grundlagen des Sozialen.* Frankfurt a.M. 2009, 176-193.

Brown, P./Morello-Frosch, R./Zavestoski, S.: *Contested Illnesses. Citizens, Science, and Health Social Movements.* Berkeley 2011.

Brown, P./Zavestoski, S.: Social movements in health: an introduction. In: *Sociology of Health & Illness* 26/6 (2004), 679-694.

Buchholz, E. H.: *Der (selbst-)geschützte Patient. Eine gesundheitswissenschaftliche Studie.* Baden-Baden 2010.

Buechner, J.: Are there Forms of Rationality Unique to a Family that can Justify the Concept of 'Family Values'? In: S. Scales/A. Potthast/L. Oravecz (Hg.): *The Ethics of the Family.* Newcastle 2010, 350-368.

Bundesministerium der Justiz und Bundesministerium für Gesundheit (2013): *Gesetz zur Verbesserung der Rechte von Patientinnen und Patienten.* Gesetzesbeschluss des Deutschen Bundestages. Bundesrat Drucksache 7/13 vom 11.01.13. Im Internet: http://www.bmj.de/SharedDocs/Downloads/DE/pdfs/Gesetz_zur_Verbesserung_der_Rechte_von_Patientinnen_und_Patienten.pdf?__blob=publicationFile (31.01.2014).

Coester-Waltjen, D.: Reproduktive Autonomie aus rechtlicher Sicht. In: C. Wiesemann/A. Simon (Hg.): *Patientenautonomie. Theoretische Grundlagen – Praktische Anwendungen.* Münster 2013, 222-236.

Crouch, R. A./Elliot, C.: Moral Agency and the Family: The Case of Living Related Organ Transplantation. In: *Cambridge Quarterly of Healthcare Ethics* 8 (1999), 275-287.

Department of Health: *Equity and excellence: Liberating the NHS.* Cm7881 (2010). Im Internet:

https://www.gov.uk/government/uploads/system/uploads/attachment_data/file/213
823/dh_117794.pdf (04.02.2014).

Engelhardt, H. D.: *Leitbild Menschenwürde. Wie Selbsthilfeinitiativen den Gesundheits-
und Sozialbereich demokratisieren.* Frankfurt a.M./New York 2011.

Enquête-Kommission „Recht und Ethik der modernen Medizin": *Schlussbericht.* Berlin
2002a.

Enquête-Kommission „Zukunft des bürgerschaftlichen Engagements: *Bericht: Bürgerschaftliches Engagement: Auf dem Weg in eine zukunftsfähige Bürgergesellschaft*
(Schriftenreihe Band 4). Opladen 2002b.

Fineman, M. A.: What Place for Family Privacy. In: *George Washington Law Review* 67/5-
6 (1999), 1207-1224.

Gilbar, R./Gilbar, O.: The Medical Decision-Making Process and the Family: The Case of
Breast Cancer Patients and Their Husbands. In: *Bioethics* 23/3 (2009), 183-192.

Gilbert, M.: Zusammen spazieren gehen: Ein paradigmatisches soziales Phänomen. In: H.
B. Schmid/D. P. Schweikard (Hg.): *Kollektive Intentionalität. Eine Debatte über die
Grundlagen des Sozialen.* Frankfurt a.M. 2009, 154-175.

Gilbert, M.: *On Social Facts.* Princeton/New Jersey 1992 [1989].

Hardwig, J.: What about the family. In: *The Hastings Center Report* 20/2 (1990), 5-10.

Hartmann, M.: *Die Praxis des Vertrauens.* Frankfurt/M. 2011.

Hauser-Schäublin, B./Kalitzkus, V./Petersen, I.: *Der geteilte Leib: Die kulturelle Dimension
von Organtransplantation und Reproduktionsmedizin in Deutschland.* Göttingen
2008.

Hieb, A.: *Die gespaltene Mutterschaft im Spiegel des deutschen Verfassungsrechts. Die ver-
fassungsrechtliche Zulässigkeit reproduktionsmedizinischer Verfahren zur Überwin-
dung weiblicher Unfruchtbarkeit. Ein Beitrag zum Recht auf Fortpflanzung.* Berlin
2005.

High, D. M.: All in the family: Extended Autonomy and Expectations in Surrogate Health-
Care Decision-Making. In: *The Gerontologist* 28 (1988), 46-50.

Ho, A.: Relational autonomy or undue pressure? Family's role in medical decision-
making. In: *Scandinavian Journal of Caring Science* 22 (2008), 128-135.

Hundertmark-Mayser, J./Möller, B.: *Selbsthilfe im Gesundheitsbereich.* Berlin 2004.

Jeske, D.: Familie, Freunde und besondere Verpflichtungen. In: A. Honneth/B. Rössler
(Hg.): *Von Person zu Person. Zur Moralität persönlicher Beziehungen.* Frankfurt a.M.
2008, 215-253.

Kettner, M.: Neue Formen gespaltener Elternschaft. In: *Aus Politik und Zeitgeschichte* B27
(2001), 34-43.

Langstrup, H./Sommerlund, J.: Who has more Life? Authentic Bodies and the Ethopolitics
of Stem Cells. In: *Configurations* 16/3 (2008), 379-398.

Lindemann Nelson, H./Lindemann Nelson, J.: *The Patient in the Family. An Ethics of
Medicine and Families.* New York/London 1995.

MacKinnon, C.: *Feminism Unmodified: Discourses on Life and Law*. Cambridge, Mass. 1987.

Macklin, R.: Artificial Means of Reproduction and Our Understanding of the Family. In: *Hastings Center Report* 21/1 (1991), 5-11.

Miller, S.: Gemeinsames Handeln. In: H. B. Schmid/D. P. Schweikard (Hg.): *Kollektive Intentionalität. Eine Debatte über die Grundlagen des Sozialen*. Frankfurt a.M. 2009, 194-223.

Moller Okin, S.: *Justice, Gender, and the Family*. New York 1989.

Murray, T.: What are Families for? Getting to an Ethics of Reproductive Technology. In: *Hastings Center Report* 32/3 (2002), 41-45.

Panofsky, A.: Generating sociability to drive science: Patient advocacy organizations and genetic research. In: *Social Studies of Science* 41/1 (2010), 31-57.

Pettit, P./Schweikard, D. P.: Gemeinsames Handeln und kollektive Akteure. In: H. B. Schmid/David P. Schweikard (Hg.): *Kollektive Intentionalität. Eine Debatte über die Grundlagen des Sozialen*. Frankfurt/M. 2009, 556-585.

Pettit, P.: Gruppen mit einem eigenen Geist. In: H. B. Schmid/D. P. Schweikard (Hg.): *Kollektive Intentionalität. Eine Debatte über die Grundlagen des Sozialen*. Frankfurt a.M. 2009, 586-625.

Rabeharisoa, V./Callon, M.: Les associations de malades et la recherche : 1. Des self-help groups aux associations de maladies. In: *Médecine sciences* 16/8-9 (2000), 945-949.

Rabeharisoa, V./Callon, M.: The involvement of patients' associations in research. In: *International Social Science Journal* 54/171 (2002), 57-63.

Rabeharisoa, V./Callon, M.: Research "in the wild" and the shaping of new social identities. In: *Technology in Society* 25 (2003), 193-204.

Scheffler, S.: Beziehungen und Verpflichtungen. In: A. Honneth/B. Rössler (Hg.): *Von Person zu Person. Zur Moralität persönlicher Beziehungen*. Frankfurt a.M. 2008, 26-51.

Schicktanz, S./Jordan, I.: Kollektive Patientenautonomie. Theorie und Praxis eines neuen bioethischen Konzepts. In: C. Wiesemann/A. Simon (Hg.): *Patientenautonomie. Theoretische Grundlagen – Praktische Anwendungen*. Münster 2013, 287-302.

Schicktanz, S.: The ethical legitimacy of patient organizations' involvement in politics and knowledge production: epistemic justice as a conceptual basis. In: P. Wehling/W. Viehöver/S. Koenen (Hg.): *The public shaping of medical research: patient associations, health movements and biomedicine*. London/New York 2015: 246-264.

Schmid, H. B./Schweikard, D. P.: Einleitung: Kollektive Intentionalität. Begriff, Geschichte, Probleme. In: dies. (Hg.): *Kollektive Intentionalität. Eine Debatte über die Grundlagen des Sozialen*. Frankfurt a.M. 2009, 11-65.

Schweikard, D. P.: Kollektive Autonomie und Autonomie in Kollektiven. In: C. Wiesemann/A. Simon (Hg.): *Patientenautonomie. Theoretische Grundlagen – Praktische Anwendungen*. Münster 2013, 303-315.

Sherman, N.: The Virtues of Common Pursuit. In: *Philosophy and Phenomenological Research* 53/2 (1993), 277-299.

Stoutland, F.: Warum sind Handlungstheoretiker so antisozial? In: H. B. Schmid/D. P. Schweikard (Hg.): *Kollektive Intentionalität. Eine Debatte über die Grundlagen des Sozialen.* Frankfurt a.M. 2009, 266-300.

Stötzner, K.: Was verändert sich in der Selbsthilfe? In: *Deutsche Arbeitsgemeinschaft Selbsthilfegruppen e.V.: Selbsthilfegruppenjahrbuch* 2010, 106-114.

Sugden, R.: Teampräferenzen. In: H. B. Schmid/D. P. Schweikard (Hg.): *Kollektive Intentionalität. Eine Debatte über die Grundlagen des Sozialen.* Frankfurt a.M. 2009, 631-671.

Tuomela, R.: Kollektive Akzeptanz, soziale Institutionen und Gruppenüberzeugungen. In: H. B. Schmid/D. P. Schweikard (Hg.): *Kollektive Intentionalität. Eine Debatte über die Grundlagen des Sozialen.* Frankfurt a.M. 2009, 534-555.

Warnke, G.: *Legitimate Differences. Interpretation in the Abortion Controversy and other public debates.* Berkley/Los Angeles/London 1999.

Wehling, P.: The "technoscientization" of medicine and its limits. Technoscientific identities, biosocialities, and rare disease patient organizations. *Poiesis & Praxis* 8 (2011), 67-82.

Wiesemann, C.: The moral challenge of natality: towards a post-traditional concept of family and privacy in repro-genetics. In: *New Genetics and Society* 29 (2010), 61-71.

Wiesemann, C.: *Moral Equality, Bioethics, and the Child. Exploring the Dialectics of Autonomy and Trust* (in Vorbereitung 2015).

Wiesemann C./Biller-Andorno N.: Ethik der Transplantationsmedizin. In: M. Düwell/K. Steigleder (Hg.): *Bioethik– Eine Einführung.* Frankfurt a.M. 2003, 284-290.

Wiesing, U.: Die Autonomie des Patienten im Licht jüngster politischer Entscheidungen. In: C. Wiesemann/A. Simon (Hg.): *Patientenautonomie. Theoretische Grundlagen – Praktische Anwendungen.* Münster 2013, 237-249.

Williams, M. S.: *Voice, trust and memory. Marginalized groups and the failings of liberal representation.* Princeton 1998.

Wöhlke, S./Motakef, M.: Selbstbestimmung und die Rolle der Familie in der Lebendorganspende. In: C. Wiesemann/A. Simon (Hg.): *Patientenautonomie. Theoretische Grundlagen – Praktische Anwendungen.* Münster 2013, 396-410.

World Health Organization: *A Declaration on the Promotion of Patients' Rights in Europe.* Kopenhagen 1994.

Volker Lipp / Daniel Brauer

6. Autonomie und Familie in medizinischen Entscheidungssituationen[1]

6.1 Einleitung und Problemstellung

Ein selbstbestimmtes Leben ist das Ziel der meisten Menschen. Lassen die körperlichen und geistigen Kräfte durch Krankheit, Unfall oder Alter nach, besteht bei vielen Menschen die Angst, dass diesbezüglich Anspruch und Wirklichkeit weit auseinanderrücken.

Gerade im Rahmen der medizinischen Behandlung ist die Verwirklichung der (Patienten-)Autonomie einer der wichtigsten Grundsätze. Eine Behandlung darf dementsprechend nur in Übereinstimmung mit dem Willen des Patienten erfolgen. Ist der Patient geschäfts- und einwilligungsfähig, kann dieser alle Entscheidungen selbst treffen. Der Patient entscheidet selbstständig darüber, ob er den Behandlungsvertrag mit dem Arzt schließt und ob er in die angebotene Behandlung einwilligt. Hilfe zur Verwirklichung seiner Autonomie bedarf er folglich nicht. Ist der Patient hingegen nicht in der Lage, Tragweite und Bedeutung seiner Entscheidungen zu verstehen oder sich frei zu entscheiden, stellt sich die Situation anders dar. Der Patient kann in dieser Situation weder den Behandlungsvertrag schließen, noch in die Behandlungsmaßnahmen einwilligen, da seine entsprechenden Erklärungen von der Rechtsordnung wegen Geschäfts- bzw. Einwilligungsunfähigkeit als unwirksam angesehen werden. Der Patient befindet sich in einem Zustand, in dem ein selbstbestimmtes Leben nicht möglich scheint. Ob und wenn ja welche Rechtsinstitute das Recht bereitstellt, um einem solchen Patienten

---

[1] Der Beitrag, dessen Manuskript am 21.1.2014 abgeschlossen wurde, basiert im Wesentlichen auf der Dissertation des Autors Brauer. Die Dissertation ist im Rahmen des Projekts entstanden und unter dem Titel „Autonomie und Familie. Behandlungsentscheidungen bei geschäfts- und einwilligungsunfähigen Volljährigen" im Jahr 2013 beim Springer Verlag erschienen.

gleichwohl ein möglichst selbstbestimmtes Leben zu ermöglichen, soll in diesem Beitrag dargestellt werden.

Hierbei wird besonders auf einen Umstand eingegangen, der bis jetzt nur unzureichend Berücksichtigung erfahren hat. Nach überwiegender Betrachtung vollzieht sich die Entscheidungsfindung für oder gegen eine ärztliche Maßnahme ausschließlich in der Arzt-Patienten-Beziehung.[2] Dem ist zuzugeben, dass bei einem geschäfts- und einwilligungsfähigen Patienten allein der Arzt und der Patient rechtlich gesehen Entscheidungsträger sind. Den Entscheidungsfindungsprozess jedoch in seiner Gesamtheit auf diese beiden Akteure zu reduzieren, stellt eine Verkürzung der Realität dar. Der Mensch ist nicht allein, sondern als soziales Wesen in soziale Organisationsformen eingebettet. Die für den Patienten regelmäßig bedeutendste soziale Organisationsform ist seine Familie. Aufgrund der Nähebeziehung zu seiner Familie wird der Patient diese bei Entscheidungen über bedeutsame medizinische Behandlungen regelmäßig beteiligen. Der Entscheidungsfindungsprozess für oder gegen eine medizinische Behandlung vollzieht sich daher nicht isoliert in der Arzt-Patienten-Beziehung, sondern ist auch stets das Ergebnis der Einbettung des Patienten in seine sozialen Beziehungen, insbesondere zu seiner Familie.[3]

Diesen Umstand gilt es auch dann zu beachten, wenn der Patient geschäfts- und einwilligungsunfähig ist. In dieser Situation kann der Betroffene seine Familie zwar aktuell nicht mehr selbst aktiv am Entscheidungsfindungsprozess beteiligen, seine Nähebeziehung zu seinen Familienangehörigen beeinflusst dies jedoch nicht. Wie das Recht auf die bestehende Nähebeziehung und die mangelnde Fähigkeit des Patienten, seine Familienangehörigen aktuell zu beteiligen, reagiert, wird in diesem Beitrag herausgearbeitet. Von besonderem Interesse ist hierbei, welche Bedeutung den Familienangehörigen im Rahmen des Entscheidungsfindungsprozesses für einen ge-

---

[2] Dies zeigt sich insbesondere daran, dass in den entsprechenden Darstellungen den Familienangehörigen, außer im Verhältnis zu den minderjährigen Kindern, nur marginale Beachtung geschenkt wird. Vgl. bspw. *Griebau*, in: Ratzel/Luxenburger, Medizinrecht, § 10; *Kern*, in: Laufs/Kern, Arztrecht, § 40 Rn. 13 ff.; *Ulsenheimer*, in: Laufs/Kern, Arztrecht, § 139 Rn. 42.
[3] *Schweitzer et al.* Psychother Med 2005, 300 f.; *Claus/Ernst* Heilberufe 2008 Nr. 11, 24 f.; *Kranich* Bundesgesundhbl, 2004, 952; *Pratt et al.* The Gerontologist 1989, 792; *Frosch/Kaplan* Am. J. Prev. Med. 1999, 292; *Kapp* The Gerontologist 1991, 619.

schäfts- und einwilligungsunfähigen Patienten zukommt. Dabei erscheint die Frage nach der Bedeutung der Familienangehörigen bei der Entscheidungsfindung problematisch. Die Beteiligung eines Kollektivs an einer individuellen Entscheidung birgt die Gefahr in sich, den Blickpunkt weg von dem Einzelnen hin auf das Kollektiv zu verlagern und damit einen Widerspruch zum individuell verstandenen Autonomiekonzept zu begründen. Inwieweit dem tatsächlich so ist und ob gegebenenfalls die rein individuell verstandene Patientenautonomie durch eine ‚kollektive‘ Komponente ergänzt werden muss, ist bisher in der Rechtswissenschaft wenig erörtert.[4] Unzulänglich erörtert ist auch die Frage, warum viele Patienten und der Gesetzgeber[5] die Familie in den Entscheidungsfindungsprozess einbeziehen. Allein ein Verweis auf den Umstand, dass Familienangehörige die beste Kenntnis vom Betroffenen haben und diese Kenntnis im Sinne des Patienten einsetzen, kann diese Frage nicht schlüssig beantworten. Hierbei handelt es sich nur um eine empirische Annahme, die im Einzelfall richtig oder falsch sein und mithin nicht als normative Begründung fungieren kann. Diese Frage gilt es daher ebenfalls zu beantworten.

Insgesamt bewegt sich der Beitrag im Spannungsverhältnis zwischen der individuellen Autonomie des Patienten und seiner Familie als sozialem Nah- und Umfeld bei medizinischen Entscheidungen.

6.2 Autonomie

Bevor der Frage nachgegangen werden kann, welche Bedeutung der Familie bei medizinischen Entscheidungen zukommt und wie sich das Verhältnis zwischen Autonomie und Familie bestimmen lässt, soll zunächst der Begriff der Autonomie in rechtlicher Sicht kurz beleuchtet werden.

Artikel 1 des Grundgesetzes schützt die Würde des Menschen. Kern der verfassungsrechtlichen Garantie der Menschenwürde ist die Autonomie des

---

[4] Aus bioethischer Sicht *Beier et al.*, 163, und aus philosophischer Sicht *Steinfath*, 11, jeweils in diesem Werk.
[5] Der Gesetzgeber weist den Familienangehörigen an vielen Stellen eine besondere Stellung zu. Vgl. bspw. §§ 1897 Abs. 5, 1901b Abs. 2, 1908i Abs. 2 S. 2 BGB oder § 303 Abs. 2 FamFG.

Menschen.[6] Menschenwürde und Autonomie stehen jedem Menschen zu.[7] Auch Behinderte, Sterbende und Kranke haben damit ein Recht auf Autonomie; dieses Recht ist bei ihnen keinesfalls gemindert.[8]

Sind Personen in ihrer Entscheidungsfähigkeit faktisch eingeschränkt oder haben sie diese tatsächlichen Fähigkeiten gar verloren, können sie ihr Recht auf Autonomie nicht mehr ausüben. Zugleich besteht jedoch die Gefahr, dass sie sich dadurch selbst schädigen oder mögliche Schädigungen durch andere Personen nicht abwenden können. Dies ist aber nicht hinnehmbar, weil der Staat eine Schutzpflicht aus Art. 1 Abs. 1 S. 2 Alt. 2 GG hat, die darauf gerichtet ist, die Selbstbestimmung des Individuums zu ermöglichen. Diesem Schutzauftrag genügt der Staat in zweifacher Hinsicht.

Zum einen werden Erklärungen von Personen als rechtlich unwirksam angesehen, die aufgrund ihres Zustands Tragweite und Bedeutung ihrer Erklärung nicht verstehen oder sich nicht frei entscheiden können. Ihre Erklärungen sind nichtig, weil sie geschäftsunfähig (§§ 104 Nr. 2, 105 Abs. 2 BGB) bzw. einwilligungsunfähig (§ 630d Abs. 1 S. 2 BGB) sind. Das kann man leicht als eine Aussage über den rechtlichen Status oder eine rechtliche Eigenschaft dieser Personen missverstehen. Von ihrer rechtlichen Funktion her stellt die Geschäfts- bzw. die Einwilligungsunfähigkeit jedoch lediglich einen besonderen Grund für die Unwirksamkeit einer bestimmten Erklärung im Einzelfall dar.[9]

Zum anderen gleichen die Rechtsinstitute der Betreuung, der Vorsorgevollmacht, der Patientenverfügung, der Geschäftsführung ohne Auftrag und

---

[6] BVerfGE 5, 85 (204 ff.); *Lipp*, in: Festschrift Schapp, 384; *ders.*, in: Lipp, Vorsorgeverfügungen, § 3 Rn. 1; *ders.* FamRZ 2004, 317; *ders.* BtPrax 2002, 47; *Dreier*, in: Dreier, Art. 1 GG, Rn. 34, 150; *Geißendörfer*, Selbstbestimmung, 64; *Eibach*, Autonomie, 9; *Hufen* NJW 2001, 851.

[7] Das ist im Kern unbestritten. Vgl. *Dreier*, in: Dreier, Art. 1 GG Rn. 48; *Lipp* BtPrax 2002, 47; *Giesen* JZ 1990, 931; *Bernsmann* ZRP 1996, 92; *Vitzthum* JZ 1985, 202; *Schröder*, Menschenwürdiges Sterben, 27.

[8] *Zippelius*, in: Dolzer/Kahl/Waldhoff/Graßhof, Bonner Kommentar, Art. 1 GG Rn. 49; *Kunig*, in: Münch/Kunig, Art. 1 GG Rn. 11; *Lipp* BtPrax 2002, 47; *Schröder*, Menschenwürdiges Sterben, 26 f. Für die ärztliche Behandlung BVerfGE 52, 131 (173) – Minderheitenvotum Hirsch, Niebler, Steinberger.

[9] Die Einwilligungsunfähigkeit unterscheidet sich insoweit nach hier vertretener Ansicht insofern nicht von der Geschäftsunfähigkeit. Vgl. hierzu *Lipp*, Freiheit und Fürsorge, 67; *ders.*, in: Olaru, Autonomy, 98. Anders jedoch BGHZ 29, 33 (36); *Ganner*, Selbstbestimmung, 239; *Ellenberger*, in: Palandt[73], Überbl. v. § 104 BGB Rn. 8.

der mutmaßlichen Einwilligung die beschränkte rechtliche Handlungsfähigkeit aus, indem diese die Fähigkeit zu rechtserheblichen Handlungen dort und insoweit wiederherstellen, als sie im Vergleich zu einem Mündigen gemindert ist.[10] Ist der Betroffene hingegen noch handlungsfähig, kommt einem Vorsorgebevollmächtigten und Betreuer die Aufgabe zu, unterstützend und beratend tätig zu werden.[11] Ziel muss es in dieser Situation sein, den Betroffenen zu einem eigenen Handeln zu ermutigen.

6.3 Grundlagen der ärztlichen Behandlung und ‚Sterbehilfe‘

Grundlage jeder ärztlichen Behandlung ist der zwischen dem Arzt und Patienten geschlossene Behandlungsvertrag (§ 630a BGB),[12] auf welchen die Vorschriften über das Dienstverhältnis anwendbar sind (§§ 630b, 611 BGB).[13] Mit dem Abschluss des Behandlungsvertrags legen Patient und Arzt fest, dass der Arzt zum Zweck der Behandlung des Patienten tätig wird und bestimmen zugleich Ziel und Grenzen des ärztlichen Auftrags. Der Behandlungsvertrag berechtigt den Arzt jedoch nicht alles zu tun, was notwendig ist, um das vereinbarte Behandlungsziel zu erreichen. Die einzelnen medizinischen Maßnahmen im Rahmen des Behandlungsprozesses bedürfen vielmehr einer eigenständigen Legitimation. Diese Legitimation ergibt sich aus ihrer medizinischen Indikation und der Einwilligung des ordnungsgemäß aufgeklärten Patienten.[14] Eine ärztliche Behandlungsmaßnahme ist demnach rechtmäßig, wenn diese zumindest nicht kontraindiziert ist und der Patient in die Maßnahme eingewilligt hat. Im Umkehrschluss ist der Verzicht auf die Aufnahme

---

[10] *Lipp*, Freiheit und Fürsorge, 51; *ders.*, in: Wolter/Riedel/Taupitz, Einwirkungen der Grundrechte, 80; *Thiele*, Zustimmung Rechtsgeschäft, 72; *Müller-Freienfels*, Vertretung, 340.

[11] *Lipp* FamRZ 2013, 917; *ders.* FamRZ 2012, 675.

[12] *Lipp*, in: Laufs/Katzenmeier/Lipp, Arztrecht, Kap. III Rn. 2; *Richardi/Fischinger*, in: Staudinger[2011], Vorb. zu §§ 611 ff. BGB Rn. 121.

[13] Dies war bereits vor der Einführung des Gesetzes zur Verbesserung der Rechte von Patientinnen und Patienten („Patientenrechtegesetz") vom 20.02.2013 (BGBl. 2013 I, 277) einhellige Meinung. Vgl. BGHZ 63, 306 (309); 97, 273 (276); BGH NJW 2006, 2485 (2486); OLG Düsseldorf NJW 1975, 595; OLG Zweibrücken NJW 1983, 2094; *Müller-Glöge*, in: MünchKommBGB, § 611 BGB Rn. 79 ff.; *Busche*, in: MünchKommBGB, § 631 BGB Rn. 238; *Spickhoff*, in: Spickhoff, Medizinrecht, § 631 BGB Rn. 1.

[14] *Lipp*, in: Laufs/Katzenmeier/Lipp, Arztrecht, Kap. VI Rn. 92; *Laufs*, in: Laufs/Kern, Arztrecht, § 6 Rn. 1; *Burchardi*, in: Festschrift Schreiber, 617; *Spindler*, in: Damberger/Roth, § 823 BGB Rn. 585.

einer ärztlichen Maßnahme oder die Beendigung einer bereits begonnenen
Maßnahme aus zwei Gründen rechtlich zulässig und geboten: Entweder fehlt
die medizinische Indikation für die Aufnahme oder weitere Durchführung
der ärztlichen Maßnahme oder der Patient verweigert seine Einwilligung
bzw. widerruft seine bereits erteilte Einwilligung.[15]

Für Entscheidungen am Lebensende gilt hier nichts anderes. Eine lebens-
erhaltende medizinische Maßnahme muss beendet oder darf nicht aufgenommen werden, wenn entweder die medizinische Indikation fehlt (sog.
‚Hilfe im Sterben') oder der Patient ihrem weiteren Einsatz nicht zustimmt
(sog. ‚Hilfe zum Sterben').[16] Zulässig ist, eine Einwilligung des Patienten
vorausgesetzt, auch die sogenannte ‚indirekte Sterbehilfe', bei welcher dem
Patienten Medikamente verabreicht werden, die als Nebenwirkung eine le-
bensverkürzende Wirkung entfalten (können).[17] Jedermann und daher auch
dem Arzt verboten ist hingegen die Tötung auf Verlangen (§ 216 StGB). Das
betrifft insbesondere den Einsatz medizinischer Maßnahmen, die nicht zum
Zweck der Behandlung erfolgen, sondern den Tod des Patienten herbeiführen (sollen).

6.4 Familienangehörige als entscheidungsbeteiligte Personen

Schwer kranke Patienten können vielfach weder den Behandlungsvertrag
abschließen, noch sind sie in der Lage, die Aufklärung zu verstehen oder in
die einzelnen Behandlungsmaßnahmen einzuwilligen. In diesen Fällen kann
der Patient sein Selbstbestimmungsrecht nicht mehr selbst ausüben. Dessen
ungeachtet steht ihm das Recht auf Selbstbestimmung weiterhin zu. Die
Rechtsordnung stellt hier mit Hilfe der Instrumente des so genannten Er-
wachsenenschutzrechtes sicher, dass der Patient durch seine Unfähigkeit zur
eigenen Entscheidung nicht geschädigt und sein Selbstbestimmungsrecht
verwirklicht wird. Dazu gehören die Rechtsinstitute der Vorsorgevollmacht,

---

[15] BTDrucks 16/8442, 7; *Lipp/Brauer*, in: Höfling, Patientenverfügungsgesetz, 19; *Lipp* FamRZ 2004,
319; *Bundesärztekammer*, Grundsätze zur ärztlichen Sterbebegleitung, DÄBl. 2011, A 347; *Nationaler
Ethikrat*, Selbstbestimmung, 65.

[16] Vgl. *Lipp*, in: Laufs/Katzenmeier/Lipp, Arztrecht, Kap. VI Rn. 102 ff.; *Brauer*, Autonomie, 35 ff.

[17] BGHSt 42, 301 (304); *Lipp*, in: Lipp, Vorsorgeverfügungen, § 17 Rn. 92; *Diekmann*, Stellvertretung,
66.

der Betreuung, die vorsorglichen Willensbekundungen, der mutmaßlichen
Einwilligung und der Geschäftsführung ohne Auftrag sowie der Unwirksamkeit einer Erklärung wegen Geschäfts- bzw. Einwilligungsunfähigkeit. Die
Frage nach der Bedeutung der Familienangehörigen im System des Erwach-
senenschutzes soll Gegenstand dieses Abschnitts sein. Es wird danach gefragt, in welcher Funktion Familienangehörige am medizinischen Entscheidungsfindungsprozess beteiligt werden bzw. beteiligt werden können und
welche Besonderheiten damit verbunden sind.

Vorweg geschickt sei noch eines: Den Begriff der Familie als rechtlich fest-
stehende Größe gibt es nicht. Es gibt nur rechtliche Beziehungen zwischen
Personen, die Familiencharakter haben können. Welche rechtlichen Beziehungen hiervon erfasst sind, ist je nach Regelungszweck von Norm zu Norm
unterschiedlich. Aufgrund der mannigfaltigen Regelungszwecke der einzelnen Normen und den daraus resultierenden unterschiedlichen Beziehungen,
die als Familie verstanden werden, ist es nicht möglich einen einheitlichen –
für alle Regelungsbereiche – homogenen Familienbegriff zu entwickeln.[18]

6.4.1 Familienangehörige als Vorsorgebevollmächtigte

Häufig werden Familienangehörige als Vorsorgebevollmächtigte tätig und
übernehmen damit eine wichtige Funktion für die Wiederherstellung der
Handlungsfähigkeit des Betroffenen.

Die Vorsorgevollmacht verleiht dem Bevollmächtigten Vertretungsmacht
und versetzt ihn in die Lage, unter gewissen, vorher festzulegenden Bedingungen, Entscheidungen anstelle des Betroffenen zu treffen.[19] Dabei bedarf
der Vorsorgebevollmächtigte nur in Ausnahmefällen der Genehmigung des
Betreuungsgerichts (§§ 1904 Abs. 1 und Abs. 2, 1904 Abs. 5 S. 1 BGB). Welchen Maßstab der Bevollmächtigte bei seinen Entscheidungen für den Vollmachtgeber zugrunde zu legen hat, bestimmt die Vorsorgevollmacht als
Ausprägung des Außenverhältnisses nicht. Die zentrale Frage nach dem ,Ob‘

---

[18] *Gernhuber* FamRZ 1981, 725; *Idel*, Familienbegriff, 1. *Idel* setzt sich in seinem Werk ausführlich mit
den rechtlichen Beziehungen zwischen Personen auseinander, die unter Berücksichtigung der entsprechenden Norm Familiencharakter haben.

[19] In diesem Sinne *Müller-Freienfels*, in: Festschrift Keller, 51 f.; *Burchardt*, Vertretung, 30; *Walter*,
Vorsorgevollmacht, 2; *Diekmann*, Stellvertretung, 82 f.

und ‚Wie' der Vertretung durch den Bevollmächtigten ist im Vorsorgeverhältnis,[20] auch als Grund-[21] oder Innenverhältnis[22] bezeichnet, geregelt.[23] Im
Vorsorgeverhältnis werden die Leitlinien des Handelns des Bevollmächtigten
festgelegt. Dies betrifft die Fragen, wann und wie der Bevollmächtigte von
der Vollmacht Gebrauch machen soll.

6.4.2 Besonderheiten bei Familienangehörigen als Vorsorgebevollmächtigte

Nehmen Familienangehörige die Aufgabe des Vorsorgebevollmächtigten
wahr, gelten Besonderheiten. Beispielhaft dargestellt werden die Besonderheiten im Rahmen des Rechtsdienstleistungsgesetzes und bzgl. des Haftungsmaßstabes.

Vorgaben des Rechtsdienstleistungsgesetzes

Sind beim Eintritt des Vorsorgefalls umfangreiche rechtliche Prüfungen und
Tätigkeiten für den Vollmachtgeber erforderlich, fällt die Wahrnehmung
dieser Vorsorgetätigkeit in den Anwendungsbereich des *Rechtsdienstleistungsgesetzes* (RDG). Dies kann zur Nichtigkeit des Grundverhältnisses und
über § 139 BGB zur Nichtigkeit der Vollmacht führen.[24] Das Rechtsdienstleistungsgesetz nimmt Familienangehörige hiervon nicht aus. Damit stellt
sich die Frage, ob die Tätigkeit eines Familienangehörigen gegen das Rechtsdienstleistungsgesetz verstoßen kann.

---

[20] *Lipp*, in: Laufs/Katzenmeier/Lipp, Arztrecht, Kap. VI Rn. 119; *ders.*, Freiheit und Fürsorge, 211;
Spalckhaver, in: Lipp, Vorsorgeverfügungen, § 15 Rn. 1.
[21] *Ellenberger*, in: Palandt, § 168 BGB Rn. 2; *Walter*, Vorsorgevollmacht, 111.
[22] *Leptien*, in: Soergel, § 168 BGB Rn. 4; *Vetter*, Selbstbestimmung, 99.
[23] *Lipp*, in: Lipp, Vorsorgeverfügungen, § 4 Rn. 14; *Langenfeld*, Vorsorgevollmacht, 116; *Spalckhaver*,
in: Lipp, Vorsorgeverfügungen, § 8 Rn. 5.
[24] Ein Verstoß gegen das Rechtsdienstleistungsgesetz führt zur Nichtigkeit des Vertrags (Grundverhältnis) gem. § 134 BGB. Trotz der Tatsache, dass die Vollmacht und das Grundverhältnis abstrakt
voneinander sind, führt die Nichtigkeit des Grundverhältnisses zur Nichtigkeit der Vollmacht, wenn
Grundverhältnis und Vollmacht als einheitliches Geschäft zu begreifen sind. Gerade im Rahmen des
RDG wird dies häufig der Fall sein. Vgl. ähnlich auch *Sauer* RNotZ 2009, 96; *Renner*, in: Mül-
ler/Renner, Betreuungsrecht, Rn. 274; *Spalckhaver*, in: Lipp, Vorausverfügungen, § 9 Rn. 4; *Bauer*, in:
HK-BUR, § 1896 BGB Rn. 208; a. A. wohl *W. Zimmermann*, Vorsorgevollmacht[2], 100.

Eine Relativierung erfährt dieses Problem durch § 6 RDG, wonach die *unentgeltliche* Rechtsdienstleistung durch Familienangehörige nicht den Restriktionen des Rechtsdienstleistungsgesetzes unterfällt. Nicht gelöst sind damit aber weiterhin die Fälle, in denen ein Familienangehöriger die Fürsorgetätigkeit entgeltlich wahrnimmt.

Eines Rückgriffs auf § 6 RDG wäre aber entbehrlich, wenn es sich bei der Fürsorgetätigkeit von Familienangehörigen um keine Rechtsdienstleistung im Sinne des § 2 Abs. 1 RDG handelt. In diesem Fall wäre der Anwendungsbereich des Rechtsdienstleistungsgesetzes von vorneherein nicht eröffnet, wenn ein Familienangehöriger die Tätigkeit eines Vorsorgebevollmächtigten ausübt. Dann wäre auch die entgeltliche Fürsorge durch Familienangehörige zulässig.

Überzeugend argumentiert *Spalckhaver* dafür, dass die Bevollmächtigung von Familienangehörigen von den Vorgaben des Rechtsdienstleistungsgesetzes generell ausgenommen ist.[25] Die dahinterstehende Begründung variiert in Abhängigkeit der Beziehungen der Familienangehörigen zueinander. Bei Ehegatten ergibt sich dies aus der aus § 1353 Abs. 1 S. 2, 2. Hs. BGB entspringenden Beistandspflicht. Sind die Ehegatten zum Beistand verpflichtet, was erst recht für den Fall der Handlungsunfähigkeit des anderen Ehegatten gelten muss, kann das Rechtsdienstleistungsgesetz die Verwirklichung dieser Pflicht nicht verbieten. Gleiches gilt gem. § 1618a BGB auch für das Verhältnis zwischen Eltern und ihren Kindern. Auch hier besteht die Pflicht zum gegenseitigen Beistand, die nicht durch Restriktionen des Rechtsdienstleistungsgesetzes unterminiert werden darf. Aber auch über den Bereich der hier genannten Personengruppen hinaus unterfallen Personen nicht dem Anwendungsbereich des Rechtsdienstleistungsgesetzes, wenn dies durch höherrangiges Recht geboten ist. So sind Personenkonstellationen vom Rechtsdienstleistungsgesetz nicht erfasst, die in den Schutzbereich des Art. 6 Abs. 1 GG und Art. 8 EMRK fallen.

Familienangehörige, die Fürsorgetätigkeiten im Rahmen einer der oben genannten Personenkonstellationen ausüben, unterfallen damit nicht dem

---

[25] *Spalckhaver*, in: Lipp, Vorsorgeverfügungen, § 9 Rn. 74. So auch zum RBerG: *W. Zimmermann*, Vorsorgevollmacht[1], 195 f.

Anwendungsbereich des RDG, unabhängig davon, ob sie diese Tätigkeit entgeltlich oder unentgeltlich ausüben.

Haftungsmaßstab

Die Haftung des Bevollmächtigten gegenüber dem Bevollmächtigenden richtet sich nach dem Grundverhältnis. Läge der Vorsorgebevollmächtigung ein reines Gefälligkeitsverhältnis zugrunde, wäre eine vertragliche Haftung[26] mangels Rechtsbindungswillens[27] und damit mangels Vertrages ausgeschlossen.[28] Da der Geschäftsherr ein überragendes Interesse daran hat, dass sein gewählter Vertreter im Falle seiner Handlungsunfähigkeit auch wirklich für ihn handelt und seinen Weisungen folgt, ist vom Vorliegen eines Rechtsbindungswillens auszugehen, womit ein Gefälligkeitsverhältnis nicht in Betracht kommt. Dies gilt auch dann, wenn sich Familienmitglieder aus rein altruistischen Motiven zur Übernahme der Tätigkeit bereit erklären. Die Besonderheiten der familiären Verbundenheit, die nach verbreiteter Ansicht ein Indiz für die Annahme eines Gefälligkeitsverhältnisses darstellt,[29] vermag im Falle eines Vorsorgeverhältnisses kein anderes Ergebnis zu begründen. Der Bevollmächtigung liegt daher ein unentgeltlicher Auftrag (§ 662 BGB) oder ein entgeltlicher Geschäftsbesorgungsvertrag mit Dienstvertragscharakter (§§ 611, 675 Abs. 1 BGB) zugrunde mit der Folge, dass der Bevollmächtigte gem. § 276 BGB Vorsatz und Fahrlässigkeit zu vertreten hat. Ist der Bevollmächtigte jedoch ein Familienangehöriger, gilt etwas anderes.

Gem. § 1359 BGB haben Ehegatten bei der Erfüllung der sich aus dem ehelichen Verhältnis ergebenden Verpflichtungen einander nur für diejenige Sorgfalt einzustehen, welche sie in eigenen Angelegenheiten anzuwenden pflegen. § 1359 BGB reduziert damit den Haftungsmaßstab der Ehegatten

---

[26] Die deliktische Haftung würde dies selbstverständlich nicht betreffen (*Sauer* RNotZ 2009, 84).

[27] Bei reinen Gefälligkeitsverhältnissen fehlt im Gegensatz zu anderen unentgeltlichen Schuldverhältnissen der Rechtsbindungswille. Vgl. nur BGHZ 21, 102 (106); *Sprau*, in: Palandt[73], Einf. v. § 662 BGB Rn. 4; *Bork*, in: Staudinger[2010], Vorb. zu §§ 145 ff. BGB. Rn. 79.

[28] *Leipold*, A.T., § 10 Rn. 11; *Sauer* RNotZ 2009, 84.

[29] Für die Eheleute: BGH FamRZ 1998, 42; *Roth*, in: MünchKommBGB, § 1359 BGB Rn. 12; differenzierender *Voppel*, in: Staudinger 2012, § 1359 BGB Rn. 17. Im Allgemeinen: *Mörsdorf-Schulte/Fehrenbacher*, in: Prütting/Wegen/Weinreich, § 662 BGB Rn. 4.

untereinander[30] auf die eigenübliche Sorgfalt, was auch für konkurrierende deliktische Ansprüche gilt.[31]

Ein Ehegatte in der Funktion des Vorsorgebevollmächtigten würde dem anderen Ehegatten daher nur für die Verletzung seiner eigenüblichen Sorgfalt haften, wenn es sich bei der Übernahme der Vorsorgetätigkeit um die Erfüllung der sich aus dem ehelichen Verhältnis ergebenden Pflichten handeln würde. Dies setzt voraus, dass der Abschluss des Vorsorgeauftrags eine Verpflichtung darstellt, die im Zusammenhang mit der Verwirklichung der ehelichen Lebensgemeinschaft (§ 1353 Abs. 1 S. 2 Hs. 1 BGB) steht.[32] Die Übernahme des Fürsorgeauftrags unterfällt als Pflicht zum Beistand[33] der Verwirklichung der ehelichen Lebensgemeinschaft. Ein Ehegatte, der im Rahmen eines Fürsorgeauftrags tätig wird, haftet demnach nach dem geminderten Haftungsmaßstab des § 1359 BGB.[34] Gleiches muss auch dann gelten, wenn die Vorsorgetätigkeit aufgrund eines Geschäftsbesorgungsvertrags erbracht wird.[35]

Gemäß § 4 LPartG haben die Lebenspartner bei der Erfüllung der sich aus dem lebenspartnerschaftlichen Verhältnis ergebenden Verpflichtungen einander nur für diejenige Sorgfalt einzustehen, welche sie auch in eigenen Angelegenheiten anzuwenden pflegen. Da die Lebenspartner gemäß § 2 LPartG einander zur Fürsorge verpflichtet sind, unterfällt auch dieser in seiner Funktion als Bevollmächtigter der Haftungsmilderung des § 4 LPartG. Es gilt das zu Ehegatten Ausgeführte entsprechend.

Eine Haftungsmilderung der Eltern gegenüber ihren Kindern ordnet § 1664 Abs. 1 BGB an. Hiernach haben die Eltern bei der Ausübung der elterlichen Sorge ihren Kindern gegenüber nur für die Sorgfalt einzustehen, die

---

[30] *Kemper*, in: HK-BGB, § 1359 BGB Rn. 1; *Wellenhofer*, in: Kaiser/Schnitzler/Friederici, § 1359 BGB Rn. 1.

[31] *Wellenhofer*, in: Kaiser/Schnitzler/Friederici, § 1359 BGB Rn. 3, 5; *Spindler*, in: Bamberger/Roth, § 823 BGB Rn. 22; *Voppel*, in: Staudinger[2012], § 1359 BGB Rn. 15.

[32] *Voppel*, in: Staudinger[2012], § 1359 BGB Rn. 15; *Hahn*, in: Bamberger/Roth, § 1359 BGB Rn. 5; *Wellenhofer*, in: Kaiser/Schnitzler/Friederici, § 1359 BGB Rn. 3; *Kemper*, in: HK-BGB, § 1359 BGB Rn. 2; *Weinreich*, in: Prütting/Wegen/Weinreich, § 1359 BGB Rn. 3.

[33] *Hahn*, in: Bamberger/Roth, § 1353 BGB Rn. 15 ff.; *Brudermüller*, in: Palandt[73], § 1353 BGB Rn. 9.

[34] *Spalckhaver*, in: Lipp, Vorsorgeverfügungen, § 15 Rn. 180; *Langenfeld*, Vorsorgevollmacht, 138; *Sauer* RNotZ 2009, 84.

[35] *Brauer*, Autonomie, 81.

sie in eigenen Angelegenheiten anzuwenden pflegen. Mit der Beschränkung auf die elterliche Sorge (§ 1626 Abs. 1 S. 1 BGB) wird deutlich, dass § 1664 Abs. 1 BGB nur im Verhältnis zwischen Eltern und ihren minderjährigen Kindern Anwendung findet. Den für das Vorsorgeverhältnis relevanten Fall, dass die Eltern Vorsorgetätigkeiten für ihre volljährigen Kinder ausüben, erfasst § 1664 Abs. 1 BGB damit nicht. Eine Haftungsmilderung der Eltern in der Funktion des Vorsorgebevollmächtigten für ihre volljährigen Kinder folgt damit nicht unmittelbar aus § 1664 Abs. 1 BGB. Denkbar ist aber eine analoge Anwendung der Norm. Die Beziehung der Eltern zu ihren minderjährigen Kindern ist durch eine ausgeprägte Pflichtenstellung gekennzeichnet. Die Verquickung von familiärer Beziehung auf der einen Seite und der Pflichtenstellung auf der anderen Seite ist der Grund für den geminderten Haftungsmaßstab. Im Verhältnis der Eltern zu ihren volljährigen Kindern stellt sich die Situation anders dar. Die Eltern sind dem volljährigen Kind nicht mehr zur elterlichen Sorge verpflichtet. Die Pflichtenstellung der Beteiligten reduziert sich folglich auf ein Minimum.[36] Es bestehen damit zwar weiterhin familiäre Beziehungen zwischen den Beteiligten, eine ausgeprägte Pflichtenstellung resultiert daraus aber nicht. Anders ist dies aber, wenn Eltern oder Kinder die Aufgabe des Vorsorgebevollmächtigten übernehmen. Die Übernahme der Vorsorgetätigkeit ist mit zahlreichen Verpflichtungen verbunden. Der jeweilige Vorsorgebevollmächtigte tritt damit in eine Pflichtenstellung gegenüber dem Betroffenen ein. Es kommt zu einer durch Familienbeziehung umrahmten Pflichtenstellung, wie diese auch in ähnlicher Weise zwischen Eltern und ihren minderjährigen Kindern besteht. Die Interessenlage ist folglich vergleichbar mit der zwischen Eltern und ihren minderjährigen Kindern. Da insoweit auch eine planwidrige Regelungslücke vorliegt, ist § 1664 Abs. 1 BGB analog anzuwenden.

Das eben Gesagte muss auch für alle weiteren von Art. 6 Abs. 1 GG und Art. 8 EMRK geschützten Familienbeziehungen gelten. Die Übernahme der Vorsorgetätigkeit ist mit zahlreichen Verpflichtungen verbunden. Der jeweilige Vorsorgebevollmächtigte tritt damit in eine Pflichtenstellung gegenüber dem Betroffenen ein. Aufgrund der schon vorhandenen familiären Bezie-

---

[36] So besteht zwischen Verwandten gerader Linie immer noch eine Unterhaltspflicht (§§ 1601 ff. BGB).

hung ist die Situation mit der zwischen Eltern und ihren minderjährigen Kindern vergleichbar. Mithin ist auch in den sonstigen Familienbeziehungen die Haftung auf die eigenübliche Sorgfalt zu reduzieren.

6.4.3 Familienangehörige als Betreuer

Ist kein Bevollmächtigter vorhanden oder umfasst dessen Bevollmächtigung nicht alle notwendigen Bereiche, hat ein Betreuer diese Aufgabe zu übernehmen. Die Funktion des Betreuers wird dabei häufig durch Familienangehörige wahrgenommen.

Die Betreuerbestellung erfolgt durch das Betreuungsgericht in einem gerichtlichen Verfahren. Das zuständige Betreuungsgericht darf im Rahmen dieses Verfahrens einen Betreuer nur bestellen, soweit eine subjektive Betreuungsbedürftigkeit und ein objektiver Betreuungsbedarf bestehen.[37] Gem. § 1896 Abs. 1 S. 1 BGB ist ein Volljähriger[38] (§ 2 BGB) betreuungsbedürftig, wenn dieser „auf Grund einer psychischen Krankheit oder einer körperlichen, geistigen oder seelischen Behinderung seine Angelegenheiten ganz oder teilweise nicht besorgen" kann. Der zusätzlich erforderliche Betreuungsbedarf (§ 1896 Abs. 1 S. 1 BGB) liegt nur vor, wenn die Betreuung erforderlich ist.[39] Als Ausfluss der Erforderlichkeit bestimmt § 1896 Abs. 2 S. 1 BGB, dass nur für diejenigen Aufgabenkreise ein Betreuer bestellt werden darf, in denen die Betreuung erforderlich ist. Zudem ist die Betreuung subsidiär gegenüber privaten Vorsorgeeinrichtungen und anderweitigen tatsächlichen Hilfen, soweit diese ‚ebenso gut' geeignet sind, die Angelegenheiten des Volljährigen wahrzunehmen.

Ist das Betreuungsgericht zu dem Ergebnis gekommen, dass ein Betreuer zu bestellen ist, regelt § 1897 BGB die Grundsätze der Auswahl eines Betreuers. Das Betreuungsgericht bestellt danach eine geeignete Person zum Betreuer. Entscheidend für die Eignung ist dabei, ob diese Person in der Lage ist, die Angelegenheiten des Betreuten rechtlich zu besorgen und ihn persön-

---

[37] BVerfG NJW-RR 1999, 1593 (1594); *Sonnenfeld* FamRZ 2011, 1392.

[38] Nur unter den Voraussetzungen des § 1908a BGB darf ein Betreuer bereits vor Vollendung des 18. Lebensjahres bestellt werden.

[39] In diesem Sinne auch *Bauer*, in: Prütting/Wegen/Weinreich, § 1896 BGB Rn. 17.

lich zu betreuen (§ 1897 Abs. 1 BGB). Als kraft Gesetzes zwingend ungeeignet gilt dabei eine Person, die zu einer Anstalt, einem Heim oder einer sonstigen Einrichtung, in welcher der Volljährige untergebracht ist oder wohnt,
in einem Abhängigkeitsverhältnis oder in einer anderen engen Beziehung
steht (§ 1897 Abs. 3 BGB). Hierbei handelt es sich um einen zwingenden
Ausschlussgrund, der dem Gericht keinerlei Spielraum belässt.[40] Ob etwas
anderes gilt, wenn der potenzielle Betreuer ein Familienangehöriger ist, ist
später gesondert zu untersuchen.

Ist ein Betreuer bestellt, normiert § 1901 BGB die wichtigsten Pflichten des
Betreuers. Die Pflicht des Betreuers besteht danach darin, die in der konkreten Situation erforderliche Rechtsfürsorge für den Betreuten wahrzunehmen
(§ 1901 Abs. 1 BGB). Dabei muss er seine diesbezüglichen Handlungen primär an den Wünschen des Betreuten (§ 1901 Abs. 3 BGB) und subsidiär an
seinem Wohl (§ 1901 Abs. 2 BGB) ausrichten. Nach dem Gesetz ist das Wohl
des Betreuten nicht rein objektiv zu verstehen; es ist vielmehr subjektiv aus
der Sicht des Betreuten zu bestimmen. Dabei sind die Wünsche und Wertvorstellungen des Betreuten zu berücksichtigen.[41] Das subjektiv verstandene
Wohl des Betreuten ist daher letztlich nichts anderes als der mutmaßliche
Wille des Betreuten. Das gebietet auch das verfassungsrechtlich geschützte
Selbstbestimmungsrecht des Patienten. Selbstbestimmung darf auch bei einem Betreuten nicht durch Fremdbestimmung ersetzt werden. Der Betreuer
muss daher den Wunsch des Betreuten grundsätzlich beachten und darf nur
dann davon abweichen, wenn der Betreute im konkreten Fall nicht zur
Selbstbestimmung fähig ist und sein Wunsch für ihn schädlich wäre.[42]

Der Betreuer hat verschiedene Mittel, um seine Aufgaben wahrzunehmen.
Eines dieser Mittel ist die Stellvertretung des Betreuten. Nach § 1902 BGB ist
der Betreuer in seinem ihm übertragenen Aufgabenbereich[43] der gesetzliche

---

[40] BayObLG FamRZ 1997, 245; 1999, 50; 2002, 702 (703); *Jurgeleit*, in: Jurgeleit, § 1897 BGB Rn. 9;
Bienwald, in: Staudinger[2013], § 1897 BGB Rn. 41.
[41] *Jürgens*, in: Jürgens, § 1901 BGB Rn. 8.
[42] BGH FamRZ 2009, 1656 (1657); *Lipp*, in: Lipp, Vorsorgeverfügungen, § 18 Rn. 21; *Bauer*, in: HK-
BUR, § 1901 BGB Rn. 52.
[43] Der Umfang der Vertretungsmacht richtet sich nach dem ihm übertragenen Aufgabenkreis. Vgl.
Müller, in: Bamberger/Roth, § 1902 BGB Rn. 3; *Götz*, in: Palandt[73], § 1902 BGB Rn. 3.

Vertreter des Betreuten.[44] Das Mittel der Stellvertretung hat er nach Maßgabe der eben beschriebenen Grundpflichten des Betreuers aus § 1901 BGB aus- zuüben.

Verletzt ein Betreuer seine Pflichten, ist er gemäß §§ 1908i Abs. 1 S. 1 i. V. m. 1833 BGB dem Betreuten für den aus einer Pflichtverletzung ent- standenen Schaden verantwortlich, wenn ihn ein Verschulden trifft.[45] Er unterliegt daneben der Aufsicht und Kontrolle durch das Betreuungsgericht (§§ 1908i, 1837 BGB). In bestimmten Fällen bedarf er darüber hinaus einer Genehmigung durch das Betreuungsgericht, etwa bei bestimmten ärztlichen Maßnahmen (§§ 1904, 1906 Abs. 3 BGB), bei freiheitsentziehenden Maß- nahmen (§ 1906 BGB) oder bei bestimmten Vermögensgeschäften (§ 1908i BGB).

6.4.4 Besonderheiten bei Familienangehörigen als Betreuer

Häufig werden Familienangehörige zum Betreuer bestellt. Die amtliche Er- hebung der Betreuungszahlen des Bundesamtes für Justiz weist für die im Jahre 2012 neu angeordneten Betreuungen aus, dass in ca. 58 % aller Fälle Familienangehörige zum Betreuer bestellt wurden.[46] Für Familienangehörige als Betreuer gelten Besonderheiten, was im Folgenden in der gebotenen Kür- ze beispielhaft bei der Betreuerauswahl, der ,befreiten Betreuung' und am Haftungsmaßstab dargestellt werden soll.

Betreuerauswahl

Gem. § 1897 Abs. 1 BGB bestellt das Betreuungsgericht eine natürliche Per- son zum Betreuer, die geeignet ist, in dem gerichtlich bestimmten Aufgaben-

---

[44] Vgl. hierzu BTDrucks 11/4528, 135; *Müller*, in: Bamberger/Roth, § 1902 BGB Rn. 1; *Schwab*, in: MünchKommBGB, § 1902 BGB Rn. 1.

[45] Betreut ein Verein als solcher einen Betreuten, richtet sich die Haftung des Vereins nach §§ 1908i Abs. 1 S. 1 i. V. m. 1791a Abs. 3 S. 2, 1833, 31 BGB. Für ein Verschulden des Mitglieds oder des Mitarbeiters ist der Verein dem Mündel danach in gleicher Weise verantwortlich wie für ein Ver- schulden eines verfassungsmäßig berufenen Vertreters. Ist eine Behörde Betreuer, so haftet diese unmittelbar nach § 1833 BGB für Pflichtverletzungen der von ihr beauftragten Mitarbeiter.

[46] *Bundesministerium der Justiz*, Betreuungszahlen 2012, 3.

kreis die Angelegenheiten des Betreuten rechtlich zu besorgen und ihn in dem hierfür erforderlichen Umfang persönlich zu betreuen. Bei der darauf beruhenden Betreuerauswahl kommt der Eigenschaft als Familienmitglied entscheidende Bedeutung zu.

Gem. § 1897 Abs. 3 BGB gilt eine Person als ungeeignet, die zu einer Anstalt, einem Heim oder einer sonstigen Einrichtung, in welcher der Volljährige untergebracht ist oder wohnt, in einem Abhängigkeitsverhältnis oder in einer anderen engen Beziehung steht (§ 1897 Abs. 3 BGB). Ziel dieser Vorschrift ist es, Interessenkonflikte des Betreuers zu vermeiden.[47] Nach einhelliger Meinung handelt es sich um einen absoluten Ausschlussgrund, der dem Gericht keinerlei Ermessensspielraum belässt.[48] Zu beachten ist jedoch eine Entscheidung des BVerfG.[49] Danach verbietet es das Elternrecht aus Art. 6 Abs. 2 GG, dass die Eltern durch diese Vorschrift bereits bei der abstrakten Möglichkeit einer Interessenkollision als Betreuer für ihr volljähriges und schutzbedürftiges Kind ausgeschlossen werden. Dem ist nicht nur für diesen konkreten Fall zuzustimmen.[50] Vielmehr gilt es, diesen Gedanken über den eng umgrenzten Bereich der Eltern-Kind-Beziehung hinaus auch auf sämtliche von Art. 6 Abs. 1 GG und von der parallelen menschenrechtlichen Garantie des Art. 8 EMRK geschützten familiären Beziehungen zu übertragen.[51]

Die grund- und menschenrechtlichen Vorgaben sind nicht nur im Rahmen des Bestellungsverbots des § 1897 Abs. 3 BGB, sondern ganz allgemein bei der Betreuerauswahl zu beachten. Hat der Betroffene keine Auswahl zur Person seines Betreuers getroffen oder ist die ausgewählte Person ungeeignet, so hat das Betreuungsgericht eine geeignete Person zum Betreuer zu bestellen. Sind mehrere geeignete Personen vorhanden, so hat das Betreuungsgericht eine Auswahlentscheidung nach eigenem Ermessen zu treffen.[52] Im

---

[47] BTDrucks 11/4528, 126; *Bauer*, in: HK-BUR, § 1897 BGB Rn. 51; *Jürgens*, in: Jürgens, § 1987 BGB Rn. 8.
[48] BayObLG FamRZ 2002, 702 (703); OLG Düsseldorf FamRZ 1994, 1416; *Schwab*, in: MünchKommBGB, § 1897 BGB Rn. 35; *Götz*, in: Palandt[73], § 1897 BGB Rn. 8.
[49] BVerfG NJW-RR 2006, 1009 f.
[50] So auch *Jurgeleit*, in: Jurgeleit, § 1897 BGB Rn. 9; *Götz*, in: Palandt[73], § 1897 BGB Rn. 11; *Heitmann*, in: Kaiser/Schnitzler/Friederici, § 1897 BGB Rn. 34; vertiefend *Brauer*, Autonomie, 110 ff.
[51] Vgl. *Brauer*, Autonomie, 112 f.
[52] BayObLG FamRZ 1994, 530 (531); 1995, 1232 (1234); 1995, 1596 (1597); 1996, 507 (508); OLG Karlsruhe BtPrax 1994, 214; OLG Düsseldorf FamRZ 1998, 700.

Rahmen dieses Auswahlermessens hat das Gericht gem. § 1897 Abs. 5 BGB auf die verwandtschaftlichen und sonstigen persönlichen Bindungen, insbesondere auf die Bindung zu Eltern, zu Kindern und zum Ehe- oder Lebenspartner „Rücksicht zu nehmen". Berücksichtigt man jedoch die Vorgaben aus Art. 6 Abs. 1 GG und Art. 8 EMRK, ist dies zu schwach. Vielmehr müssen Personen, die in einer durch Art. 6 Abs. 1 GG oder Art. 8 EMRK geschützten familiären Beziehung zum Betroffenen stehen, bei der Auswahl des Betreuers durch das Betreuungsgericht zwingend den Vorrang vor anderen Personen genießen, sofern sie nicht ungeeignet sind.

Gem. § 1897 Abs. 6 S. 1 BGB soll ein Berufsbetreuer nur dann bestellt werden, wenn kein anderer geeigneter ehrenamtlicher Betreuer zur Verfügung steht. Dieser Vorrang der ehrenamtlichen Betreuung vor der Berufsbetreuung dient dazu, die Staatskasse bei Mittellosigkeit[53] des Betreuten zu schonen.[54] Darüber hinaus soll sichergestellt werden, dass besonders qualifizierte (Berufs-)Betreuer für die Betreuungsverhältnisse in ausreichender Zahl zur Verfügung stehen, welche aufgrund der zu erwartenden Schwierigkeiten einer solchen Qualifikation bedürfen.[55] Der Vorrang, den § 1897 Abs. 6 S. 1 BGB statuiert, ist nicht absolut, sondern erfährt durch das Wohl des Betroffenen Einschränkungen.[56] Das Wohl des Betreuten rechtfertigt es insbesondere, eine Ausnahme von § 1897 Abs. 6 S. 1 BGB zuzulassen, wenn zwischen dem künftigen Betreuten und dem potenziellen Berufsbetreuer eine enge persönliche Bindung besteht. Eine solche enge persönliche Bindung wird häufig zu Familienangehörigen bestehen. Ein Familienangehöriger darf folglich auch dann zum Berufsbetreuer bestellt werden, wenn ein anderer geeigneter ehrenamtlicher Betreuer zur Verfügung steht.

---

[53] Gem. §§ 1908i, 1836 BGB i. V. m. § 1 Abs. 2 S. 2 und §§ 3 ff. VBVG haftet der Staat im Falle der Mittellosigkeit des Betreuten für die bewilligte Vergütung des Berufsbetreuers. Ist der Betreute hingegen bemittelt, haftet dieser gem. § 1836c BGB selbst.

[54] BTDrucks 13/7158, 50; OLG Jena NJW-RR 2001, 796 (797); *Schwab*, in: MünchKommBGB, § 1897 BGB Rn. 38; *Bienwald*, in: Staudinger[2013], § 1897 BGB Rn. 3.

[55] BTDrucks 13/7158, 50; OLG Jena NJW-RR 2001, 796 (797); *Bienwald*, in: Staudinger[2013], § 1897 BGB Rn. 3; *Schwab*, in: MünchKommBGB, § 1897 BGB Rn. 38.

[56] *Jurgeleit*, in: Jurgeleit, § 1897 BGB Rn. 49.

„Befreite Betreuung"

Grundsätzlich unterstehen Betreuer der Überwachung durch das Betreuungsgericht. Um diese Überwachung effektiv wahrnehmen zu können, sind dem Betreuer zahlreiche Pflichten im Rahmen der Betreuung auferlegt. So ist er bspw. gem. §§ 1908i Abs. 1 S. 1 i. V. m. 1840 Abs. 2, 3, 1843 BGB dazu verpflichtet, jährlich Rechenschaft über seine Vermögensverwaltung abzulegen. Gem. § 1908i Abs. 2 S. 2 i. V. m. § 1857 sind aber nahe Familienangehörige, namentlich die Mutter, der Ehegatte, der Lebenspartner oder ein Abkömmling des Betreuten von einigen dieser Pflichten befreit. Dabei überzeugt die Beschränkung auf diese bestimmten Familienangehörigen im Hinblick auf Art. 6 Abs. 1 GG und Art. 8 EMRK nicht. Die in § 1908i Abs. 2 S. 2 BGB zum Ausdruck kommende Entbürokratisierung sollte auch allen anderen von Art. 6 Abs. 1 GG und Art. 8 EMRK geschützten Personen zugutekommen, da weitergehende Hürden für die Übernahme einer Betreuung, im Lichte der Pflicht des Staates die Familie zu fördern und vor Beeinträchtigungen Dritter zu schützen,[57] nicht überzeugend sind. Die Norm ist deshalb verfassungskonform auf alle von Art. 6 Abs. 1 GG und Art. 8 EMRK geschützten Personen anzuwenden.

Haftungsmaßstab

Der Einzelbetreuer haftet dem Betreuten gegenüber gemäß §§ 1908i Abs. 1 S. 1 i. V. m. 1833 BGB, wenn er einen Schaden fahrlässig oder vorsätzlich verursacht hat. Für einen Familienangehörigen als Betreuer muss hier, ebenso wie beim Vorsorgebevollmächtigten, wegen § 1359 BGB oder § 1664 BGB in direkter oder analoger Anwendung ein gemilderter Haftungsmaßstab gelten, da der Betreuer in seinem jeweiligen Aufgabenbereich dieselben Verpflichtungen wie ein Vorsorgebevollmächtigter hat. Die gerichtliche Bestellung des Betreuers und das damit begründete private ‚Amt' vermögen an diesem Ergebnis nichts zu ändern. Die sich aus der Amtsstellung ergebenden Verpflichtungen werden durch die familiären Besonderheiten überformt. Dies bestätigt auch die Regelung der ‚befreiten Betreuung', wonach Familienange-

---

[57] BVerfGE 6, 55 (71 ff.); 105, 313 (346); *Uhle*, in: BeckOK-GG, Art. 6 GG Rn. 20, 33.

hörige als Betreuer modifizierten Regelungen unterfallen. Folglich unterliegen auch Familienangehörige, welche die Betreuung wahrnehmen, dem geminderten Haftungsmaßstab des § 277 BGB.

6.4.5 Familienangehörige als ,Quelle der Information'

Standen bis jetzt Familienangehörige als Patientenvertreter, d.h. als Bevollmächtigte oder Betreuer, im Mittelpunkt der Betrachtung, soll der Blick nun auf Konstellationen gerichtet werden, in welchen der einzelne Familienangehörige kein Patientenvertreter ist. Herausgearbeitet werden soll, welche Funktionen Familienangehörige haben, die weder Bevollmächtigte noch Betreuer sind.

Mit dem dritten Betreuungsrechtsänderungsgesetz wurde § 1901b BGB neu in das Gesetz aufgenommen. Im zweiten Absatz der Norm heißt es: „Bei der Feststellung des Patientenwillens nach § 1901a Absatz 1 oder der Behandlungswünsche oder des mutmaßlichen Willens nach § 1901a Absatz 2 soll nahen Angehörigen und sonstigen Vertrauenspersonen des Betreuten Gelegenheit zur Äußerung gegeben werden, sofern dies ohne erhebliche Verzögerung möglich ist." 1901b Abs. 2 BGB weist Familienangehörigen, die nicht Patientenvertreter sind, folglich die Funktion als „Quelle der Information" zu. Worauf sich diese Informationstätigkeit bezieht, variiert je nach der zugrundeliegenden Situation.

Aus der systematischen Stellung des § 1901b BGB und dem Verweis in § 1901b BGB auf § 1901a BGB wird deutlich, dass § 1901b BGB auf die Ermittlung des Patientenwillens bezüglich der Einwilligung in die Behandlungsmaßnahme zugeschnitten ist. Ist ein Patientenvertreter vorhanden und liegt keine (wirksame und anwendbare) Patientenverfügung vor, so hat der Patientenvertreter die erforderliche Entscheidung über die Aufnahme oder Nichtaufnahme der ärztlichen Behandlung zu treffen, soweit der Patient einwilligungsunfähig ist (§ 630d Abs. 1 S. 2 BGB). Der Maßstab der Entscheidung ist hierbei der Wille des Betroffenen. Gemäß § 1901a Abs. 2 S. 1 BGB ist für die Ermittlung des Willens auf die Behandlungswünsche oder den mutmaßlichen Willen des Betroffenen zurückzugreifen. Hierbei sind insbesondere frühere mündliche oder schriftliche Äußerungen, ethische oder religiöse Überzeugungen und sonstige persönliche Wertvorstellungen des Betroffenen zu berücksichtigen.[58] Gemäß § 1901b Abs. 2 BGB hat der Patientenvertreter bei der Ermittlung dieser Umstände nahen Angehörigen[59] und sonstigen Vertrauenspersonen des Betroffenen Gelegenheit zur Äußerung zu geben, sofern dies ohne erhebliche Verzögerung möglich ist. Die Familienangehörigen dienen dem Patientenvertreter als ‚Quelle der Information' für die Ermittlung des mutmaßlichen Willens des Betroffenen.

Ist eine wirksame und anwendbare Patientenverfügung eines einwilligungsunfähigen Patienten vorhanden, bedarf es keiner substituierenden Entscheidung des Patientenvertreters (§ 630d Abs. 1 S. 2 a. E. BGB),[60] da diese Entscheidung der Patient bereits selbst getroffen hat.[61] Gleichwohl verlangt § 1901b Abs. 2 BGB auch für diesen Fall, dass nahen Angehörigen und sonstigen Vertrauenspersonen Gelegenheit zur Äußerung gegeben wird. Ziel der Befragung der Familienangehörigen ist es dann, nicht den mutmaßlichen Willen des Patienten zu ermitteln, sondern Hilfe für die notwendige Auslegung der Patientenverfügung und zu der Frage zu erhalten, ob die Patientenverfügung in der nun eingetretenen Behandlungssituation anwendbar ist. Auch diese für die Autonomie des Betroffenen besonders wichtige Tätigkeit wird auf nahe Familienangehörige und sonstige Vertrauenspersonen übertragen.

Ist bei einer handlungsunfähigen Person ein Patientenvertreter nicht vorhanden oder nicht erreichbar, so kann dieser aus faktischen Gründen nicht über die Einwilligung bzw. Nichteinwilligung in die medizinische Behandlung entscheiden. Liegt zudem keine wirksame und anwendbare Patientenverfügung vor, hat der Arzt den Patienten auf Grundlage des eigenständigen

---

[58] Dies entspricht auch der Rechtsprechung des Bundesgerichtshofes: BGHSt 35, 246 (249); 40, 257 (263).

[59] Zu den nahen Angehörigen im Sinne des § 1901b Abs. 2 BGB zählen insbesondere Ehegatten, Lebenspartner, Eltern, Geschwister und Kinder. Vgl. hierzu bei BTDrucks 16/13314, 20; *Bienwald*, in: Bienwald/Sonnenfeld/Hoffmann, § 1901b BGB Rn. 15; *Kemper*, in: HK-BGB, § 1901b BGB Rn. 7.

[60] Dies galt schon vor dem Inkrafttreten des Patientenrechtegesetzes, vgl. nur *Lipp/Brauer*, in: Höfling, Patientenverfügungsgesetz, 31 f.; *Verrel/Simon*, Patientenverfügungen, 35; *Lipp*, in: Lipp, Vorsorgeverfügungen, § 17 Rn. 97.

[61] BTDrucks 16/8442, 14; *Müller*, in: BeckOK-BGB, § 1901a BGB Rn. 17; *Lipp/Brauer*, in: Höfling, Patientenverfügungsgesetz, 31.

Rechtfertigungsgrundes[62] der mutmaßlichen Einwilligung zu behandeln (§ 630d Abs. 1 S. 4 BGB). Bei der Ermittlung des hierzu notwendigen mutmaßlichen Willens sind Familienangehörige analog[63] § 1901b Abs. 2 BGB von entscheidender Bedeutung. Diese haben mit ihrem Wissen über den Patienten die Aufgabe, die notwendigen Informationen über den Willen des Patienten beizutragen, wenn die Dringlichkeit der Maßnahme die Hinzuziehung zulässt. Anders als beim Vorhandensein eines Patientenvertreters dienen die so beigebrachten Informationen nicht dem Patientenvertreter, sondern dem Arzt als Basis der Entscheidung im Rahmen der mutmaßlichen Einwilligung.

Neben der Einwilligung in die Behandlung ist stets auch die rechtsgeschäftliche Seite der Behandlung, mithin der Behandlungsvertrag, zu beachten. Ist der Patient geschäftsunfähig, kann er selbst keinen Behandlungsvertrag schließen. In dieser Situation muss ein Patientenvertreter für den Patienten handeln. Ebenso wie bei der Entscheidung über die Aufnahme oder Nichtaufnahme einer ärztlichen Behandlung hat sich der Patientenvertreter an dem Willen des Patienten zu orientieren. Zur Ermittlung dieses Willens hat er analog § 1901b Abs. 2 BGB die nahen Angehörigen zu beteiligen.

6.4.6 Kontrollfunktion von Familienangehörigen

Familienangehörige haben neben ihrer Funktion als Informationsquelle auch die Aufgabe, die zur Entscheidung berufenen Personen bzw. Institutionen zu überwachen. In erster Linie geht es dabei um die Kontrolle des Patientenvertreters. Eine solche Kompetenz folgt zunächst aus der jedem einzelnen Bürger zustehenden Möglichkeit, sich an das Betreuungsgericht zu wenden, wenn der Verdacht besteht, dass Arzt und Patientenvertreter entgegen dem Willen des Patienten handeln.[64] Die spezielle Kenntnis der Familienangehö-

---

[62] BVerfG NJW 2002, 2164 (2165); RGSt 61, 242 (256); BGHSt 35, 246 (249); *Ulsenheimer*, in: Laufs/Kern, Arztrecht, § 139 Rn. 65; *Rönnau*, in: LeipzigerKommStGB, Vor. §§ 32 ff. StGB Rn. 214.

[63] Da § 1901b BGB vom Vorhandensein eines Patientenvertreters ausgeht, kommt eine unmittelbare Anwendung der Norm nicht in Betracht. Die Voraussetzungen für eine Analogie liegen vor; vertiefend *Brauer*, Autonomie, 133.

[64] BTDrucks 16/8442, 19; BGH BtPrax 2005, 190; *Kieß*, in: Jurgeleit, § 1904 BGB Rn. 14; *Lipp/Brauer*, in: Höfling, Patientenverfügungsgesetz, 35; *Spickhoff* FamRZ 2009, 1957.

rigen von den Wünschen und Vorstellungen des Betroffenen befähigt sie in
ganz besonderer Weise, diese Kontrollfunktion auszuüben.

Darüber hinaus kommt den Familienangehörigen auch die besondere
Kompetenz zu, Entscheidungen der Betreuungsgerichte in Betreuungssachen
mithilfe der Beschwerde (§§ 58 ff. FamFG) anzugreifen und so die Selbstkon-
trolle der Gerichte auszulösen. Eine solche Beschwerde setzt voraus, dass der
die Beschwerde einlegende Familienangehörige beschwerdeberechtigt ist.

Gem. § 59 Abs. 1 FamFG steht denjenigen Personen ein Beschwerderecht
zu, die durch den Beschluss in ihren eigenen Rechten verletzt sind. Dies ist
der Fall, wenn die Entscheidung unmittelbar nachteilig in privatrechtliche
oder öffentlich-rechtliche Rechtspositionen des Beschwerdeführers ein-
greift.[65] Das BVerfG[66] hat in seiner Entscheidung vom 20.03.2006 festgestellt,
dass aus Art. 6 GG, insb. aus Absatz 2, die bevorzugte Berücksichtigung von
Familienangehörigen bei der Auswahl von Betreuern folgt. Werden Familienangehörige bei der Auswahl zum Betreuer nicht angemessen berücksichtigt, wird damit in ihre Rechte eingegriffen. Damit steht Angehörigen in Ansehung von Art. 6 GG – und ebenso in Ansehung von Art. 8 EMRK – ein
Beschwerderecht aus § 59 Abs. 1 FamFG zu.[67]

Unabhängig davon räumt § 303 Abs. 2 FamFG Familienangehörigen eine
von ihrer eigenen Betroffenheit unabhängige Beschwerdeberechtigung ein.
Die Vorschrift erweitert damit die Beschwerdeberechtigung nach § 59 Abs. 1
FamFG deutlich. Gleichwohl ist auch diese Beschwerdeberechtigung in bestimmter Hinsicht eingeschränkt.

Eine Beschwerdeberechtigung steht zum einen nur den in Nr. 1 und Nr. 2
enumerativ[68] aufgezählten Personenkreisen zu. Namentlich muss der Be-
schwerdeberechtigte im Verhältnis zum Betroffenen der Ehegatte, Lebenspartner, Eltern-, Großeltern-, Pflegeelternteil, Abkömmling oder Geschwis-
terteil sein. Auf Lebensgefährten oder Verlobte, die eine eheähnliche Bezie-

[65] *Klußmann,* in: Friederici/Kemper, § 59 FamFG Rn. 2; ähnlich *Meyer-Holz,* in: Keidel, § 59 FamFG Rn. 9.
[66] BVerfG NJW-RR 2006, 1009 f.
[67] *Kretz,* in: Jürgens, § 59 FamFG Rn. 9; *Fröschle,* in: Prütting/Helms, § 303 FamFG Rn. 28; *Heiderhoff,* in: Bork/Jacoby/Schwab, § 303 FamFG Rn. 10; wohl auch BGH FamRZ 2013, 1798 (1799). A. A. BGH FamRZ 2011, 96; *Stauch,* in: Jurgeleit, § 303 FamFG Rn. 46; *Budde,* in: Keidel, § 303 FamFG Rn. 18.
[68] *Kretz,* in: Jürgens, § 303 FamFG Rn. 5; *Stauch,* in: Jurgeleit, § 303 FamFG Rn. 38.

hung führen, ist § 303 Abs. 2 Nr. 1 FamFG hingegen nicht (entsprechend) anwendbar.[69] Solche Personen könnten aber als Personen des Vertrauens unter § 303 Abs. 2 Nr. 2 FamFG fallen.[70] Eine weitere Einschränkung trifft § 303 Abs. 2 FamFG, indem die Beteiligung am Verfahren im ersten Rechtszug gem. §§ 7 Abs. 3, 274 Abs. 4 Nr. 1 FamFG zur Voraussetzung der Beschwerdeberechtigung erhoben wird. Entgegen der wohl überwiegenden Ansicht in der Literatur[71] steht Angehörigen eine Beschwerdeberechtigung aber auch dann zu, wenn diese ohne ihr Verschulden am ersten Rechtszug nicht beteiligt wurden.[72]

6.5 Besondere Stellung der Familienangehörigen

Betrachtet man die gewonnenen Ergebnisse im Hinblick auf die Beteiligung der Familie, kann festgestellt werden, dass Familienangehörigen im Rahmen der substituierten Entscheidung für geschäfts- und einwilligungsunfähige Personen eine besondere Stellung zukommt. Diese besondere Stellung kommt den Familienangehörigen dabei nicht nur in der Funktion des Patientenvertreters, sondern auch als Informationsquelle und Kontrollperson zu. Diese besondere Stellung ist auf der einen Seite das Ergebnis einer vorrangigen Funktionszuschreibung und auf der anderen Seite das Ergebnis modifizierender Regelungen.

Eine *vorrangige Funktionszuschreibung* erfahren Familienangehörige dadurch, dass sie bei der Frage, welche Personen die oben beschriebenen Tätigkeiten wahrnehmen sollen, besonders berücksichtigt werden. Diese besondere Berücksichtigung kann dabei das Ergebnis gesetzlicher Ausgestaltungen (§ 1897 Abs. 5 BGB, Informationsquelle) oder einer durch den Betroffenen individuell zum Ausdruck gebrachten Präferenz sein. Letzteres ermöglicht das Gesetz, wobei der letztliche Akt der Beteiligung (Auswahl

---

[69] *Heiderhoff*, in: Bork/Jacoby/Schwab, § 303 FamFG Rn. 8; *Stauch*, in: Jurgeleit, § 303 FamFG Rn. 44.
[70] *Kretz*, in: Jürgens, § 303 FamFG Rn. 5; *Heiderhoff*, in: Bork/Jacoby/Schwab, § 303 FamFG Rn. 8; *Stauch*, in: Jurgeleit, § 303 FamFG Rn. 47.
[71] *Sonnenfeld*, in: Bienwald/Sonnenfeld/Hoffmann, § 303 FamFG Rn. 25; *Kretz*, in: Jürgens, § 303 FamFG Rn. 5.
[72] LG Saarbrücken FamRZ 2010, 1371 (1372); *Brauer*, Autonomie, 144 f.

eines Vorsorgebevollmächtigten oder Betreuers) aber ausschließlich der Präferenz des Betroffenen geschuldet ist.

Die besondere Stellung der Familienangehörigen ist neben der vorrangigen Funktionszuweisung auch das Ergebnis *modifizierender Regelungen*. Sind Familienangehörige am substituierenden Entscheidungsfindungsprozess für handlungsunfähige Personen beteiligt, sind zahlreiche Regelungen aufgrund der besonderen Beziehung zwischen den Betroffen und den beteiligten Familienmitgliedern zu modifizieren. Diese Modifikationen sind in den meisten Fällen nicht das Resultat gezielter gesetzgeberischer Eingriffe in das Recht, sondern Folge der Einbettung der betreffenden Normen in das Rechtssystem. So unterfallen Familienangehörige als Vorsorgebevollmächtigte nicht dem Anwendungsbereich des Rechtsdienstleistungsgesetzes, unterliegen, sei es als Vorsorgebevollmächtigter oder Betreuer, einem auf die eigenübliche Sorgfalt reduzierten Haftungsmaßstab und unterfallen als potenzielle Betreuer nicht den Ausschlussgründen des § 1897 Abs. 3 BGB und § 1897 Abs. 6 S. 1 BGB. Lediglich im Falle der befreiten Betreuung gem. §§ 1908i Abs. 1 S. 1 und Abs. 2 S. 2 i. V. m. 1857a BGB sind die modifizierenden Regelungen das Ergebnis gezielter gesetzgeberischer Anordnungen im Betreuungsrecht.

6.6 Privilegierung von Familienangehörigen?

Ulrich Stutz formulierte einst, dass „der ganze Rechtshimmel voller Privilegien hängt"[73]. In Anlehnung an diese Feststellung drängt sich die Frage auf, ob die Beteiligung der Familienangehörigen mit der daraus resultierenden besonderen Stellung eine Privilegierung darstellt.

Konstituierend für ein Privileg[74] ist, dass dem Einzelnen oder einer abgrenzbaren Gruppe eine *besondere Stellung* durch das Gesetz *zu dessen Gunsten* eingeräumt wird, die anderen Personen oder Personengruppen nicht zusteht. Wie bereits dargestellt kommt den Familienangehörigen eine besondere Stellung zu. Diese besondere Stellung ist auf der einen Seite das Ergebnis einer vorrangigen Funktionszuschreibung und auf der anderen Seite das

---

[73] *Stutz* SZKan 39 (1918), 265.
[74] Zur Herleitung *Brauer*, Autonomie, 153.

Ergebnis modifizierter Regelungen. Für die Annahme einer Privilegierung muss hinzukommen, dass Familienangehörigen diese besondere Stellung zu ihren Gunsten eingeräumt ist. Ob dies der Fall ist, muss für jede Ausprägung der besonderen Stellung der Familienangehörigen bewertet werden.

In der Funktion als *Informationsquelle* und bei der *Betreuerauswahl* werden die Familienangehörigen in den Dienst des Betroffenen gestellt. Die besondere Bedeutung wird den Familienangehörigen nicht zur Wahrung ihrer eigenen Interessen beigemessen, sondern im Interesse des Betroffenen. Ziel ist es dem Betroffenen eine bestmögliche Wahrung seiner Interessen zu ermöglichen. Auch die *erweiterte Beschwerdebefugnis* gem. § 303 Abs. 2 FamFG und die *Nichtanwendung des Rechtsdienstleistungsgesetzes* verfolgen dieses Ziel.

Gleiches gilt für den *geminderten Haftungsmaßstab* von Familienangehörigen. Diese unterfallen, wenn sie eine Vorsorgetätigkeit für einen Angehörigen übernehmen, nach hier vertretener Ansicht nur dem Haftungsmaßstab des §§ 1359, 1664 Abs. 1 (analog) i. V. m. 277 BGB. Diese Vorschrift bezweckt, den Familienfrieden zu wahren.[75] Es geht also nicht darum, dem einzelnen Familienangehörigen einen Vorteil einzuräumen, sondern die Beziehung zueinander zu schützen. Es handelt sich folglich nicht um ein Privileg des Familienmitglieds, sondern um ein Abweichen von der gesetzlichen Regelungsanordnung zugunsten der Familienbeziehung des Betroffenen. Von einer Privilegierung des einzelnen Familienmitglieds kann insofern nicht gesprochen werden.

Die besondere Bedeutung, die den einzelnen Familienangehörigen eingeräumt wird, wird diesen nicht zu ihren Gunsten eingeräumt. Ziel ist es vielmehr, die Betroffenen entsprechend ihren Vorstellungen zu behandeln und die Nähebeziehung der Betroffenen zu ihren Angehörigen anzuerkennen und zu schützen. Familienangehörige werden daher in einer *„dienenden"* Funktion beteiligt. Eine Privilegierung stellt dies nicht dar.

---

[75] *Knolle*, Haftungsprivileg, 33, 59; *Diederichsen*, in: Hauß et al., 25 Jahre Karlsruher Forum, 142.

6.7 Autonomie und Familie

Die Rechtsordnung schützt die Autonomie des Einzelnen umfassend und unabhängig von geistigen und körperlichen Fähigkeiten. Auch Personen, die nicht in der Lage sind, eine freie Entscheidung über ihre Behandlung zu treffen, haben ein Recht darauf, dass ihr Wille beachtet wird. Ob die Involvierung von Familienangehörigen in den Entscheidungsfindungsprozess im Widerspruch zu diesem Autonomiekonzept steht, ist daran zu messen, ob die Einbeziehung der Familienangehörigen der Förderung der Autonomie des Einzelnen dient oder dadurch der Bezugspunkt der Entscheidung weg von dem Einzelnen hin auf die Familienangehörigen verlagert wird. Während im erstgenannten Fall kein Widerspruch zwischen der Autonomie des Einzelnen und der Beteiligung der Familienangehörigen besteht, existiert dieser Widerspruch im zweitgenannten Fall sehr wohl.

Ziel der Vorsorgeinstitute ist es, die Fähigkeit des Betroffenen zur Selbstbestimmung insoweit wiederherzustellen, als sie im Vergleich zu einer selbstbestimmungsfähigen Person gemindert ist. Besondere Bedeutung weist der Gesetzgeber hierbei den Familienangehörigen zu. Familienangehörige sind mithin in den Entscheidungsfindungsprozess in besonderem Maße einbezogen. Wie sich aus der Zusammenschau der vorangegangenen Kapitel zeigt, werden Familienangehörige in diesen Entscheidungsfindungsprozess jedoch nicht miteinbezogen, um ihre eigenen Interessen zu berücksichtigen, sondern um die größtmögliche Gewähr dafür zu bieten, dass der Betroffene entsprechend seinen Vorstellungen behandelt wird. Ziel ist es damit nicht, den Bezugspunkt der Entscheidung auf die Familienangehörigen zu verlagern, sondern den Vorstellungen des Betroffenen zur größtmöglichen Geltung zu verhelfen.

Familienangehörige werden daher *für den* Betroffenen in den Entscheidungsfindungsprozess miteinbezogen. Ziel ist es, die Autonomie des Einzelnen zu verwirklichen. Ein Widerspruch zum dargestellten Autonomiekonzept besteht folglich nicht. Vielmehr sind die Familienangehörigen gerade Garanten der Autonomie des Einzelnen.

Die Beteiligung von Familienangehörigen am Entscheidungsfindungsprozess dient der Absicherung der Autonomie des Einzelnen. Warum aber gerade Familienangehörige als Garanten für die Autonomie des Betroffenen fungieren bzw. fungieren sollen, ist bis jetzt nicht beantwortet.

Einen ersten Anhaltspunkt für die Beantwortung dieser Frage bietet § 1901b Abs. 2 BGB, der von „nahen Angehörigen und sonstigen Vertrauenspersonen" spricht. Mit der Formulierung „Angehörigen und *sonstigen* Vertrauenspersonen" macht der Gesetzgeber in aller Deutlichkeit klar, dass er davon ausgeht, dass zwischen Familienangehörigen Vertrauen besteht. Sind Familienangehörige tatsächlich Vertrauenspersonen, was es zu überprüfen gilt, stellt sich weiter die Frage, ob die Einbeziehung der Familienangehörigen maßgeblich durch das Vertrauen zwischen den Familienangehörigen oder in die Familienangehörigen bestimmt wird. Bei der Suche nach der Antwort ist zwischen der individuellen Ebene und der generalisierten Ebene zu unterscheiden. Während es im Rahmen der individuellen Ebene danach zu fragen gilt, warum der Einzelne einem Familienmitglied eine besondere Stellung einräumt, muss auf generalisierter Ebene gefragt werden, warum der Gesetzgeber dies in generalisierter Weise macht.

Familienangehörigen wird häufig im Rahmen des Entscheidungsfindungsprozesses eine besondere Aufgabe durch den Betroffenen übertragen. So wird ein Betroffener häufig seine Familienangehörigen als Vorsorgebevollmächtigte einsetzen, seine Familienangehörigen mittels Betreuungsverfügung als Betreuer vorschlagen oder seine Familienangehörigen schlicht als Berater hinzuziehen. Fraglich ist aber, ob diese Einbindung der Familienangehörigen auf individueller Ebene maßgeblich durch das Vertrauen zwischen den Akteuren bestimmt wird.

Vertrauen

Der Vertrauensbegriff hat in der deutschen Rechtsordnung nur in den wenigsten Fällen Eingang in die Gesetze gefunden. In den wenigen Fällen, in denen der Vertrauensbegriff Eingang in die Rechtsordnung gefunden hat, zu nennen sind hier etwa Art. 68 Abs. 1 S. 1 GG, § 48 Abs. 2 S. 1 VwVfG oder § 122 Abs. 2 BGB, bleibt er nahezu unbeleuchtet.[76] In anderen Wissenschaftsbereichen ist die Auseinandersetzung über das, was sich hinter dem

---

[76] Vgl. hierzu auch *Bern*, in: Hof/Kummer/Weingart/Maasen, Recht und Verhalten, 183.

Begriff des ‚Vertrauens' verbirgt, schon deutlich fortgeschrittener. Die ausgeprägte Beschäftigung mit dem Thema des Vertrauens hat jedoch dazu geführt, dass es unzählige Ansätze zur Beschreibung von Vertrauen gibt,[77] ohne dass sich hierbei ein einheitliches Verständnis durchgesetzt hat.[78] Diese Spannweite des Begriffs, die zweifelsohne seinen Charme und seine intellektuelle Attraktivität ausmacht, birgt für die Annäherung an den Vertrauensbegriff die Schwierigkeit, dass die Informationsbasis zu groß und zu ambivalent ist, als dass sich aus der Zusammenschau der unterschiedlichen Ansätze eine fundierte und allgemeingültige Aussage darüber erlangen ließe, was Vertrauen ist. Für den Zweck dieser Untersuchung legen wir daher folgende Überlegungen zugrunde:

Vertrauen an sich kann es nicht geben. Vertrauen braucht vielmehr immer einen Bezugspunkt.[79] Es muss immer klar sein, in wen oder was vertraut wird.

Es ist zwischen einer Vertrauenshandlung und einer Vertrauenseinstellung zu unterscheiden.[80] Während sich die Vertrauenshandlung in einer äußerlichen Betätigung manifestiert, regelmäßig indem man sich in die Abhängigkeit eines anderen Akteurs begibt,[81] bezeichnet die Vertrauenseinstellung die zwischen den Akteuren bestehende Beziehung. Die Vertrauenshandlung setzt daher eine Vertrauenseinstellung voraus.[82] Kann festgestellt werden, dass eine Person eine Vertrauenshandlung vollzieht, steht damit auch fest, dass zwischen den Akteuren der Handlung Vertrauen besteht.

---

[77] Einen ersten Überblick über die Vielzahl von Vertrauensdefinitionen gibt *Neuberger*, in: Götz, Vertrauen, 12 ff. und *Blomqvist* Scan. J. Mgmt. Vol. 13 (1997), 271 ff.

[78] Vgl. in diesem Band: Wiesemann, 71 ff.; Steinfath, 11 ff.; Duttge/Er/Fischer, 244 ff.; *Weilert*, in: Weingardt, Vertrauen, 108; *dies.* HFR 2010, 208; *Reemtsma*, Vertrauen, 34; *Schwegler* Forum Qualitative Sozialforschung Vol. 10 (2009) No. 1.

[79] *Schmidt-Aßmann/Dimitropoulos*, in: Weingardt, Vertrauen, 133; *Weilert*, in: Weingardt, Vertrauen, 110; ähnlich *Endreß*, in: Hartmann/Offe, Vertrauen, 170.

[80] *Oswald*, in: Hof/Kummer/Weingart/Maasen, Recht und Verhalten, 112; *Späth*, Interpersonelles Vertrauen, 10 ff.; ähnlich *Hoßfeld*, Vertrauen, 15. So muss auch Luhmann verstanden werden, wenn er zwischen Vertrauen als Reduktion von Entscheidungskomplexitäten (*Luhmann*, Vertrauen, 24) und der Vertrautheit, als in der Vergangenheit gemachten Erfahrungen (*Luhmann*, Vertrauen, 23 f.), unterscheidet.

[81] *Oswald*, in: Hof/Kummer/Weingart/Maasen, Recht und Verhalten, 112.

[82] In diesem Sinne wohl *Endreß*, in: Hartmann/Offe, Vertrauen, 166. Anders allerdings *Oswald*, in: Hof/Kummer/Weingart/Maasen, Recht und Verhalten, 125.

Aufgrund der bereits erwähnten Mannigfaltigkeit der definitorischen Ansätze bestehen bei der Frage, ob eine Vertrauenshandlung vorliegt, die gleichen Schwierigkeiten wie bei der einheitlichen Definition von Vertrauen. Ist
es somit nicht möglich, eine einheitliche definitorische Begriffsbestimmung
zugrunde zu legen, können mit *Schlenker et al.*[83] aber wenigstens einige wesentliche Grundelemente identifiziert werden, die den meisten Definitionen
inhärent sind. Dies sind namentlich die Unsicherheit, das Risiko, der Kontrollverzicht und die Zeitperspektive.[84]

Die *Unsicherheit* hat im Rahmen des Vertrauens eine zentrale Bedeutung.[85] Vertrauen braucht nur der, der nicht alles weiß. Der alles Wissende
braucht nicht zu vertrauen,[86] kennt er doch den Ausgang aller Entschei-
dungsalternativen und kann entsprechend handeln. Zudem hat Vertrauen
stets auch eine *zeitliche Perspektive*. Vertrauen ermöglicht es, eine Entscheidung für die Zukunft zu treffen.[87] Dem Entscheidungsträger ist es nicht möglich, alle potenziellen Ereignisse in den Entscheidungsfindungsprozess einzubeziehen und so die beste Entscheidung sicher vorauszusagen. Ist die Ein-
trittswahrscheinlichkeit aller möglichen Optionen gleich hoch, würde dies
eine Entscheidung verhindern.[88] *Luhmann* folgend ermöglicht Vertrauen
gerade diese Komplexität zu reduzieren, indem mögliche Ereignisse vernachlässigt werden können und so eine Entscheidung für die Zukunft getroffen
werden kann. Darüber hinaus ist eine *Risikosituation* erforderlich.[89] Nur der,
der ein Risiko eingeht, muss überhaupt vertrauen. Ohne ein Risiko bedarf es

---

[83] Einzuräumen ist, dass *Schlenker et al.* keine Unterscheidung zwischen Vertrauenshandlung und
Vertrauenseinstellung vornehmen und insofern auch nicht explizit von der Vertrauenshandlung
sprechen. Gleichwohl können die von ihnen genannten Gemeinsamkeiten nur auf die Vertrauenshandlung bezogen sein.
[84] *Schlenker/Helm/Tedeschi* Journal of Personality and Social Psychology 1973, 419; dem zustimmend
Petermann, Psychologie des Vertrauens, 14; *Hoßfeld*, Vertrauen, 2.
[85] *Schüler-Springorum*, in: Hof/Kummer/Weingart/Maasen, Recht und Verhalten, 216; *Simmel*, Soziologe, 263; *Weilert*, in: Weingardt, Vertrauen, 109.
[86] *Simmel*, Soziologe, 263; *Schüler-Springorum*, in: Hof/Kummer/Weingart/Maasen, Recht und Verhalten, 216.
[87] *Schüler-Springorum*, in: Hof/Kummer/Weingart/Maasen, Recht und Verhalten, 216.
[88] *Lewis/Weigert* Social Forces Vol. 63 (1985), 968; *Hoßfeld*, Vertrauen, 2.
[89] *Hoßfeld*, Vertrauen, 3; *Oswald*, in: Hof/Kummer/Weingart/Maasen, Recht und Verhalten, 112;
Schwegler Forum Qualitative Sozialforschung Vol. 10 (2009) No. 1; *Luhmann*, in: Hartmann/Offe,
Vertrauen, 148.

des Vertrauens nicht, steht doch nichts auf dem Spiel. Ein weiteres Merkmal von Vertrauen als Entscheidung zum Risiko ist schließlich, dass trotz der Möglichkeit eines Schadens auf *Kontrolle verzichtet* wird.[90]

Einbeziehung von Familienangehörigen als Vertrauenshandlung

Um die eingangs aufgestellte Frage zu beantworten, muss, entsprechend dem oben gewählten Ansatz danach gefragt werden, ob die Einbeziehung der Familienangehörigen durch den Betroffenen als Vertrauenshandlung zu qualifizieren ist. Wenn dies der Fall ist und der Annahme gefolgt wird, dass einer Vertrauenshandlung eine Vertrauenseinstellung zugrunde liegt, ist die eingangs aufgestellte Frage positiv beantwortet. Das setzt nach dem oben Gesagten voraus, dass die zugrunde liegende Situation durch Unsicherheit, Risiko, Kontrollverzicht und Zukunftsgerichtetheit gekennzeichnet ist.

Die Einbeziehung der Familienangehörigen erfolgt in einer Situation der *Unsicherheit*. Der Betroffene ist nicht in der Lage, alle denkbaren Entscheidungsvariablen miteinzubeziehen und so zu ermitteln, ob er mit Sicherheit einen Patientenvertreter benötigt, wer diese Aufgabe übernehmen soll und ob diese Person dann auch in seinem Interesse handeln wird. Dies gilt auch für Familienangehörige. Zwar kann der Betroffene regelmäßig davon ausgehen, dass diese in seinem Sinne handeln, letztlich sicher ist dies aber nicht. Der Betroffene kann insofern keine verlässlichen Aussagen über die *Zukunft* treffen, auf die seine Entscheidung, einen Patientenvertreter zu bestimmen, gerichtet ist. Zugleich sieht sich der Betroffene dem *Risiko* ausgesetzt, von einem ihm unbekannten Patientenvertreter vertreten zu werden, der ggf. seine Wünsche nicht oder nur unzureichend kennt. Überantwortet der Betroffene einer Person die Aufgabe des Patientenvertreters, geht damit zudem ein *Kontrollverlust* einher.

Es sind daher alle oben beschriebenen Merkmale einer Vertrauenshandlung erfüllt. Folglich kann festgestellt werden, dass die Einbeziehung der Familienangehörigen in den Entscheidungsfindungsprozess eine Vertrau-

---

[90] *Hoßfeld*, Vertrauen, 3.

enshandlung ist. Dies lässt wiederum den Rückschluss auf ein bestehendes Vertrauen zwischen den Familienmitgliedern zu.[91]

Gesetzliche Regelung und Vertrauen

Von der individuellen Ebene ist die generalisierte Ebene zu trennen. Während auf individueller Ebene danach zu fragen ist, warum der Einzelne seinen Familienangehörigen eine besondere Stellung einräumt, muss auf generalisierter Ebene danach gefragt werden, warum der Gesetzgeber dies in generalisierter Weise macht. Zu denken ist hier an die Regelung des § 1897 Abs. 5 BGB oder die des § 1901b Abs. 2 BGB.

Ein Grund hierfür ist darin zu sehen, dass Familienangehörige *regelmäßig* die beste Kenntnis von dem Betroffenen haben und diese Kenntnis im Sinne des Betroffenen einsetzen werden. Da es sich hierbei jedoch nur um eine empirische Annahme handelt, die im Einzelfall richtig oder falsch sein kann, muss noch ein weiteres Element hinzutreten, damit den Familienangehörigen durch die Gesetzgebungsorgane diese besondere Stellung eingeräumt wird. Der Gesetzgeber wird den Familienangehörigen nur dann die besondere Stellung einräumen, wenn er darauf vertraut, dass Familienangehörige besondere Kenntnis von den anderen Familienangehörigen besitzen und diese Kenntnis im Sinne des Betroffenen einsetzen. Nur weil der Gesetzgeber darauf vertraut, ist er in der Lage, über die empirische Unsicherheit hinweg den Familienangehörigen die beschriebene besondere Stellung einzuräumen. Der Gesetzgeber vertraut damit darauf, dass zwischen den Familienangehörigen eine vertrauensvolle Beziehung besteht, die sich in einer ausgeprägten Kenntnis des anderen und in einem Handeln in dessen Willen niederschlägt.

---

[91] Eine gewisse empirische Absicherung, da nur auf einen kleinen Ausschnitt der möglichen familiären Beziehungen bezogen, erfährt dieses Ergebnis durch eine Studie von *Schweer*, in welcher Jugendliche befragt wurden, wie sehr sie ihren Eltern vertrauen. Hierbei hatten 46% der Jugendlichen ein großes Vertrauen, 38% ein mäßiges Vertrauen und nur 16% ein geringes Vertrauen zu ihren Eltern (*Schweer* TuP 2000, 70).

6.8 Fazit

Der Beitrag hat gezeigt, dass dem deutschen Recht ein Verständnis von Autonomie als Recht, nicht als Fähigkeit, und zwar als Recht eines einzelnen Menschen, nicht als das eines Kollektivs, zugrunde liegt. Diese Konzeption von Autonomie ist beizubehalten. Sie entspricht dem Grundgesetz, das mit der Menschenwürde die Autonomie des einzelnen Menschen zum Fixpunkt der Rechtsordnung erklärt und sie jedem Menschen unabhängig von seinen Fähigkeiten zuweist. Tendenzen zur Einschränkung des Rechts auf Autonomie unter Verweis auf die fehlenden Fähigkeiten eines Menschen sind damit ebenso wenig zu vereinbaren wie die Verlagerung der Autonomie vom Individuum auf ein Kollektiv. Dies gilt nicht nur innerhalb der hier untersuchten Familienbeziehungen, also für das Verhältnis von Individuum und Familie, sondern erst recht für alle weiteren sozialen Beziehungen.

Anknüpfungspunkt der Patientenautonomie ist der einzelne Patient; er muss es bleiben. Die Beteiligung anderer Personen an dem Entscheidungsfindungsprozess für einen Patienten muss auf das Ziel gerichtet sein, was der betroffene Patient in dieser Situation will bzw. gewollt hätte. Die besondere rechtliche Stellung der Familienangehörigen beruht auf dem Vertrauen des Patienten bzw. des Gesetzgebers darauf, dass Familienangehörige eine besondere Kenntnis des Patienten besitzen und diese Kenntnis wegen ihrer persönlichen Beziehung im Sinne des Patienten einsetzen. Das Vertrauen steht hier im Dienst der Autonomie des Patienten. Es lässt sich damit nicht als Gegensatz der Patientenautonomie verstehen. Eine über diese ‚dienende Funktion' hinausgehende Konzeption von Vertrauen wäre weder mit der Autonomie des Patienten noch mit den verfassungs- und menschenrechtlichen Vorgaben zu vereinbaren.

Literatur

Bamberger, H. G./Roth, H.: *Kommentar zum Bürgerlichen Gesetzbuch*. München 32012. *Beck'scher Onlinekommentar zum BGB*. Bamberger, H. G./Roth, H. (Hg.). 29. Auflage, Stand: 1.11.2013.

Beck'scher Onlinekommentar zum GG. Epping, V./Hillgruber, C. (Hg.). 19. Auflage, Stand: 01.11.2013.

Bernsmann, K.: Der Umgang mit irreversiblen bewußtlosen Personen und das Strafrecht. In: *Zeitschrift für Rechtspolitik* 3 (1996), 87 ff.

Bienwald, W./Sonnenfeld, S./Hoffmann, B.: *Betreuungsrecht. Kommentar*. Bielefeld ₅2011.

Blomqvist, K.: The many faces of trust. In: *Scandinavian Journal of Management* 13 (1997), 271 ff.

Bonner Kommentar zum Grundgesetz. Band 1: Präambel bis Art. 3. Dolzer, R./Kahl, W./Waldhoff, C./Graßhof, K. (Hg.). Stand: Dezember 2012.

Bork, R./Jacoby, F./Schwab, D. (Hg.): *FamFG. Kommentar*. Bielefeld ₂2012.

Brauer, D.: *Autonomie und Familie. Behandlungsentscheidungen bei geschäfts- und einwilligungsunfähigen Volljährigen*. Berlin u.a. 2013.

Bundesärztekammer: Grundsätze der Bundesärztekammer zur ärztlichen Sterbebegleitung. In: *Deutsches Ärzteblatt* 108/7 (2011), A 346 ff.

Bundesministerium der Justiz: *Betreuungsverfahren. Zusammenstellung der Bundesergebnisse für die Jahre 1992 – 2012*, 2013. Im Internet: https://www.bundesjustiz amt.de/DE/SharedDocs/Publikationen/Justizstatistik/Betreuungsverfahren.pdf?__bl ob=publicationFile&v=4 (zuletzt abgerufen am 23.2.2014).

Burchardi, H.: Patientenverfügung und Vorsorgevollmacht bei Krankenhausaufnahme? In: K. Amelung/W. Beulke/H. Lilie/H. Rosenau/H. Rüping/G. Wolflast (Hg.): *Strafrecht, Biorecht, Rechtsphilosophie: Festschrift für Hans-Ludwig Schreiber zum 70. Geburtstag am 10. Mai 2003*. Heidelberg 2003, 615 ff.

Burchardt, M.: *Vertretung handlungsunfähiger volljähriger Patienten durch Angehörige*. Göttingen 2010.

Claus, S./Ernst, J.: Tumorpatienten – die Rolle der Angehörigen. In: *Heilberufe* 11 (2008), 23 ff.

Diederichsen, U.: Haftungsfreistellung zwischen Familienmitgliedern. In: F. Hauß/W. Freiherr Marschall von Bieberstein/F. Reichert-Facilides (Hg.): *25 Jahre Karlsruher Forum. Jubiläumsausgabe 1983. Beiträge zum Haftungs- und Versicherungsrecht*. Karlsruhe 1983.

Diekmann, A.: *Stellvertretung in Gesundheitsangelegenheiten – Modell eines dreigliedrigen Vertretungssystems*. Göttingen 2009.

Dreier, H. (Hg.): *Grundgesetz: Kommentar*. Tübingen ₂2004 ff.

Eibach, U.: *Autonomie, Menschenwürde und Lebensschutz in der Geriatrie und Psychiatrie*. Münster 2005.

Endreß, M.: Vertrauen und Vertrautheit – Phänomenologisch-anthropologische Grundlegung. In: M. Hartmann/C. Offe (Hg.): *Vertrauen. Die Grundlage des sozialen Zusammenhalts*. Frankfurt a.M. 2001, 161 ff.

Friederici, P./Kemper, R. (Hg.): *Familienverfahrensrecht. Handkommentar*. Baden-Baden 2009.

Frosch, D. L./Kaplan, R. M.: Shared Decision Making in Clinical Medicine: Past Research and Future Directions. In: *Am. J. Prev. Med.* 17/4 (1999), 285 ff.

Ganner, M.: *Selbstbestimmung im Alter. Privatautonomie für alte und pflegebedürftige Menschen in Österreich und Deutschland.* Wien 2005.

Geißendörfer, S. E.: *Die Selbstbestimmung des Entscheidungsunfähigen an den Grenzen des Rechts. Zur Debatte über „passive Sterbehilfe" durch Behandlungsverzicht, vormundschaftliches Genehmigungsverfahren, Patientenverfügungen und deren gesetzlichen Regelungsmöglichkeiten.* Berlin 2009.

Giesen, D.: Arzthaftungsrecht, Ethische und rechtliche Probleme am Ende des Lebens. In: *JuristenZeitung* 45 (1990), 929 ff.

Heidelberger Kommentar zum Betreuungs- und Unterbringungsrecht. Klie, T. (Hg.). Heidelberg, Stand: Oktober 2012.

Hoßfeld, H.: *Vertrauen – Eine Konzeptionalisierung auf Basis des rationalen Vertrauensbegriffs,* 2005. Im Internet: http://www.uni-due.de/personal/Download/EBPF5.pdf (zuletzt abgerufen am 23.2.2014).

Hufen, F.: In dubio pro dignitate. Selbstbestimmung und Grundrechtsschutz am Ende des Lebens. In: *Neue Juristische Wochenschrift* 54 (2001), 849 ff.

Idel, S. W.: *Der Familienbegriff grund- und einfachrechtlicher Normen.* Frankfurt a.M./Berlin u.a. 2005.

Jurgeleit, A. (Hg.): *Betreuungsrecht. Handkommentar.* Baden-Baden 32013.

Jürgens, A. (Hg.): *Betreuungsrecht. Kommentar zum materiellen Betreuungsrecht, zum Verfahrensrecht und zum Vormünder- und Betreuervergütungsrecht.* München 42010.

Kaiser, D./Schnitzler, K./Friederici, P. (Hg.): *Kommentar zum Bürgerlichen Gesetzbuch. Band 4. Familienrecht.* Baden-Baden 22010.

Kapp, M. B.: Health Care Decision Making by the Elderly: I Get by with a Little Help from My Family. In: *The Gerontologist* 31/5 (1991), 619 ff.

Keidel, T.: *FamFG. Kommentar.* München 172011.

Knolle, E.: *Das Haftungsprivileg der eigenüblichen Sorgfalt im Familienrecht. Weiterentwicklung der §§ 1359, 1664 BGB aufgrund der rechtlichen und sozialen Veränderungen von Ehe und Kindschaft.* Berlin 1999.

Kranich, C.: Patientenkompetenz. Was müssen Patienten wissen und können? In: *Bundesgesundheitsblatt* 47 (2004), 950 ff.

Langenfeld, A.: *Vorsorgevollmacht, Betreuungsverfügung und Patiententestament nach dem neuen Betreuungsrecht.* Konstanz 1994.

Laufs, A./Kern, B.-R.: *Handbuch des Arztrechts.* München 42010.

Laufs, A./Katzenmeier, C./Lipp, V. (Hg.): *Arztrecht.* München 62009.

Leipold, D.: *BGB I: Einführung und Allgemeiner Teil. Ein Lehrbuch mit Fällen und Kontrollfragen.* Tübingen 72013.

Leipziger Kommentar zum StGB: Großkommentar, Band 7 (112001), im Übrigen (122006 ff.). Jähnke, B./Laufhütte, H. W./Odersyk, W. (Hg.). Berlin.

Lewis, D. J./Weigert, A.: Trust as a Social Reality, In: *Social Forces* 63 (1985), 967 ff.

Lipp, V./Brauer, D.: Patientenvertreter, Betreuungsgericht und Patientenwille. In: W. Höfling (Hg.): *Das neue Patientenverfügungsgesetz in der Praxis – eine erste kritische Zwischenbilanz.* Baden-Baden 2011, 17 ff.

Lipp, V.: Erwachsenenschutz und Verfassung – Betreuung, Unterbringung und Zwangsbehandlung. In: *Zeitschrift für das gesamte Familienrecht* 60 (2013), 913 ff.

Lipp, V.: Betreuungsrecht und UN-Behindertenrechtskonvention. In: *Zeitschrift für das gesamte Familienrecht* 59 (2012), 669 ff.

Lipp, V.: Autonomie im Alter, In: P. Gödicke/H. Hamen/W. Schur/W.-D. Walker (Hg.): *Festschrift für Jan Schapp zum siebzigsten Geburtstag.* Tübingen 2010, 383 ff.

Lipp, V.: Autonomie und Fürsorge. Die Perspektive des Rechts. In: B. Olaru (Hg.): *Autonomy, Responsibility, And Health Care. Critical Reflections.* Bucharest 2008, 95 ff.

Lipp, V. (Hg.): *Handbuch der Vorsorgeverfügungen. Vorsorgevollmacht – Patientenverfügung – Betreuungsverfügung.* München 2009.

Lipp, V.: „Sterbehilfe" und Patientenverfügung. In: *Zeitschrift für das gesamte Familienrecht* 51 (2004), 317 ff.

Lipp, V.: Patientenautonomie und Sterbehilfe. In: *Betreuungsrechtliche Praxis* 10 (2002), 47 ff.

Lipp, V.: *Freiheit und Fürsorge: Der Mensch als Rechtsperson. Zu Funktion und Stellung der rechtlichen Betreuung im Privatrecht.* Tübingen 2000.

Lipp, V.: Selbstbestimmung am Lebensende. In: J. Wolter/E. Riedel/J. Taupitz (Hg.): *Einwirkungen der Grundrechte auf das Zivilrecht, Öffentliche Recht und Strafrecht. Mannheimer Fakultätstagung über 50 Jahre Grundgesetz.* Heidelberg 1999, 75 ff.

Luhmann, N.: Vertrautheit, Zuversicht, Vertrauen: Probleme und Alternativen. In: M. Hartmann/C. Offe (Hg.): *Vertrauen. Die Grundlage des sozialen Zusammenhalts.* Frankfurt a.M. 2001, 144 ff.

Luhmann, N.: *Vertrauen. Ein Mechanismus der Reduktion sozialer Komplexität.* Stuttgart 42009. Nachdr.

Müller, G./Renner, T.: *Betreuungsrecht und Vorsorgeverfügungen in der Praxis.* Münster 32011.

Müller-Freienfels, W.: Privatvorsorge und Staatsfürsorge im Altenrecht. In: P. Forstmoser/A. Heini/H. Giger/W. P. Schluep (Hg.): *Festschrift für Max Keller zum 65. Geburtstag. Beiträge zum Familien- und Vormundschaftsrecht, Schuldrecht, internationalen Privatrecht, Verfahrens-, Banken-, Gesellschafts-, und Unternehmensrecht, zur Rechtsgeschichte und zum Steuerrecht.* Zürich 1989, 35 ff.

Müller-Freienfels, W.: *Die Vertretung beim Rechtsgeschäft.* Tübingen 1955.

von Münch, I./Kunig, P. (Hg.): *Grundgesetz. Kommentar.* Band 1: Präambel, Art. 1 – 69 GG. München 62012.

Münchener Kommentar zum Bürgerlichen Gesetzbuch: Rebmann, K./Säcker, F.-J./Rixecker, R. (Hg.). Band 4, 5, 7-9. München 62007 f.

Nationaler Ethikrat: *Selbstbestimmung und Fürsorge am Lebensende.* Stellungnahme. Berlin 2006.

Neuberger, O.: Vertrauen vertrauen? Misstrauen als Sozialkapital. In: K. Götz (Hg.): *Vertrauen in Organisationen.* München u.a. 2006, 11 ff.

Oswald, M. E.: Vertrauen – eine Analyse aus psychologischer Sicht. In: H. Hof/H. Kummer/P. Weingart in Zusammenarbeit mit S. Maasen (Hg.): *Recht und Verhalten. Verhaltensgrundlagen des Rechts – zum Bespiel Vertrauen.* Baden-Baden 1994, 111 ff.

Palandt. *Bürgerliches Gesetzbuch:* O. Palandt (Begr.). München 732014.

Petermann, F.: *Psychologie des Vertrauens.* Göttingen 31996.

Prütting, H./Helms, T. (Hg.): *FamFG. Kommentar.* Köln 32014.

Prütting, H./Wegen, G./Weinreich, G. (Hg.): *BGB. Kommentar.* Köln 82013.

Ratzel, R./Luxenburger, B. (Hg.): *Handbuch Medizinrecht.* Bonn 22011.

Sauer, U.: Die Gestaltung des Innenverhältnisses von General- und Vorsorgevollmachten. In: *Rheinische Notar-Zeitschrift* 3 (2009), 79 ff.

Schlenker, B. R./Helm, B./Tedeschi, J. T.: The effects of personality and situational variables on behavioral trust. In: *Journal of Personality and Social Psychology* 25 (1973), 419 ff.

Schmidt-Aßmann, E./Dimitropoulos, G.: Vertrauen in und durch Recht. Überlegungen zum Verhältnis von Vertrauen und Recht als Beitrag zu einer Phänomenologie des Vertrauens. In: M. Weingardt (Hg.): *Vertrauen in der Krise. Zugänge verschiedener Wissenschaften.* Baden-Baden 2011, 129 ff.

Schröder, B.: *Das Recht auf ein menschenwürdiges Sterben. Überlegungen zu Voraussetzungen und Grenzen der Sterbehilfe.* Berlin 2003.

Schüler-Springorum, H.: Kriminalprognose und Vertrauen. In: H. Hof/H. Kummer/P. Weingart in Zusammenarbeit mit S. Maasen (Hg.): *Recht und Verhalten. Verhaltensgrundlagen des Rechts – zum Bespiel Vertrauen.* Baden-Baden 1994, 215 ff.

Schweer, M. K.: Vertrauen in der Familie – Grundlage und Ziel sozialpädagogischer Arbeit. In: *TuP* 51 (2000), 69 ff.

Schwegler, U.: Herausforderungen der Vertrauensforschung in interkulturellen Kooperationsbeziehungen. In: *Forum Qualitative Sozialforschung* 10/1 (2009) Im Internet: http://www.qualitative-research.net/index.php/fqs/article/view/1243/2690 (zuletzt abgerufen am 23.2.2014).

Schweitzer, S./van Oorschot, B./Köhler, N./Leppert, K./Steinbach, K./Hausmann, C./Anselm, R.: Der Patient und seine Familie. Einstellungen und Mitsprachemöglichkeiten von Angehörigen palliativ behandelter Tumorpatienten. In: *Psychotherapie, Psychosomatik, Medizinische Psychologie* 55/6 (2005), 298 ff.

Simmel, G.: *Soziologie. Untersuchungen über die Formen der Vergesellschaftung.* Berlin 51968.

Soergel. Bürgerliches Gesetzbuch mit Einführungsgesetz und Nebengesetzen. Kommentar. Hans Theodor Soergel (Begr.), neu herausgegeben von W. Siebert und Jürgen F. Bauer u. a. Stuttgart ₁₃2000 ff.

Sonnenfeld, S.: Anmerkung zum Beschluss des BGH v. 07.07.2011 (XII. Zivilsenat). In: *Zeitschrift für das gesamte Familienrecht* 58 (2011), 1392 f.

Späth, J. F.: *Interpersonelles Vertrauen in Organisationen. Eine empirische Untersuchung der Einflussfaktoren und Verhaltenswirkungen.* Frankfurt a.M. 2008.

Spickhoff, A. (Hg.): *Medizinrecht.* München 2011.

Spickhoff, A.: Rechtssicherheit kraft Gesetzes durch sog. Patientenverfügungen? – Zum Dritten Gesetz zur Änderung des Betreuungsrechts. In: *Zeitschrift für das gesamte Familienrecht* 56 (2009), 1949 ff.

Spickhoff, A.: Autonomie und Heteronomie im Alter. In: *Archiv für die civilistische Praxis* 208 (2008), 345 ff.

Staudingers Kommentar zum Bürgerlichen Gesetzbuch mit Einführungsgesetz und Nebengesetzen: J. von Staudinger (Begr.), Buch 1: §§ 139-163, Buch 4: §§ 1353-1362, Buch 4: §§ 1896-1921. Neuberarb. Berlin 2010-2013.

Stutz, U.: Besprechung von: Dominikus Lindner, Die Lehre vom Privileg nach Gratian und den Glossatoren des Corpus iuris canonici. In: *Zeitschrift der Savigny-Stiftung für Rechtsgeschichte. Kanonistische Abteilung* 39 (1918), 253 ff.

Thiele, W.: Die Zustimmungen in der Lehre vom Rechtsgeschäft. Köln u.a. 1966.

Verrel, T./Simon, A.: *Patientenverfügungen. Rechtliche und ethische Aspekte.* Freiburg i.B. 2010.

Vetter, P.: *Selbstbestimmung am Lebensende. Patientenverfügung und Vorsorgevollmacht.* Stuttgart u.a. ₂2009.

Vitzthum, W. G.: Die Menschenwürde als Verfassungsbegriff. In: *JuristenZeitung* 40 (1985), 201 ff.

Walter, U.: *Die Vorsorgevollmacht, Grundprobleme eines Rechtsinstituts unter besonderer Berücksichtigung der Frage nach Vorsorge im personalen Bereich.* Bielefeld 1997.

Weilert, K.: Vertrauen ist gut. Ist Recht besser? Zum Zusammenspiel von Vertrauen und Recht. In: M. Weingardt (Hg.): *Vertrauen in der Krise. Zugänge verschiedener Wissenschaften.* Baden-Baden 2011, 105 ff.

Weilert, K.: Das paradoxe Vertrauen in den Staat und seine Institutionen. In: *Humboldt Forum Recht* 15 (2010), 207 ff.

Wiegand, W.: Rechtsschein und Vertrauen. In: H. Hof/H. Kummer/P. Weingart (Hg.): *Recht und Verhalten. Verhaltensgrundlagen des Rechts – zum Bespiel Vertrauen.* Baden-Baden 1994, 183 ff.

Gunnar Duttge / Derya Er / Eike Sven Fischer

7. Vertrauen durch Recht?

7.1 Thematische Einführung

Es zählt schon seit langem zum medizinrechtlichen Selbstverständnis, dass das Arzt-Patienten-Verhältnis „weit mehr ist als eine juristische Vertragsbeziehung"[1]. Die Besonderheit dieser Sozialbeziehung wird dabei ganz wesentlich in der Unverzichtbarkeit eines spezifischen wechselseitigen „Vertrauens" gesehen, „weil dieses die Chancen der Heilung vergrößert und damit – im Ganzen gesehen – der Aufrechterhaltung einer leistungsfähigen Gesundheitsfürsorge dient"[2]. Das auf diese Weise in Bezug genommene Vertrauensphänomen soll wiederum „in starkem Maße in der menschlichen Beziehung wurzeln, in die der Arzt zu dem Kranken tritt"[3]. Die (vor allem ältere) medizinrechtliche Literatur idealisiert diesen Gedanken teilweise dahin, dass sich in der ärztlichen Tätigkeit das „Gebot der Nächstenliebe" manifestiere;[4] andere sprechen bis heute vom „therapeutischen Arbeitsbündnis"[5] oder von der „therapeutischen Partnerschaft"[6], in die sich beide Seiten weit mehr als bei jeder anderen Sozialbeziehung „mit ihrer ganzen Persönlichkeit" einbringen: Denn „hier geht es ja nicht allein um wirtschaftliche Leistungen und um

---

[1] BVerfGE 52, 131, 169 f. = NJW 1979, 1925, 1930 unter Berufung auf *Eberhard Schmidt*, in: Ponsold (Hrsg.), Lehrbuch der gerichtlichen Medizin, 2. Aufl. 1957, 2.

[2] BVerfGE 32, 373, 380= NJW 1972, 1123, 1124.

[3] BGHZ 29, 46, 53 = NJW 1959, 811, 813.

[4] *Kern*, in: Laufs/Kern /Hrsg.), Handbuch des Arztrechts, 4. Aufl. 2010, § 38 Rn 7 unter Verweis auf *Küchenhoff*, ArztR 1967, 179 ff.; siehe auch LG Mainz NJW 2001, 906: „gemeinsames Werk christlicher Nächstenliebe".

[5] *Dickhaut/Luban/Plozza*, in: Eser/v. Lutterotti/Sporken, Lexikon Medizin – Ethik – Recht, 1992, Spalte 127.

[6] *Peintinger*, Therapeutische Partnerschaft. Aufklärung zwischen Patientenautonomie und ärztlicher Selbstbestimmung, 2003.

den sozialen Status des Patienten, sondern um die gesamte durch Krankheit und Tod bedrohte Existenz"[7].

Im Zuge der immer weiter fortgeschrittenen Professionalisierung der Gesundheitsversorgung wählt der Patient aber nur noch selten den „Arzt seines Vertrauens" und kann selbst dann nicht mehr damit rechnen, dass sein Schicksal etwa bei ernsthafter Erkrankung ausschließlich in den Händen jener Person(en) liegt, die ihm aufgrund persönlicher Verbundenheit vertraut ist (sind). Vielmehr hat um der größtmöglichen Qualitäts- und Effizienzsteigerung willen in den vergangenen Jahrzehnten eine „Anonymisierung"[8] medizinischen Handelns infolge einer weitreichenden Technisierung und Spezialisierung der medizinischen Versorgung in die verschiedensten Fachdisziplinen, fachspezifischen Einrichtungen und ärztlichen wie nichtärztlichen Berufsrollenträger stattgefunden, deren wohlgeordnetes Zusammenwirken im Rahmen des einzelnen Behandlungsfalles immer größere Anstrengungen der Administration und Kontrolle mit sich bringt. Damit hat sich aus der Perspektive des Patienten zugleich der Bezugsgegenstand seines „Vertrauens" von Grund auf verändert: Es ist jetzt nicht mehr (allein) die individuelle Arztperson, sondern die Funktionalität der jeweiligen Organisationseinheit mitsamt der hierin etablierten Abläufe und Kommunikationen zwischen hochprofessionellen Rollenträgern unter Nutzung hochmoderner Apparaturen und erprobter Behandlungsstrategien, die dem einzelnen Patienten eine Zuversicht bieten (sollen), dass „alles gut gehen" werde. Ein dies voraussetzendes optimales Zusammenwirken der (jedenfalls für den Patienten nicht überschaubaren) Vielzahl von involvierten „Playern" ist jedoch wegen der Komplexität der Organisationsstrukturen nicht mehr durch das Gesamt des jeweils individuellen Bemühens verlässlich erreichbar, so dass es für den einzelnen Akteur in seiner jeweils begrenzten Sichtweite objektiver „Fixpunkte" bedarf, die dem eigenen Verhalten in Bezug auf seine „Richtigkeit" die nötige Orientierung verschaffen. Der normativen Funktion[9] des (Gesetzes-)Rechts kommt dabei allem Anschein nach eine mittlerweile her-

---

[7] *Hollmann*, ArztR 1977, 69 f.

[8] Zu diesem Aspekt näher *Wieland*, Strukturwandel der Medizin und ärztliche Ethik, 1986, 58 ff.

[9] Zum Verständnis von Normen im Sinne eines „normgenerierten (sanktionsbewehrten) Müssens" eingehend *Stemmer*, Normativität. Eine ontologische Untersuchung, 2008.

ausragende Bedeutung zu, wie zuletzt etwa die Reaktionen auf den sog. „Organspende-Skandal" verdeutlichen. Denn die große Mehrzahl der vorgeschlagenen bzw. bereits vollzogenen Maßnahmen zur Wiederherstellung des verlorengegangenen Vertrauens in die Transplantationsmedizin kreisen augenfällig um mehr oder minder weit reichende Veränderungen des rechtlichen Rahmens.[10]

Dass ärztliches wie nicht-ärztliches, tradiertes wie modernes Medizinalhandeln nicht in einem „rechtsfreien Raum" stattfinden darf, weil regelmäßig Rechte der Patienten[11] betroffen und in ihrem Geltungsanspruch u.U. gefährdet sind (insbesondere das Recht auf Leben und körperliche Unversehrtheit, das informationelle Selbstbestimmungsrecht bzgl. der persönlichen Daten und das Recht auf chancengleichen Zugang zu den Gesundheitsleistungen), hat im 20. Jahrhundert zu einer immer weiter expandierenden „Verrechtlichung der Medizin" im Banner des Patientenschutzes geführt. Die fein ausdifferenzierte Rechtsprechung zur ärztlichen Aufklärungs- und Dokumentationspflicht,[12] die zuerst richterrechtliche[13] und sodann gesetzesförmliche Anerkennung der Patientenverfügung zwecks Bewahrung der „Patientenautonomie" auch im Zustand der Einwilligungsfähigkeit (vgl. § 1901a Abs. 1 BGB) oder die zahlreichen verfahrensrechtlichen Regularien zur Durchführung klinischer Forschungsstudien am Menschen (z.B. §§ 40 ff. AMG i.V.m. GCP-VO) sind nur die bekanntesten Beispiele dafür, dass dem Recht schon seit Jahrzehnten eine Schutz- und Grenzsicherungsfunktion gegenüber ungerechtfertigten Einwirkungen auf den Patienten zugeschrieben wird. Vor diesem Hintergrund ist die generelle Notwendigkeit einer rechtlichen Regulierung der Medizin weithin unbestritten,[14] und dies im 21. Jahrhundert um so mehr angesichts des zu beobachtenden „Paradigmenwechsels" hin zu einer „postmodernen Medizin", die sich insbesondere mit

---

[10] Vgl. BT-Drucks. 17/13897; 17/12225; 17/11308; 17/14200.

[11] Der Patientenbegriff wird hier in einem umfassenden Sinne verstanden, unter Einschluss auch von Probanden und Beratungswilligen (z.B. im Rahmen einer genetischen Beratung, auch als „Klienten" bezeichnet).

[12] Zur höchstrichterlichen Rechtsprechung vor Inkrafttreten des Patientenrechtegesetzes 2013 siehe statt vieler nur *Deutsch/Spickhoff*, Medizinrecht, 6. Aufl. 2008, Rn 266 ff., 605 ff.

[13] Erstmals in BGHSt 40, 257 ff.; sodann vor allem BGHZ 154, 205 ff.

[14] Siehe dazu eingehend *Schreiber*, Notwendigkeit und Grenzen rechtlicher Kontrolle der Medizin, 1984.

einer zunehmenden Mächtigkeit patientenferner Interessen (vor allem der Gewinnerzielung aller im Gesundheitswesen agierenden Protagonisten sowie den Wirtschaftlichkeitsinteressen der Solidargemeinschaft) verbindet.[15]

In der jüngeren Vergangenheit wird jedoch zunehmend eine neuartige Funktion des Medizinrechts sichtbar: Es soll nicht mehr allein dazu dienen, bestimmten (insbesondere Patienten-)Rechten zur Wirksamkeit zu verhelfen, sondern primär oder doch jedenfalls wesentlich auch allseitiges „Vertrauen" schaffen bzw. stärken, d.h. ebenso Ärzten und dem Pflegepersonal zugute kommen. So ist etwa die gesetzliche Verankerung der Patientenverfügung[16] vom Gesetzgeber zwar selbstredend auch unter Verweis auf das Selbstbestimmungsrecht der Patienten, darüber hinaus aber – gleichsam mit gesamtgesellschaftlicher Zielrichtung – ausdrücklich unter Bezugnahme auf das „Vertrauensverhältnis zwischen Arzt und Patienten" gerechtfertigt worden,[17] in welchem für beide Seiten „im Sterben Klarheit herrsche[n müsse], was geboten und was verboten ist"[18]. In derselben Weise reklamiert das Patientenrechtegesetz[19] für sich eine „Fortentwicklung des zwischen dem Behandelnden und dem Patienten bestehenden Vertrauensverhältnisses"[20]: Der „dem Gesetz insgesamt zugrunde liegende Partnerschaftsgedanke zwischen dem Behandelnden und dem Patienten"[21] verlange insbesondere nach „Transparenz und Rechtssicherheit" bzgl. der wechselseitig bestehenden Rechte und Pflichten, die durch eine gesetzliche Kodifikation weit mehr als durch Richterrecht herzustellen seien.[22] Geradezu programmatisch liest sich hierzu die Begründung des Regierungsentwurfs: „Die Behandlung sowie das vertrauensvolle Miteinander von Patientinnen und Patienten und Behandelnden stehen an erster Stelle"[23]. Und die zuletzt in Reaktion auf die Manipulationen innerhalb der Transplantationsmedizin kurzfristig beschlossenen

---

[15] Im Überblick *Laufs*, in: Kern/Laufs (Fn 4), § 1 Rn 1 ff. m.w.N.
[16] Durch das 3. Betreuungsrechtsänderungsgesetz vom 29.7.2009 (BGBl. I 2009, 2286).
[17] BT-Drucks. 16/8442, 7.
[18] BT-Drucks. 16/11360 (Entwurf *Bosbach*), 10.
[19] Gesetz zur Verbesserung der Rechte von Patientinnen und Patienten vom 20.2.2013 (BGBl. I 2013, 277).
[20] BT-Drucks. 17/10488, 21.
[21] Ebd.
[22] BT-Drucks. 17/10488, 1 und 9.
[23] BT-Drucks. 17/10488, 9.

neuen Vorschriften (insbesondere das ausdrückliche Datenmanipulations-verbot mit strafrechtlicher Sanktionierung, §§ 10 Abs. 3, 19 Abs. 2a TPG n.F.)[24] sollen erklärtermaßen ebenfalls „das Vertrauen in die Organspende und in die Organtransplantation wieder herstellen"[25].

Bemerkenswert hieran ist: In der Vergangenheit wurde die Notwendigkeit einer rechtlichen Regulierung der Medizin noch stets mit dem Zusatz verknüpft, dass sich diese aber auf die „elementaren Rechte und Pflichten" und die wesentlichen „Grenzkontrollen" zu beschränken habe[26] und nicht „zu einer vollständigen juristischen Organisation des Arzt-Patienten-Verhält-nisses führen" dürfe,[27] weil ansonsten die Vertrauensbasis in Richtung einer nur noch auf die eigenen forensischen Gefahren blickenden „Defensivmedi-zin"[28] beschädigt werde. Ärztliches Handeln stand danach also zwangsläufig in einem Spannungsfeld zwischen zwei Antagonismen, d.h. in concreto „zwi-schen Paragraphen und Vertrauen", wie ein bekannter Band von *Franz-Xaver Kaufmann* treffend titelte.[29] Offensichtlich hat dieses Verständnis je-doch inzwischen eine deutlich andere Akzentuierung erfahren, indem heute gerade umgekehrt vielfach von einer Vertrauensförderung oder -stärkung durch das Recht ausgegangen wird. Dies muss angesichts der verbreiteten Sorge vor einer „Überregulierung" zumindest überraschen und verlangt nach einer vertieften Analyse sowohl des dabei zugrunde gelegten Vertrauensbe-griffes als auch der mit der neuen Sicht in Anspruch genommenen Wirkme-chanismen. Die zentrale Frage lautet dabei: Inwieweit ist es eine realistische Erwartung, dass das (Medizin-)Recht die ihm angesonnene Aufgabe der Vertrauensstabilisierung oder -förderung überhaupt zu erfüllen vermag – und gibt es dann nicht vielleicht auch die Perspektive einer vertrauensschä-digenden oder gar -zerstörenden Dimension des Rechts?

---

[24] Durch Gesetz v. 15.07.2013 (BGBl. I, 2423, 2429), vgl. auch BT-Drucks. 17/13947, 21, 25.

[25] Bundesgesundheitsminister *Bahr*, in: Plenarprotokoll 17/247 v. 14.06.2013, 31702D.; auch der jüngst vorgelegte Referentenentwurf eines „Gesetzes zur Bekämpfung von Korruption im Gesund-heitswesen" will das „Vertrauen in die Integrität heilberuflicher Entscheidungen" stärken.

[26] *Schreiber* (Fn 14).

[27] *Kern*, in: Kern/Laufs (Fn 4), § 38 Rn 7 a.E.

[28] Statt vieler nur *Burchardi* et al., in: dies. (Hrsg.), Die Intensivmedizin, 10. Aufl. 2008, 10; *Laufs*, MedR 1986, 163; *Lown*, Die verlorene Kunst des Heilens. Anleitung zum Umdenken, 11. Aufl. 2012 (engl. Originalausgabe 1996), 177.

[29] *F.-X. Kaufmann* (Hrsg.), Ärztliches Handeln zwischen Paragraphen und Vertrauen, 1984.

7.2 Vertrauensbegriff

Die soziologische Forschung hat das Phänomen des Vertrauens bekanntlich erst spät entdeckt: Noch bis in die 1990er Jahre galt es allgemein als randständiges Thema,[30] die Fundamentalstudie *Niklas Luhmanns* einmal ausgenommen.[31] Inzwischen kann jedoch – nach seiner „Wiederentdeckung"[32] – auf eine wesentlich breitere Basis zurückgegriffen werden, die allerdings bislang allenfalls ansatzweise den hiesigen Bezugsgegenstand der Medizin in den Blick genommen hat.[33] Im Ausgangspunkt dürfte jedoch hier wie auch sonst Gültigkeit beanspruchen, dass das existentielle Grundproblem, auf welches der Einzelne mit „Vertrauen" reagiert, seine Unsicherheit in Bezug auf künftige Ereignisse etwa mit Blick auf das Verhalten anderer Menschen oder der Folgen eigenen Handelns aufgrund eines Defizits an Informationen und Antizipierbarkeit des Kommenden ist: Es liegt also darin, „dass die Zukunft sehr viel mehr Möglichkeiten enthält, als in der Gegenwart aktualisiert [...] werden können"; die „Zukunft überfordert das Vergegenwärtigkeitspotential des Menschen, und doch muss der Mensch in der Gegenwart mit einer solchen, stets überkomplexen Zukunft leben"[34]. Zu deren Bewältigung versucht der Vertrauende aber gerade nicht, die Unsicherheiten durch Gewinnen zusätzlicher Informationen zu beseitigen. Es findet vielmehr eine „Antizipation des Günstigen"[35] statt, sei es durch Rückgriff auf vorgängige (positive) Erfahrungen etwa mit dem Kooperationspartner, mit der betreffenden (oder ähnlichen) Situation oder der jeweiligen Institution,[36] sei es durch Annahmen, die sich nicht auf reflektiertes Wägen rationaler Gründe zurückführen lassen. In diesem Licht ist Vertrauen daher ein „spezifischer Modus der Handlungskoordinierung"[37], bei dem sich der Vertrauende auf

---

[30] Vgl. etwa *Gambetta*, Trust. Making and Breaking Cooperative Relations, 1988, Forword, VII ff.

[31] Die Erstausgabe erschien bereits 1968.

[32] *Funder*, ÖZSoz 24 (1999), 76 ff.

[33] Zum bisherigen Forschungsstand siehe den konzisen Überblick von *Steinfath* in diesem Band.

[34] *Luhmann*, Vertrauen. Ein Mechanismus der Reduktion sozialer Komplexität, 4. Aufl. 2000 (Nachdruck 2009), 14.

[35] *Schüler-Springorum*, in: Hof/Kummer/Weingart/Maasen (Hrsg.), Recht und Verhalten. Verhaltensgrundlagen des Rechts – zum Beispiel Vertrauen, 1994, 215, 216.

[36] *Hof*, in: Hof/Krummer/Weingart/Maasen (Fn 35), 267.

[37] *Funder*, ÖZSoz 24 (1999), 76.

der Basis einer Zukunftshypothese[38] unter bewusstem Eingehen von Risiken
– also in einem „mittleren Zustand zwischen Wissen und Nichtwissen"[39] –
dennoch „festlegt"[40]. Und warum tut er das überhaupt? Ein solcherart bewusster vertrauensbasierter Informationsverzicht eröffnet sozialpsycholo-
gisch erst oder neue Handlungsmöglichkeiten, indem die überbordende
Komplexität der lebensweltlichen Situation auf ein fassbares Maß reduziert
und dadurch jene Hemmschwelle, die dem eigenen Entscheiden und Handeln entgegensteht, überwindbar wird. In pointierter Formulierung: „Wer im
Zweifelsfall vertraut, kann zwar Enttäuschungen erleben [...]; wer im Zweifelsfall misstraut, erlebt [...] keine Enttäuschungen, aber er erlebt weniger"[41].

Es dürfte weiterhin ganz unbestritten sein, dass innerhalb der sozialen
Welt (also unter Ausschluss des Selbst- wie des sog. Gottvertrauens) ein Vertrauen in Bezug auf das Verhalten eines konkreten anderen Menschen jedenfalls den ursprünglichen – nach anderer Auffassung allerdings auch den einzigen – Modus des Vertrauens darstellt: „Man vertraut dem Bekannten, misstraut [jedoch] dem Fremden", weil man sich über dessen Handlungsge-
wohnheiten, Verhaltensnormen und Werte nicht im Klaren ist, weil man ihn
nicht in ein „Netz gegenseitiger Verpflichtungen eingebunden" sieht.[42] Vertrauen in Bezug auf ein konkretes Individuum, also das sog. „personale" bzw.
„interpersonale" Vertrauen – speist sich letztlich aus der generalisierten Erwartung, „...dass der andere seine Freiheit, das unheimliche Potential seiner
Handlungsmöglichkeiten, im Sinne seiner Persönlichkeit handhaben wird
[...], die er als die seine dargestellt und sozial sichtbar gemacht hat"[43]. Vo-

---

[38] *Schaal*, Vertrauen, Verfassung und Demokratie, 2004, 25; *Simmel*, Soziologie, 1992, 393.
[39] Zuerst *Simmel*, Soziologie. Untersuchungen über die Formen der Vergesellschaftung, 6. Aufl. 1983, 263; zustimmend *Antfang/Urban*, „Vertrauen" – soziologisch betrachtet, 1994, 6; *Voswinkel*, in: Mönnich/Bartsch (Hrsg.), Glaubwürdigkeit kommunizieren, 1997/98, 2, 3.
[40] Siehe *Funder*, ÖZSoz 24 (1999), 76, 93 m. Fn 13: „Festlegungsstrategie in Situationen, die durch Informationsdefizite bestimmt sind".
[41] *Strasser/Voswinkel*, in: Schweer (Hrsg.), Interpersonales Vertrauen: Theorien und empirische Befunde, 1997, 217, 233.
[42] *Voswinkel* (Fn 39), 5; s.a. *Giddens*, Konsequenzen der Moderne, 1995, 128: „lokal bedingtes Vertrauen".
[43] *Luhmann* (Fn 34), 48; siehe auch *Duttge*, in: Höver/Baranzke/Schaeffer (Hrsg.), Sterbebegleitung: Vertrauenssache. Herausforderungen einer person- und bedürfnisorientierten Begleitung am Lebensende, 143, 147.

raussetzung hierfür ist daher ein Mindestmaß an „Vertrautheit" eben dieser
ganz konkreten Person, die es auf der Basis einer angenommenen Verhal-
tenskontinuität und -konsistenz wahrscheinlich macht – und bei fortlaufend
positiven Erfahrungen um so wahrscheinlicher[44] –, dass auch in der fraglichen, aktuellen Lebenssituation wiederum mit derselben Aktion oder Reaktion des Gegenübers gerechnet werden darf.

Moderne, in hohem Maße ausdifferenzierte und infolgedessen arbeitsteilig
funktionierende Gesellschaften sind jedoch darauf angewiesen, dass man
auch Fremden vertrauen kann, zu denen man keinerlei persönliches Band
geknüpft hat: Schließlich ist in einer hochkomplexen Gesellschaft voller Ex-
pertensysteme der zeitaufwändige Weg der Gewinnung von Vertrauen in
Einzelpersonen allenfalls sehr eingeschränkt und meist nur mühsam, unter
partiellem Verzicht auf andere Handlungsoptionen realisierbar.[45] Personales
Vertrauen gerät hier erkennbar an seine Grenzen.[46] Wenn es aber so liegt,
dass sich das Funktionieren der modernen Sozialordnung nicht in Relationen
der interpersonalen Vertrautheit erschöpft, so muss es andere, nicht über das
Persönliche geleitete Formen der Vertrauensbildung geben; wenn die zeitliche, räumliche und soziale Ausweitung von Interaktionen und Interdependenzen die Grenzen der persönlichen Vertrautheit sprengt, muss das Vertrauen erweitert werden: Es wandelt sich „in ein Systemvertrauen neuer
Art"[47], das nicht mehr einer konkreten Person, sondern einer etablierten
Sozialstruktur gilt, die durch nichts anderes als gerade durch das ihr inhärente Funktionieren Erwartungssicherheit verspricht: Das Geschäft, das mit
„Bäckerei" gekennzeichnet ist, bietet eben aller Erfahrung nach Brot und
Brötchen zum Verkauf an, die Kfz-Werkstatt die Reparatur von Kraftfahr-
zeugen und die Arztpraxis Hilfe bei gesundheitlichen Beschwerden. Haben
sich diese Verlaufsschemata, die in mancherlei Details durchaus schleichenden Veränderungen zugänglich sind, innerhalb einer verbandsmäßigen Or-

---

[44] Von „Gewissheit" sollte allerdings (so freilich *Kilian*, ZRP 2005, 210) selbst bei noch so großem
Wissen über den Gegenüber nicht gesprochen werden, weil es eine solche in Bezug auf künftiges
Verhalten niemals geben kann.
[45] *Kilian*, ZRP 2005, 210.
[46] *Boehme-Neßler*, MMR 2009, 440.
[47] *Luhmann* (Fn 34), 23.

ganisation[48] (wie z.B. eines Krankenhauses) verfestigt, so kann man auch von „institutionellem Vertrauen" sprechen. Dazu bedarf es allerdings einer als solche identifizierbaren „Institution", innerhalb deren sich jene Kontrollinstanz institutionalisiert findet, welche die Einhaltung und Durchsetzung der vorgegebenen Abläufe garantiert.[49] Nicht immer ist jedoch eine solcherart „Institution" erkennbar, so dass der begrifflichen Klarheit wegen das „institutionelle Vertrauen" besser als bloße Sonderform des „Systemvertrauens" (als Oberbegriff) verstanden werden sollte.[50] Diese Art des – personenunabhängigen und daher generalisierten – Vertrauens in eine kontextspezifische Sicherheit der Lebensführung greift auf „laufend sich bestätigende Erfahrungen" zurück und wird dadurch gleichsam „von selbst aufgebaut"[51]: „Vertrauen geht stufenlos über in Kontinuitätserwartungen, die ohne Reflexion wie feste Gleitschienen dem täglichen Erleben zugrunde gelegt werden"[52].

Ein solcherart „Systemvertrauen" hebt sich daher in mancherlei Hinsicht vom personalen Vertrauen ab, und zwar sowohl auf Seiten des Vertrauensgebers als auch auf Seiten des Bezugsobjekts: In erstgenannter Hinsicht bedarf es keiner spezifischen Emotion, etwa eines „Gefühls der Verbundenheit"[53], ebenso wenig wie es in letztgenannter Hinsicht auf Motive, Absichten etc.[54] ankommen kann. Dies mögen vielleicht Kennzeichen oder wenigstens typische Begleiterscheinungen einer interpersonalen Vertrautheit sein, haben jedoch in einer Konzeption der „Einpassung" in personenübergreifende Sozialstrukturen keinen Standort. Weil sich hier also die psychologische Haltung des Vertrauenden in einem „Sich-verlassen-auf" erschöpft, sehen manche die Grenzen des Vertrauensbegriffs als überschritten an. Dieser Dissens

---

[48] Zu diesem „technologischen Institutionenbegriff" näher *Röhl*, Allgemeine Rechtslehre, 3. Aufl. 2008, § 50 II.

[49] *Zintl*, in: Schmalz-Bruns/Zintl (Hrsg.), Politisches Vertrauen, 2002, 176.

[50] Anders *Steinfath* in diesem Band, der folgerichtig mit einem „weit gefassten Institutionenbegriff" arbeiten will, der aber ebenso wenig zwingend ist wie jener ebenfalls weit gefasste, Personen einbeziehende Systembegriff *Luhmanns* (von dem sich *Steinfath* gerade absetzen will).

[51] *Luhmann* (Fn 34), 25.

[52] *Luhmann*, ebd.; *Schmidtchen* (in: Hof u.a. [Fn 35], 129, 131) bezeichnet diese Art des Vertrauens deshalb als „hyperrational".

[53] So aber *Lahno*, Der Begriff des Vertrauens, Paderborn 2002, 209.

[54] Z.B. bzgl. des „Wohlwollens" der Vertrauensperson, siehe *Baier*, in: Ethics Vol. 96 (1986), 231 ff.

im Begrifflichen ändert jedoch nichts an den Sachgegebenheiten, dass etwa die Inanspruchnahme ärztlicher Tätigkeit natürlich auch beim allerersten Kontakt ohne jedwede persönliche Verbundenheit auf Patientenseite all jene Erwartungen in sich trägt, die „man" allgemein an eine solche Kontaktaufnahme hegen darf: dass ein Arzt mit der erforderlichen Qualifikation nach dem jeweils aktuellen Stand der einschlägigen medizinischen Fachdisziplin („Facharztstandard") diagnostiziert und ggf. entsprechende Therapieoptionen vorschlägt, und dies unter Beachtung sowohl des Selbstbestimmungsrechts des Patienten als auch der informationsbezogenen Vertraulichkeit. Umgekehrt wird ein Arzt selbst bei größter Vertrautheit niemals nur als individuelle Person („Freund", „Nachbar"), sondern stets auch als Berufsrollenträger innerhalb des sozialen Systems „ärztliche Versorgung" wahrgenommen, sofern nicht der soziale Kontext eindeutig dieser Rolle fern liegt (z.B. anlässlich einer Begegnung beim Einkauf).[55] Vertrauen ist also stets in konkrete soziale Kontexte eingebettet.

Daraus folgt nahtlos, dass personales und Systemvertrauen zwar einerseits grundsätzlich unterschieden werden müssen, aber andererseits nicht gänzlich voneinander geschieden, sondern regelmäßig miteinander verschränkt sind. So macht es einerseits natürlich einen wesentlichen Unterschied, ob sich das Vertrauen auf die Fähigkeiten, Kenntnisse, Vertrauenswürdigkeit etc. eines ganz bestimmten Arztes bezieht oder aber auf die „abstrakte Person"[56] eines Facharztes für Kardiologie etc. In letzterem Fall darf all dasjenige erwartet werden, was die soziale Welt generaliter einem solchen Berufsrollenträger zuschreibt. Diese Erwartung kann jedoch mit Blick auf die konkrete Arztperson um zusätzliche Aspekte erweitert werden, etwa dass dieser Arzt X auch zu unüblichen Zeiten noch Untersuchungstermine wahrnimmt oder ganz besonders einfühlsam mit seinen Patienten kommuniziert. Andererseits wird jeder Rollenträger von den Nichtexperten zugleich als „Repräsentant" des

---

[55] Dieser Aspekt ist im Rahmen der Debatte um ein evtl. Tolerieren des ärztlich assistierten Suizids (so die Präambel der „Grundsätze zur ärztlichen Sterbebegleitung" vom Februar 2011, abgedr. in: Deutsches Ärzteblatt 108 [2011], A-346: „…ist keine ärztliche Aufgabe"; dazu die Erläuterungen von *Lipp/Simon*, Deutsches Ärzteblatt 108 (2011), A-212 ff.) meist übersehen worden (näher *Duttge*, Das Gewissen im Kontext des modernen Arztrechts, in: Bormann/Wetzstein [Hrsg.], Gewissen. Dimensionen eines Grundbegriffs medizinischer Ethik, 2014, 543 ff.)

[56] *Oswald*, in: Hof u.a. (Fn 35), 116 f.

betreffenden Sozialsystems wahrgenommen; erst dies macht einsichtig, warum es bei nicht-repräsentativem Auftreten des Rollenträgers (z.B. bei ärztlichen Behandlungsfehlern) zwecks Kenntlichmachung dieser Nicht-Repräsentanz einer – häufig sanktionierenden – Reaktion bedarf, jedenfalls innerhalb des betreffenden Sozialsystems (Berufs- oder Standesrecht), mitunter auch der Allgemeinheit. *Anthony Giddens* spricht in diesem Zusammenhang treffend von den „Zugangspunkten zu den abstrakten Systemen" durch sog. „Vertrauensintermediäre", durch welche „gesichtsabhängige" und „gesichtsunabhängige" Zuschreibungen miteinander in Berührung kommen.[57] Das Aufeinandertreffen von Experten und Nicht-Experten beeinflusst dabei substantiell die Annahmen des letztgenannten über die Funktionalität der betreffenden Sozialstruktur, sei es im Sinne einer Erstinformation, sei es in einer die Glaubwürdigkeit des abstrakten Systems bestätigenden oder aber untergrabenden Weise. Zugangspunkte sind daher Orte, an denen Vertrauen aufgebaut oder stabilisiert werden kann; es sind aber ebenso Kreuzungspunkte, an denen abstrakte Systeme verwundbar sind.[58] Trotz dieser Verschränkungen bleibt die Unterscheidung zwischen personalem und Systemvertrauen insoweit von größter Relevanz, als sich danach ganz wesentlich entscheidet, in welche Risikosphäre eine evtl. Enttäuschung der zur Norm generierten Erwartung fällt: Während in erstgenanntem Falle der Vertrauende selbst das Risiko zu tragen hat und allenfalls mit zwischenmenschlichen „Sanktionen" reagieren kann, fällt die Enttäuschung im Falle des Systemvertrauens in die Verantwortung des betreffenden Sozialsystems.[59] Vertrauen in die Funktionalität eines Systems schließt daher das Vertrauen in die Funktionalität der ihr immanenten Kontroll- und Sanktionsmechanismen mit ein.[60]

---

[57] *Giddens*, Konsequenzen der Moderne, 1996, 107 ff.
[58] *Giddens* (Fn 57), 113.
[59] *Luhmann* (Fn 34), 124 f.
[60] *Kilian*, ZRP 2005, 210.

7.3 Vertrauen und Recht

7.3.1 „Steuerungsfunktion" des (Medizin-)Rechts

Die vorstehenden Überlegungen sind deshalb von besonderem Interesse, weil zu den einflussreichsten Sozialsystemen und Einflussgrößen auf soziale Abläufe und diesbezügliche Orientierungen des Einzelnen allgemein das Recht zählt. Soziologisch aufgeklärt lässt es sich mit *Niklas Luhmann* als Bündel „normativ stabilisierter, kongruent generalisierter Verhaltenserwartungen" begreifen, das den Individuen erlaubt, an ihrer Erwartung gemessen an ihrer Handlungsintention ex ante trotz bekanntem und nicht restlos zu beseitigendem Risiko eines Misserfolges („Kontingenz") festzuhalten.[61] Die Funktion des Rechts liegt danach in einer Art „Selektionsleistung", indem bestimmte Verhaltenserwartungen öffentlich ausgezeichnet werden, auf die sich ein Jeder mit der Rückversicherung des normativen Geltungsanspruchs verlassen kann: Schließlich liegt dem Normschema gemäß das Risiko stets bei dem, der von der Norm abweicht, während derjenige ohne Risiko handelt, der sich an einer – noch dazu rechtlichen, d.h. i.d.R. sanktionsbewehrten – Geltung beanspruchenden Norm orientiert.[62] Eben dies entspricht auch dem Selbstverständnis des Rechts, dem seit alters her die Aufgabe zufällt, „das menschliche Zusammenleben zu ordnen, zu steuern und (um-)zu gestalten", um „eine gewisse Gleichförmigkeit und Berechenbarkeit menschlichen Verhaltens herzustellen"[63]. Mittel solcher „Verhaltenssteuerung" sind die Information, die Gewährung von Anreizen und die Erteilung von Befehlen (Ver- oder Gebote).[64] Diese übergreifende Aufgabenstellung der sog. „Sozialkontrolle" findet sich in ihrer theoretischen Analyse zumeist in weiter ausdifferenzierte Funktionsbereiche unterteilt, so insbesondere in eine formale Ordnungs- und dadurch Integrationsfunktion, des Weiteren in eine wertebezogene Erziehungs- und (gesellschaftspolitische) Gestaltungsfunktion sowie in eine

---

[61] *Luhmann*, Rechtssoziologie, Bd. 1, 1972, 94 ff.; siehe auch *ders.*, Kontingenz und Recht. Rechtstheorie im interdisziplinären Zusammenhang, 1972 (Nachdruck 2013), 71 ff.

[62] *Luhmann*, Soziologie des Risikos, 1991, 63.

[63] *Rüthers/Fischer/Birk*, Rechtstheorie, 7. Aufl. 2013, Rn 72.

[64] *Rehbinder*, Rechtssoziologie, 6. Aufl. 2007, Rn 100; siehe auch *von Hippel*, Rechtspolitik, 1992, 77 ff.; *Koch*, JZ 1999, 992 ff.

konkret anlassbezogene Konfliktbereinigungs- und Befriedungsfunktion (Wiederherstellung des sog. „Rechtsfriedens"), durch deren Zusammenwirken zugleich die Ausübung politischer Herrschaft legitimiert wird (Legitimationsfunktion).[65] All dies wird aber erst und nur durch die spezifische Verbindlichkeit einer Rechtsordnung und die hierdurch geschaffene allseitige Erwartungssicherheit erzeugt – idealiter gilt also: „Verbindlich angeordnetes und gewährleistetes Recht macht das Verhalten der Bürger untereinander und die Beziehungen zwischen Bürger und Staat vorhersehbar"[66].

Für diesen Zusammenhang kennt das Recht spätestens seit Beginn des 19. Jahrhunderts[67] den Fundamentalbegriff der „Rechtssicherheit", der nach einer vielzitierten Formel – als „notwendiger Bestandteil" eines jeden Rechtsstaats[68] – „das gewährleistete Vertrauen in das Bestehen des Rechts und in seine unparteiische und gerechte Handhabung"[69] zum Inhalt hat. Als seine wesentlichen Strukturprinzipien gelten die „Berechenbarkeit" (d.h. rechtliche Kontinuität), „Verlässlichkeit" (d.h. soziale Effektivität) und „Erkennbarkeit" des Rechts, wobei der letztgenannte Aspekt schon seit langem zur Schriftlichkeit und Publizität der Rechtsregeln in Form von (hinreichend bestimmten) Gesetzen drängt.[70] Im Kontext des Arzt-Patienten-Verhältnisses war eben dies unlängst der ausschlaggebende Gesichtspunkt, der zur Kodifizierung jener zuvor durch die höchstrichterliche Rechtsprechung bereits herausgearbeiteten Rechte und Pflichten (durch das sog. „Patientenrechtegesetz"[71], im Einzelnen: §§ 630a ff. BGB) führte. Um insbesondere die unvermeidliche Abhängigkeit auf Patientenseite akzeptierbar zu machen, sollen die neuen gesetzlichen Vorgaben den nötigen Schutz gegenüber evtl. Missbrauch nochmals verstärken und durch Information über die wechselseitig bestehenden Ansprüche zu deren Geltendmachung ermächtigen, so dass im Falle eines konflikthaften Versagens der Vertrauensbeziehung das Recht mit sei-

---

[65] Im Überblick *Rüthers/Fischer/Birk* (Fn 63), Rn 76 ff.; ähnlich die Auflistung bei *Rehbinder* (Fn 64), Rn 97 ff.; *Rottleuthner*, Einführung in die Rechtssoziologie, 1987, 82.
[66] *Rüthers/Fischer/Birk* (Fn 63), Rn 87.
[67] Dazu näher *von Arnauld*, Rechtssicherheit. Perspektivische Annäherungen an eine idée directrice, 2006, 9 ff. (m.w.N.).
[68] So das BVerfG in ständiger Rechtsprechung, siehe etwa BVerfGE 74, 129, 152; 86, 288, 327.
[69] *F. Scholz*, Die Rechtssicherheit, 1955, 3 f.
[70] *von Arnauld* (Fn 67), 104 ff.
[71] Siehe o. Fn 19.

nen rational kontrollierbaren Forderungs- und Abwehrmöglichkeiten als stabilisierendes Korrektiv gleichsam „einspringt".[72] Der Aspekt der Berechenbarkeit, der Gegenwart und Zukunft miteinander verklammert, kann angesichts der unaufhaltsam voranschreitenden gesellschaftlichen Entwicklung keine Zementierung des Status quo meinen, sondern muss den Wandel – mit einer treffenden Formulierung *Andreas von Arnaulds* – gleichsam „domestizieren", ihn „sanft" vonstatten gehen lassen, um das „Vertrauen in die rechtliche Ordnung" nicht zu verspielen: „Sicheres Recht ist solches, das (...) noch in seinem Wandel oder seiner künftigen Anwendung berechenbar" bleibt.[73] Auf dem Weg von der Rechtssetzung zur evtl. Rechtsanwendung im konkreten Konfliktfall hat sich dieses „Rechtsvertrauen" der Einzelnen wie der Gesellschaft im Ganzen dann allerdings auch zu bewähren, damit der Geltungsanspruch der betreffenden Rechtsregel mit der ihr stets immanenten konditionalen Programmierung[74] nicht unglaubwürdig wird. Bleibt die Missachtung einer „Spielregel" auch in einer Mehr- oder Vielzahl von Fällen folgenlos, so entfallen sukzessive Motiv und Bereitschaft aller, diese Regel noch als solche aufzufassen; ihre Ordnungsfunktion wäre dann gänzlich vom guten Willen aller abhängig.[75] Herrschaftssoziologisch verbindet sich mit diesem Prozess der Rechts-„Konkretisierung"[76] das Ideal einer „rationalen", d.h. regelgeleiteten Herrschaft.[77]

Der letztgenannte Aspekt lässt jedoch bereits erahnen, dass zwischen Anspruch und Wirklichkeit eine mehr oder weniger tiefe Kluft besteht: Gesetze exekutieren sich nicht von selbst, sondern bedürfen ihrer gesetzesgebundenen „Anwendung" auf die jeweilige soziale Situation, zuvörderst durch normkonformes Verhalten der Personen und Institutionen, im Streitfall durch gesetzesgebundenen Transfer der abstrakt-generellen Verhaltensnorm auf den konkreten Einzelfall („Rechtsanwendung") durch die jeweils zustän-

---

[72] Näher *Buchborn*, MedR 1984, 129 ff.; *Katzenmeier*, in: Katzenmeier/Bergdolt (Hrsg.), Das Bild des Arztes im 21. Jahrhundert, 2009, 48 ff.

[73] *von Arnauld* (Fn 67), 105 und 114.

[74] Näher *Luhmann*, Rechtssoziologie, Bd. 2, 1972, 227 ff.

[75] Siehe auch *Geiger*, Vorstudien zu einer Soziologie des Rechts, 4. Aufl. 1987, 174 ff.

[76] Grundlegend *Engisch*, Die Idee der Konkretisierung in Recht und Rechtswissenschaft unserer Zeit, 1953.

[77] In Anlehnung an die *Max Webers* Typologie der Herrschaftsformen, in: Wirtschaft und Gesellschaft, 1922 (zit. nach dem Neudruck 2005), 159 ff.

digen Justizorgane, und zwar sowohl auf Tatbestands- als auch auf Rechtsfol-
genseite. Soweit es aber um die Ahndung potentiell strafbaren Verhaltens
geht, ist heute angesichts eklatanter Ressourcenknappheit innerhalb der
Strafjustiz eine weitreichende „Selektivität" zu konstatieren, in erster Linie
auf Seiten der Staatsanwaltschaften (vgl. §§ 153 ff. StPO), zunehmend aber
auch auf Seiten der Gerichte.[78] Insbesondere die zunächst rechtstatsächliche,
dann richterrechtliche und zuletzt gesetzliche Etablierung der sog. „Urteils-
absprachen" (vgl. § 257c StPO) dürfte absehbar schädliche Auswirkungen auf
das allgemeine Rechtsbewusstsein nach sich ziehen.[79] In Zivilrechtssachen,
etwa im Falle der Geltendmachung von Ersatzansprüchen wegen eines erlit-
tenen Schadens (z.B. wegen eines ärztlichen Behandlungsfehlers), hängt die
„Realisierung" der Rechtsregel („Behandle nach der lex artis!") entscheidend
von ihrer „Mobilisierung"[80] durch die potentiell Geschädigten ab. Diese ist
wiederum maßgeblich durch die nötige Rechtskenntnis, durch das (Nicht-)
Vorhandensein von Zugangsbarrieren (z.B. Gerichts- und Anwaltsgebühren)
und evtl. leichter zugänglichen Alternativen (wie z.B. die kostenfreien
Schlichtungsstellen der Ärztekammern)[81] sowie nicht zuletzt durch die Art
der personalen Beziehung bedingt. Denn typisierend dürfte folgende komparative Regel hohe Plausibilität beanspruchen können: Je anonymer und
punktueller die soziale Beziehung ist, um so schneller und häufiger wird mit
einer Non-Toleranz sowie Inanspruchnahme der justiziellen Instanzen zu
rechnen sein – und vice versa: Bei auf Dauer angelegten und noch dazu von
persönlichem Vertrauen geprägten Beziehungen wird weit seltener geklagt.[82]
Dies erklärt, warum Ärzte meist erst dann in den Fokus einer haftungsrechtlichen Auseinandersetzung geraten, wenn sie sich aus Patientensicht einer

---

[78] Siehe dazu etwa *Rottleuthner* (Fn 65), 122 ff.; aktuelleres Zahlenmaterial bei *Jehle*, Strafrechtspflege in Deutschland, 5. Aufl. 2009, 18 ff.
[79] Zuletzt dazu vor strafrechtsgeschichtlichem Hintergrund: *Duttge*, Der reformierte Strafprozess: Entscheidende Wende in die rationale Moderne?, in: Heun/Schorkopf (Hrsg.), Wendepunkte der Rechtswissenschaft. Aspekte des Rechts in der Moderne, 2014, 230 ff.
[80] Grdl. *Black*, The Mobilization of Law, in: Journal of Legal Studies, 1973, 125 ff.; eingehend *Blankenburg*, Mobilisierung des Rechts, 1995.
[81] Deren Kapazität zur „Rechtsrealisierung" aber selbst deutlichen Schranken unterliegt, dazu näher *Neumann*, MedR 1998, 309 ff.; *von Hirschfeld/Stampehl*, in: Ehlers/Broglie (Hrsg.), Arzthaftungsrecht, 4. Aufl. 2008, Rn. 145 ff.
[82] Dazu m.w.N. *Rottleuthner* (Fn 65), 92 f.

kommunikativen Auseinandersetzung mit dem kundgetanen Problem und einer Verantwortungsübernahme beharrlich verweigern.[83] Aber selbst die Inanspruchnahme gerichtlichen Rechtsschutzes garantiert bekanntlich weder die Bestätigung der klägerseitigen Rechtsauffassung noch eines Rechtsstandpunktes, der sich mit Blick auf professionelle Interpreten als „objektiv" verstehen ließe: Denn von der Beweislastfrage einmal abgesehen (zum Nachweis von ärztlichen Behandlungs- und Aufklärungsfehlern vgl. jetzt § 630h BGB), ist jeder einzelfallbezogenen Rechtsinterpretation – weit jenseits eines bloßen „Subsumtionsautomatismus'" – unvermeidlich ein schöpferisches Moment immanent,[84] und dies um so mehr, wenn die gesetzlichen Vorgaben nur von generalklauselartiger Natur sind oder – zugunsten einer „richterrechtlichen Rechtsfortbildung" – zu manchen Fragestellungen gänzlich fehlen (wie bis vor kurzem zu den zentralen Aspekten des Arzt-Patienten-Verhältnisses: Aufklärung und Einwilligung, „Standard", Dokumentation und Einsicht in die Patientenakte).

Wenn das geltende Recht aber nicht schon durch eine unbefangene Lektüre der vorhandenen Rechtsvorschriften (vollständig) erkannt werden kann, sondern sich vielmehr erst nach Auswertung aller hierzu ergangenen Rechtsprechung (durch juristisch versierte Experten) ermitteln lässt,[85] so versteht es sich von selbst, dass die Rechtskenntnis als notwendige Vorbedingung der Rechtsdurchsetzung wie schon der vorgängigen Rechtsbeachtung bei Nichtjuristen ein außerordentlich fragiler Faktor ist: In einer Zeit längst ausgeuferter „Normen- (und Rechtsprechungs-)flut" kann deshalb allenfalls von einer „partikularen und oftmals auch bloß akzidentiellen" Rechtskenntnis ausgegangen werden, meist als Ergebnis nicht geplanter Studien, sondern erst anlässlich eines konkreten Konfliktfalles.[86] Daran werden auch noch so gut gemeinte Vorschläge zugunsten einer erhöhten Transparenz der Rechtsord-

---

[83] Vgl. *Faller/Lang*, Medizinische Psychologie und Soziologie, 3. Aufl., 2010, 207 f.
[84] Im Überblick *Duttge*, in: Jahrbuch für Recht und Ethik 11 (2003), 103 ff.; zur „hermeneutischen Spirale" eingehend *Hassemer*, Tatbestand und Typus. Untersuchungen zur strafrechtlichen Hermeneutik, 1968, 104 ff.; *Arthur Kaufmann*, Das Verfahren der Rechtsgewinnung, 1999, 62 ff. m.w.N.
[85] Die von professionellen Juristen in Form sog. „Kommentare" gefertigten Darstellungen geben wesentliche Hilfestellungen, machen eine eigenständige Auswertung der Rechtsprechung aber nicht überflüssig.
[86] *von Arnauld* (Fn 67), 358 f. (m.w.N.); *Rehbinder*, Jahrbuch für Rechtssoziologie und Rechtstheorie 3 (1972), 29; *Raiser*, Das lebende Recht, 3. Aufl. 1999, 346 f.

nung, etwa durch breitere Nutzung moderner Medien für die Bekanntgabe von Gesetzen und Judikatur in Reaktion auf die „Fragmentierung von Öffentlichkeit"[87] (wichtig: unter Ausschaltung möglicher Irrtümer und Verfälschungen), durch weitere Bemühungen um eine bessere „Adressatenverständlichkeit"[88] oder durch stärkere Implementierung der Rechtskunde im Schulunterricht[89] etc., nichts substantiell ändern, zumal sich der Weg in Richtung einer immer größeren Ausdifferenzierung und Komplexitätssteigerung des Rechts nicht umkehren lässt. Neben einer häufig mangelnden Rechtskenntnis (oder irriger Rechtsansichten) kennt die neuere Rechtssoziologie aber noch eine stattliche Anzahl weiterer – z.T. auch empirisch untermauerter – Faktoren, die für die soziale Wirksamkeit von Rechtsregeln relevant sind. Eine ursprünglich von *Karl-Dieter Opp*[90] entwickelte, sodann von *Andreas Diekmann*[91] verfeinerte und schließlich von *Hubert Rottleuthner*[92] nochmals ergänzte Liste nennt die folgenden weiteren Variablen:

- Häufigkeit der normrelevanten Situation
- Anzeigeneigung (des Opfers u.a.) und Aufklärungsquote
- Sichtbarkeit einer Übertretung
- Grad der gesetzlichen Sanktion (Wahrscheinlichkeit und Schwere)
- Tätigkeit von Beratungshilfeorganisationen
- Kontrollintensität
- Grad der erwarteten Nach- / Vorteile (Anreize) bei (Nicht-)Inanspruchnahme
- Grad der sozialen Ablehnung einer Übertretung („Stigmatisierung") bzw. Kompatibilität der Rechtsnorm mit dem vorherrschenden „Rechts-

---

[87] *Vesting*, AöR 122 (1997), 352 ff.; grdl. *Habermas*, Strukturwandel der Öffentlichkeit. Untersuchungen zu einer Kategorie der bürgerlichen Gesellschaft, 1962 (Neudruck 1990).

[88] Neuerdings institutionalisiert durch einen beim BMfV angesiedelten „Redaktionsstab Rechtssprache", siehe dazu auch Legal Tribune Online v. 28.10.2011.

[89] Sinnvoll und erfolgsträchtig erscheint es hingegen, berufsspezifische Rechtsgehalte noch mehr als bisher in die jeweiligen Ausbildungen bzw. Studiengänge (z.B. für das Medizinrecht im Medizinstudium) zu integrieren, wie das im Ausland (z.B. in Österreich) teilweise schon mit Erfolg praktiziert wird.

[90] *Opp*, Soziologie im Recht, 1973, 190 ff.

[91] *Diekmann*, Die Befolgung von Gesetzen, 1980, 40 ff.

[92] *Rottleuthner* (Fn 65), 64.

gefühl" bzw. Selbstverständnis (vielzitierte Paradoxie: „Je mehr sich die Gesetze von dem, was auch ohne sie geschieht, entfernen, desto mehr erweisen sie ihre Unwirksamkeit")[93]

7.3.2 Dysfunktionalität des (Medizin-)Rechts

Die vorstehenden Überlegungen verdeutlichen zum einen, dass die sowohl systemtheoretische als auch rechtsimmanente Vorstellung von einer Orientierungssicherheit durch Recht (die sog. „helle Seite") in der Realität vielfältigen Bedingungen und Begrenzungen unterliegt; der in vorstehender Aufzählung letztgenannte Aspekt lässt jedoch zum anderen den Blick auf die nicht minder bedeutsame weitere Frage werfen, ob darüber hinaus nicht sogar dysfunktionale Effekte in Bezug auf die vorhandenen Sozial- und Vertrauensstrukturen (die sog. „dunkle" oder „Schattenseite") zu befürchten sind. Eine geradezu zwangsläufige Folge der immer stärkeren Durchdringung der Gesellschaft mit einem immer dichter geknüpften Netz von Rechtsregeln ist der Umstand, dass die Kluft zwischen den juristischen Experten und den Laien immer größer wird und letztere – man denke beispielhaft an die ärztlichen Mitglieder von Ethikkommissionen (z.B. nach §§ 40-42a AMG, §§ 7 f. GCP-VO) – sich gleichsam zur Wahl genötigt sehen, welchem Rechtsinterpreten sie Glauben schenken wollen. In diesem Licht kann es dann mitunter eine durchaus rationale Entscheidung sein, jenem Rechtsrat zu folgen, der die günstigste Rechtsfolge mit Blick auf die eigene Interessenlage verheißt, um sich im Falle einer später abweichenden Rechtsbelehrung notfalls auf einen „unvermeidbaren Verbotsirrtum" (vgl. § 17 StGB) zu berufen. Dies ist ein Umstand, der sich bislang offenbar im „toten Winkel" rechtswissenschaftlicher Analysen abspielt: Das Streben nach ausdifferenzierten („einzelfallgerechten") Rechtssätzen für eine ausdifferenzierte („komplexe") Gesellschaft hat unvermeidbar mehr oder minder weitreichende Verluste von Orientierungsgewissheit in das Recht zur Konsequenz. Und damit verbindet sich das weitere Folgeproblem der „Trivialisierung": Fortlaufend sich veränderndes und von verschiedenen Rechtsinterpreten nicht selten unterschiedlich gedeutetes und vermitteltes Recht verliert gleichsam seine „Heiligkeit", erweckt den Eindruck der Beliebigkeit und befördert dadurch eine instrumentelle

---

[93] *Blankenburg,* ARSP 63 (1977), 56.

Einstellung, die seinem Geltungs- und Steuerungsanspruch zuwiderläuft: Strategien der Abwehr, der Fragmentierung, der Pauschalierung und Neutralisierung.[94] Dies gilt um so mehr, wenn die betreffende Rechtsnorm oder übergreifende Regulierung – sei es zu Recht oder zu Unrecht – als unangemessen empfunden wird. In diesem Sinne ist etwa das neue Patientenrechtegesetz[95] auf Seiten der Ärzteschaft keineswegs nur mit Freude aufgenommen worden: Denn obgleich die Gesetzesbegründung beschwichtigend davon spricht, dass die Regelungen – ungeachtet der einseitigen Gesetzesbezeichnung – nicht gegen die Ärzteschaft gerichtet seien,[96] finden sich darin de facto fast ausschließlich ärztliche Pflichten ausbuchstabiert, während das (einzige) patientengerichtete Gebot zur Ermöglichung eines „Zusammenwirkens" (sog. „*compliance*", § 630c Abs. 1 BGB) jedenfalls prima vista keine Sanktionierung für den Fall einer Pflichtwidrigkeit erkennen lässt.[97]

Das wohl bedeutsamste Folgeproblem ist aber paradoxerweise das Risiko einer Inanspruchnahme des Rechts im Konfliktfall, obgleich doch gerade diese Möglichkeit erst die stabilisierende Wirung der allseitigen Erwartung bewirkt. Allerdings besteht die Pointe dieser Erwartungssicherheit durch das Recht darin, dass es entsprechende Annahmen über die Rechtskonformität des Verhaltens anderer allein mit Blick auf die (unterstellte) allseitige Informiertheit über das Rechtssystem stabilisiert: „Die Unsicherheit wird nicht schon durch die Struktur, sondern immer erst durch Information, darunter natürlich auch Information über Strukturen, behoben"[98]. Die Perspektive einer evtl. Sanktionierung des anderen wegen seines normwidrigen Verhaltens entfaltet somit seine Wirkung im Stillen, und es ist für den Bestand einer Vertrauensbeziehung i.d.R. sogar wesentlich, dass diese Aussicht „latent bleibt und lediglich als Sicherheitsüberlegung im Verborgenen ihre generali-

---

[94] Dazu bereits *Luhmann* (Fn 74), 255.

[95] Siehe o. Fn 19.

[96] BT-Drucks. 17/10488, 21 betont vielmehr den Kerngedanken der „Partnerschaft".

[97] Und deshalb diese Regelung als weithin symbolisch und daher überflüssig angesehen wird, vgl. etwa *Fischer*, ZfMER, 7 f. sowie die gemeinsame Stellungnahme der Bundesärztekammer und der Kassenärztlichen Bundesvereinigung zum Referentenentwurf des Bundesministeriums der Justiz und des Bundesministeriums für Gesundheit Entwurf eines Gesetzes zur Verbesserung der Rechte von Patientinnen und Patienten (Patientenrechtegesetz), online abrufbar: http://www.bundesaerzte kammer.de/downloads/StellBAeK_ KBVPatientenrechtegesetz_09032012.pdf, 12.

[98] *Luhmann*, Kontingenz (Fn 61), 80.

sierende Wirkung entfaltet"[99]. Gewiss: Wer sich zu Recht auf „sein Recht" beruft, erhält sich die Chance, dass seine vorausgegangene Enttäuschung durch die innerhalb des Rechts vorgesehene Entschädigung – aber auch nur insoweit – abgegolten wird. Je weniger aber diese Perspektive einer rechtlichen („streitigen") Auseinandersetzung ursprünglicher Teil des wechselseitigen Erwartungshorizontes gewesen ist bzw. als bekannt vorausgesetzt werden kann, was bei persönlich geprägten Vertrauensbeziehungen im Gegensatz zu rein geschäftsmäßigen Kontakten besonders naheliegt, ist der Realisierung dieser Option, dem „Kampf ums Recht"[100], um so mehr ein beziehungszerstörendes Potential immanent. Damit aber noch nicht genug: Schon das Vorhandensein von Rechtsnormen hat das – durchaus ja auch intendierte – Potential der Verhaltensbeeinflussung, weil sich jedenfalls zweckrationales Handeln und Entscheiden[101] regelmäßig „im Schatten des Rechts"[102] vollzieht. Dies wird aber dann zum Problem, wenn die rechtlichen Vorgaben mit der jeweiligen „Binnenmoral" kollidieren. Eben dies findet sich aber im hiesigen Kontext von ärztlicher Seite immer wieder und zunehmend nachdrücklicher artikuliert: Allein die Beschlüsse der Deutschen Ärztetage, die sich zu den verschiedensten Fragen des Gesundheitsrechts fortlaufend (kritisch) äußern, geben beredten Aufschluss über die Vielfalt möglicher[103] Kollisionen des Rechts mit dem Selbstverständnis der Ärzteschaft („ärztliches Ethos").

Jenseits der zahlreichen konkreten Anwendungsbeispiele ist dabei insbesondere der Vorhalt sehr ernst zu nehmen, dass eine zu weit vorangetriebene Verrechtlichung der Medizin in Gefahr steht, die Tätigkeit des Arztes jenseits der bloßen Missbrauchskontrolle „in ihrem Wesen [zu] verändern"[104]. Denn wenn es zutrifft, dass die spezifisch ärztliche Haltung idealiter von einer „au-

---

[99] *Luhmann* (Fn 34), 44 f.

[100] Titel einer berühmten, das moderne Rechtsdenken nachhaltig beeinflussende Schrift aus der Feder *Rudolph von Jherings* (1872).

[101] Zu den verschiedenen „Arten der Orientierung des Handelns" siehe *Max Weber* (Fn 77), § 2.

[102] Beliebte Metapher im Anschluss an *Mnookin/Kornhauser*, Yale Law Journal 88 (1979), 950 ff.

[103] Die zurückhaltende Formulierung ist durch den Umstand veranlasst, dass die Beschlüsse der Deutschen Ärztetage natürlich in erster Linie standespolitische Interessen artikulieren, die (wie etwa die Beschlussfassung zum ärztlich assistierten Suizid veranschaulicht hat) keineswegs zwingend ein tatsächlich bestehendes allgemeines „Ethos" zum Ausdruck bringen.

[104] In diesem Sinne bereits pointiert *Wieland* (Fn 8), 74 ff., 89.

thentischen Sorge um den ganzen Menschen"[105] geprägt ist, die sich hiervon nicht durch Forderungen nach „empirischer Evidenz" und durch Bürokratismen (wie z.b. der Pflicht zur Dokumentation) abhalten lassen will, aber eben das Recht sich notwendig auf das äußerlich Feststellbare und Erzwingbare konzentrieren muss, so besteht in der Tat Grund zu der Sorge, dass eine zu starke Gewichtung des Äußerlich-Objektivierbaren (wie das Aufklärungsformular) qua Rechtszwang das Nicht-Objektivierbare (wie z.b. die ärztliche Erfahrung, eine patientengerechte Kommunikation etc.) einem Erosionsprozess aussetzen und am Ende gänzlich in den Hintergrund rücken lassen könnte. Mit dem Heidelberger Philosophen *Wolfgang Wieland:* „Ohne Zweifel fordert jede Verrechtlichung eines Lebensgebietes ihren Preis; der Widerstand vieler Ärzte gegen die Juridifizierung der Medizin wird aber jedenfalls auch durch die Befürchtung genährt, dass sich die Promotoren dieser Entwicklung hinsichtlich der Höhe dieses Preises täuschen"[106]. Worin dieser Preis bestehen könnte, ist dabei eigentlich seit langem hinlänglich bekannt: Es ist die Furcht vor einer Flucht der Ärzteschaft in die sog. „Defensivmedizin", die allgemein als „zutiefst unärztlich" aufgefasst wird: „Defensivmedizin ist der Name einer bewusst eingenommenen Haltung, [...] auf Grund deren der Arzt vor allem darauf bedacht ist, nichts zu tun, was ihm gegenüber einmal zum Gegenstand eines Vorwurfs im rechtlichen Sinne gemacht werden könnte"[107]. Defensivmedizin meint also eine gänzliche Verkehrung der Prioritäten innerhalb des Arzt-Patienten-Verhältnisses, weg von der Idee einer altruistischen Hilfe, hin zu einem rein egoistischen Kalkül, selbst um den Preis eines Verrates an der eigenen Profession und dem eigenen Ethos.

Worin kann sich dies im Einzelnen ausdrücken? Eine offenbar schon heute weit verbreitete Folgewirkung ist das Betreiben von Überdiagnostik, die also nicht per se falsch („kontraindiziert"), aber eben eigentlich auch nicht erforderlich ist. Die Logik, die sich hinter dieser Versuchung verbirgt, ist leicht zu durchschauen: „Wenn doch alle diagnostischen Optionen ausgeschöpft wurden, können Anzeigen wegen Nachlässigkeit vor Gericht leicht widerlegt wer-

---

[105] *Maio*, Mittelpunkt Mensch: Ethik in der Medizin, 2012, 394 ff.
[106] *Wieland* (Fn 8), 78.
[107] *Wieland* (Fn 8), 87.

den"[108]. Manche sprechen hier wie auch bei der ärztlichen (Über-)Therapie treffend davon, dass anstelle einer ärztlichen wohl mitunter eher eine „juristische Indikation" gegeben sei.[109] Dabei anzunehmen, dass sich die Schadensdimension doch in überschaubaren Grenzen halte, wäre schon gegenüber dem betroffenen Patienten wegen der kaum auszuschließenden Komplikationsrisiken eine reichlich kurzsichtige Betrachtung, von der eklatanten Ressourcenverschwendung ganz zu schweigen. Noch weniger vermag dieser Gedanke zu beruhigen, wenn die egoistische Sorge vor einer juristisch „sauberen Weste" in eine beklemmende Risikoscheu und Flucht aus der Verantwortung mündet, obgleich doch in mancherlei bedrängender Situation nicht zögerliches Zuwarten auf einen „Wink des Schicksals" (über Ärztegenerationen hinweg tradiert: „auf die nächste Lungenentzündung"), sondern das Ergreifen der letzten Rettungschance das Gebot der Stunde wäre. Das sich über Jahrzehnte hinweg bis heute hartnäckig jedweder Aufklärung entziehende Missverständnis über Bedeutungsgehalt und (begrenztes) Anwendungsfeld der strafbaren „aktiven Sterbehilfe" (und das daraus resultierende Motiv, Therapiemaßnahmen mit „Dilemmapotential" erst gar nicht einzuleiten, klassisches Prüfbeispiel: Abstellen der künstlichen Beatmung?)[110] gibt hiervon beredt Zeugnis, was den Bundesgerichtshof zuletzt sogar zu der fragwürdigen Folgerung verleitete, den Antagonismus „aktiv"/„passiv" (scheinbar, in Wahrheit bloß begrifflich) für ganz und gar unmaßgeblich bei der Unterscheidung zwischen Recht und Unrecht zu erklären.[111] Die erwartbare Folge dieser „Rechtskonfusion" ist ein resignierendes Missachten, letztlich wiederum zum Schaden nicht nur des rechtlichen Geltungsanspruchs, sondern zugleich der Erwartungssicherheit im Kontext medizinischen Handelns.

Nur ein Sonderfall solcher arztfremden Risikoscheu fern der wahren Patienteninteressen zeigt sich, wenn nach ärztlicher Erfahrung sinnvoll erscheinende Therapieversuche nur deshalb unterbleiben, weil ein Regress seitens

[108] *Lown* (Fn 28), 176 f.
[109] *Wieland* (Fn 8), 86.
[110] Siehe näher die vielzitierte rheinland-pfälzische Ärztebefragung von *Weber/Stiehl/Reiter/Rittner*, in: Deutsches Ärzteblatt 98 (2001), A-3184 ff.
[111] BGHSt 55, 191, 201 ff. („Fall Putz"), aber auch 204 f. („nur in diesem engen [tödlichen Erkrankungs-]Zusammenhang…"; „nicht erfasst sind Fälle eines gezielten Eingriffs…"), krit. daher *Duttge*, MedR 2011, 36 ff.; *Kahlo*, in: Frisch-FS 2013, 711, 728 ff.

der gesetzlichen Krankenkassen befürchtet wird. Die ökonomische Steuerung des Gesundheitswesens (vgl. § 12 SGB V)[112], die den niedergelassenen Arzt immer mehr „in die Rolle des Unternehmers [drängt], der Gewinn- und Einspareffekte durch die optimale Nutzung von Geräten und Räumlichkeiten sowie einen zeitgewinnenden Personaleinsatz zu erzielen"[113] sucht, bedient sich dezidiert der Instrumentarien des Rechts: Die Folge ist nicht nur, dass dieses Recht seit Einsetzen einer sich immer weiter fortpflanzenden Folge von Gesundheitsmodernisierungs- und -wettbewerbsgesetzen zunehmend zu einer selbst Spezialisten kaum noch verständlichen Materie degeneriert,[114] sondern diese Vorgaben des Sozialversicherungssystems zunehmend die ärztliche Therapiefreiheit ersticken.[115] Hierin liegt der verständliche Anlass für die seit Jahren anhaltende Kritik der Ärzteschaft an der restriktiven Rechtsprechung des Bundessozialgerichts[116] zum sog. *„Off-label-Use"* (= Anwendung eines bereits zugelassenen Arzneimittels jenseits der vom Hersteller vorgegebenen Indikation)[117], der sich auch durch den „Nikolaus-Beschluss" des Bundesverfassungsgerichts[118] (vgl. jetzt auch § 2 Abs. 1a SGB V: Leistungsanspruch tödlich erkrankter gesetzlich Versicherter schon „bei nicht ganz entfernt liegender Aussicht auf Heilung" bzw. Linderung) keineswegs verflüchtigt hat.[119] Wenn inzwischen immer häufiger von einem Spannungsfeld zwischen sozialversicherungs- und haftungsrechtlichen Anforderungen die Rede ist,[120] weil erstere dem Wirtschaftlichkeitsgebot, letztere jedoch dem

---

[112] Statt vieler nur *Kluth*, in: Thomas (Hrsg.), Ärztliche Freiheit und Berufsethos, 2005, 127 ff.

[113] *Laufs*, in: Thomas (Fn 112), 77, 85: „von der Humanität zum Marketing...".

[114] Aus berufenem Munde berichtet: *Schnapp*, in: Duttge (Hrsg.), Tatort Gesundheitsmarkt, 2011, 47 f.

[115] Aus verfassungsrechtlicher Sicht mit Recht krit. *Hillgruber*, in: Thomas (Fn 112), 155, 167 ff.; umfassende Problemanalyse bei *Gesellensetter,* Die Annäherung des Freien Arztberufes an das Gewerbe, 2007.

[116] Insbesondere BSGE 89, 184 ff.; 97 , 112 ff.; vgl. auch *Hart/Francke*, SGb 12/2003, 653 ff.

[117] *Duttge*, in: Deutsch/Duttge/Schreiber/Spickhoff/Taupitz (Hrsg.), Die Implementierung der GCP-Richtlinie und ihre Ausstrahlungswirkungen, 2011, 77, 95 m.w.N.

[118] BVerfG NJW 2006, 891 ff.

[119] Zu der dadurch implementierten sozialversicherungsrechtlichen „Zweiteilung" der Versorgung etwa *Duttge*, in: ders./Zimmermann-Acklin (Hrsg.), Gerecht sorgen. Verständigungsprozesse über den Einsatz knapper Ressourcen bei Patienten am Lebensende, 2013, 73, 78; eingehend *Huster*, JZ 2006, 466 ff.

[120] Siehe etwa *Dettling*, Gesundheitsökonomie und Gesundheitsrecht, 2005, 51 ff.; *Gerlinger*, in: Böckmann (Hrsg.), Gesundheitsversorgung zwischen Solidarität und Wettbewerb, 2009, 19 ff.

individuellen Patientenwohl verpflichtet sind, so manifestiert sich darin das schiere Gegenteil eines „rechtssicheren" Rechts, was seine Adressaten in eine unauflösbare Dilemmasituation hineinzwängt. Prima vista läge es zwar nahe, die nötige Harmonisierung des Rechts in einer entsprechenden Anpassung des (zivil- wie strafrechtlichen) Haftungsmaßstabes zu suchen;[121] doch dann würde sich nur bewahrheiten, was *Adolf Laufs* schon vor Jahren prognostiziert hat: dass „eine ärztliche Internalisierung des Wirtschaftlichkeitsgebots zu einer schleichenden ökonomischen Infiltration des medizinischen Standards" und damit letztlich zu einer Nivellierung der Sorgfaltsanforderungen mit Blick auf den einzelnen Patienten führt.[122]

Nicht zuletzt bezieht sich die Sorge vor einer Beschädigung des Arzt-Patienten-Verhältnisses schließlich auf die kommunikative Dimension dieser Vertrauensbeziehung; in der Forderung nach einer „sprechenden Medizin"[123] findet sich dies schlaglichtartig fokussiert. Defensivmedizin beeinträchtigt diese Dimension nachhaltig, wenn im Gespräch mangels ausreichender Gebührenziffer nur noch eine „Zeitverschwendung" gesehen wird. *Bernhard Lown* hat den Zusammenhang treffend wie folgt skizziert:

> „Der Patient hat es nicht mit einem freundlichen und anteilnehmenden Arzt zu tun, sondern stößt auf Desinteresse und Feindseligkeit. Diese Atmosphäre untergräbt die Kommunikation, und wenn der Patient immer verdrossener und sichtlich unzufriedener wird, wächst bei dem Arzt der Verdacht, dass sein Klient möglicherweise prozesswütig sei. Ist die Beziehung erst einmal schlecht, tritt ein zugesagter Heilerfolg nicht ein, erscheint eine ärztliche Rechnung übertrieben hoch oder setzt eine Komplikation ein, [...] so kommen die Räder eines Rechtsstreites in Gang. Dieser sinnlosen Dynamik haftet die Unvermeidlichkeit einer sich selbst erfüllenden Prophezeiung an: Der Patient hat kaum Gewissensbisse, gegen einen gleichgültigen Fremden eine Klage anzustrengen"[124].

---

[121] In diesem Sinne zuletzt *Kühl*, Wirtschaftlichkeitsgebot und Vertragsarzt im Strafrecht, 2013.
[122] *Laufs*, in: Thomas (Fn 112), 77, 91.
[123] *Greenhalgh/Hurwitz* (Hrsg.), Narrative – based Medicine – Sprechende Medizin, 2005; *Kalitzkus/Wilm/Matthiesen*, Z Allg Med 2009, 85 (2), 60, 64; siehe auch *Maio*, in: Duttge/Zimmermann-Acklin (Fn 119), 169 ff.: „Wenn sprachliche Hilflosigkeit flüchtend zur Technik greift..."; zu den „reduktiven Wegen der Patientenkommunikation" näher *Mathe*, Medizinische Soziologie und Sozialmedizin, 2005, 13.
[124] *Lown* (Fn 28), 118.

7.3.3 Limitierte Zurückhaltung des (Medizin-)Rechts zwecks „Vertrauens- schutzes"

Dabei ist dem Recht die Notwendigkeit eines Raumes „freier" Berufsaus- übung fern von übermäßiger – nicht zuletzt auch rechtlicher – „Fremdsteue- rung" insbesondere dort, wo es sogar ausdrücklich von einem „freien Beruf" spricht (vgl. § 1 Abs. 2 BÄO), keineswegs unbekannt. Diese auch verfas- sungsrechtlich (vgl. Art. 12 GG) prima facie garantierte „Autonomie" erfährt ihren guten Sinn darin, dass den „entsprechenden gesellschaftlichen Grup- pen die Regelung solcher Angelegenheiten, die sie selbst betreffen und die sie in überschaubaren Bereichen am sachkundigsten beurteilen können, eigen- verantwortlich [...] überlassen" werden kann mit der Folge, „den Abstand zwischen Normgeber und Normadressat zu verringern"[125]. Aber auch jenseits dessen, was im Widerstreit von Berufsfreiheit und gesetzgeberischem Gestal- tungsspielraum der verfassungsrechtlichen Kontrolle unterliegt, zeugt es gewiss von gesetzgeberischer Klugheit, das Selbstverständnis eines Berufs- standes zuvörderst der berufsständischen Selbstverwaltung zu überlassen und im Namen der Gesamtgesellschaft nur dann zu intervenieren, wenn und soweit dies unverzichtbar ist, um Rechte Dritter (z.B. der Patienten) oder bedeutsame Interessen der Allgemeinheit (z.B. an einer flächendeckend qua- litätvollen Gesundheitsversorgung) zu schützen.

Das alles steht in dieser Grundsätzlichkeit ganz außer Streit, der vielmehr erst dann entbrennt, wenn es um die Frage geht, wo genau eigentlich die jeweiligen Grenzen zwischen rechtlicher Pflichtenbindung und Freiraum zur eigenverantwortlichen Gestaltung gezogen werden sollten. Die aktuelle De- batte um den ärztlich assistierten Suizid veranschaulicht dies eindrücklich: Während die juristische Seite hier schon seit längerem darauf dringt, eine neue Regelung zu setzen, die das Mittun der Ärzteschaft innerhalb begren- zender Kautelen jedenfalls freistellt,[126] sieht die Gegenauffassung darin eine „Kompetenzanmaßung" des Rechts, weil jede Entscheidung in dieser Sache

---

[125] BVerfGE 33, 125, 156 ff. (Facharzt).

[126] So insbesondere der „Alternativ-Entwurf eines Sterbebegleitungsgesetzes" 2005, abgedr. in: *Schöch/ Verrel*, GA 2005, 553, 580 f. und 586.; in der Sache auch die Position des VG Berlin MedR 2013, 58, 63 f.

denknotwendig Einfluss auf das „ärztliche Berufsbild" hat.[127] Das inzwischen
augenfällige Zerbrechen des (schon zuvor bezweifelten) Konsenses im ärztlichen Selbstverständnis[128] dürfte absehbar der Forderung nach einer (bundes-
einheitlichen) „Verrechtlichung" neuen Auftrieb geben. Nicht weniger fragil
ist der ärztliche Freiheitsraum aber selbst dort, wo man annehmen sollte,
dass es sich dabei gleichsam „naturgegeben" um eine genuine „Sache der
Medizin" handeln müsste: bei der „Konstruktion der Krankheit"[129], also der
Diagnose, ärztlichen Therapieempfehlung und Behandlungsdurchführung.
Zwar liegt es auf der Hand, dass sich das Recht schon mangels eigener Sach-
kunde „nicht zum Richter im medizinischen Methodenstreit aufwerfen"
kann;[130] die damit im Grundsatz fraglos anerkannte „ärztliche Therapiefreiheit" versteht sich jedoch de jure als „fremdnütziges Recht", was die Brücke
schlägt zu der dann eben doch als unverzichtbar erscheinenden Rechtskontrolle in Bezug auf das evtl. Vorliegen eines „Behandlungsfehlers" (i.w.S., sog.
Diagnose-, Befunderhebungs-, Therapiewahl-, Nachsorgefehler etc.). Mit
dem in ständiger Rechtsprechung zugrunde gelegten „Facharztstandard"[131]
orientiert sich das Medizinrecht dabei nur vordergründig ausschließlich am
Selbstverständnis der jeweiligen medizinischen Fachdisziplin,[132] denn in das
„Erwartungsbündel", das einem ärztlichen „homo sociologicus"[133] zugeschrieben wird („das zum Behandlungszeitpunkt in der ärztlichen Praxis
bewährte, nach naturwissenschaftlicher Kenntnis gesicherte, von einem

---

[127] Siehe näher *Duttge*, in: Kettler/Simon u.a. (Hrsg.), Selbstbestimmung am Lebensende, 2006, 36, 46,
sowie in: Zeitschrift für medizinische Ethik 2009, 257 ff.

[128] Vgl. die Ergebnisse der Allensbacher Umfrage vom Juli 2010 unter dem Titel: „Ärztlich begleiteter
Suizid und aktive Sterbehilfe aus Sicht der deutschen Ärzteschaft" (online abrufbar:
http://www.bundesaerztekammer.de/downloads/Sterbehilfe.pdf).

[129] Aus systemtheoretischer Sicht *Luhmann*, in: ders., Soziologische Aufklärung 5. Konstruktivistische
Perspektiven, 4. Aufl. 2009, 176 ff., 187.

[130] *Laufs*, in: Kern/Laufs (Fn 4), § 3 Rn 16.

[131] BGH VersR 1985, 782; NJW 1987, 1479, 1480; 1996, 779, 780; OLG Düsseldorf VersR 1986, 659;
OLG Hamm VersR 2002, 613; OLG Karlsruhe NJW-RR 2006, 458; OLG Koblenz VersR 1991, 1376;
OLG Naumburg VersR 2004, 1460, 1461; NJW-RR 2008, 1056, 1058; OLG Oldenburg VersR 2008,
691, 693.

[132] Vgl. *Deutsch/Spickhoff* (Fn 12), Rn 184: nicht juristischer, sondern medizinischer Maßstab; ebenso
Katzenmeier, in: Laufs/Katzenmeier/Lipp, Arztrecht, 6. Aufl. 2009, Kap. X Rn 13.

[133] *Dahrendorf*, Homo Sociologicus, 17. Aufl. 2010, 37.

durchschnittlichen Facharzt verlangte Maß an Kenntnis und Können")[134], fließen bei näherer Betrachtung eben doch auch rechtliche Festlegungen ein. Das zeigt sich beispielhaft an den juristischen Kategorien des „Übernahmeverschuldens", der Wahl einer „Neulandmethode"[135] oder der „therapeutischen Sicherungsaufklärung"[136], die allesamt dezidiert von rechtlichen Überlegungen mit Blick auf die Patientensicherheit geprägt sind. Auch die für die Beweislastverteilung im Haftpflichtprozess bedeutsame Kategorie des „groben Behandlungsfehlers" (vgl. § 630h Abs. 5 BGB) ist selbstredend Resultat eines „juristischen Urteils"[137]. Schon die bloße Existenz derartiger Beweisregeln modifiziert aber nicht nur den Konflikt im konkreten Gerichtsfall, sondern sukzessive und in toto auch das rechtserhebliche Handeln selbst.[138]

Damit ist natürlich noch längst nicht gesagt, dass diese juristische Imprägnierung in den einzelnen Konstellationen nicht durchaus gerechtfertigt sein könnte. Die Etablierung sog. „Organisationspflichten"[139] ist etwa eine direkte Reaktion des Rechts auf die seit langem fortschreitende Arbeitsteilung in modernen Krankenhäusern und Großpraxen niedergelassener Ärzte (-gemeinschaften). Begreift man die Formung der jeweiligen sozialen „Rolle" als Bündelung von Verhaltenserwartungen, die vorwiegend aus gesamtgesellschaftlicher Perspektive geprägt und stetig aktualisiert werden,[140] so versteht sich die rechtliche Einflussnahme auf den ärztlichen Handlungsspielraum geradezu von selbst. Nur darf dabei nicht übersehen werden, dass eine derartige Juridifizierung und infolgedessen zugleich Justizialisierung stets in Gefahr ist, das rechte Maß zu verfehlen. In Bezug auf die gerichtsförmliche Überprüfung ärztlichen Handelns nach evtl. Behandlungsfehlern liegt dies insbesondere deshalb nahe, weil nach den empirisch belegten Erkenntnissen der Attributionsforschung[141] hinterher als schadensursächlich Begriffenes

---

[134] BGH NJW 2000, 2754, 2758.

[135] Zu den rechtlichen Grenzen etwa BGH NJW 2006, 2477 ff.; VersR 2007, 1273 ff.

[136] Deren Nichterfüllung wird (beweis-) rechtlich nicht etwa als Aufklärungs-, sondern als Behandlungsfehler gewertet, siehe dazu näher *Deutsch/Spickhoff* (Fn 12), Rn 276 ff.

[137] So explizit *Laufs/Kern*, in: Kern/Laufs (Fn 4), § 110 Rn 9.

[138] Zutreffend bereits *Wieland* (Fn 8), 85.

[139] Näher *Katzenmeier*, in: Laufs/Katzenmeier/Lipp (Fn 132), Kap. XI Rn 28 ff.

[140] *Bosshardt*, Homo Confidens, Eine Untersuchung des Vertrauensphänomens aus soziologischer und ökonomischer Perspektive, 2001, 87; *Rehbinder* (Fn 64), Rn 104.

[141] *Götsch*, Riskantes Vertrauen, 1994, 14.

leicht in ein vorher leicht Begreifliches umgedeutet werden kann.[142] Davor
bewahrt auch die Forderung nach Einnahme einer ex ante-Perspektive[143]
nicht hinreichend zuverlässig: Denn sich im Nachhinein in die im Hand-
lungszeitpunkt bestehende Situation „hineinzuversetzen" und demzufolge
das eigene Wissen über den tatsächlichen Ausgang des Geschehens gleichsam „auszublenden", bildet erfahrungsgemäß eine schwierige „kognitive
Operation von einiger Künstlichkeit"[144], die letztlich die alltagstheoretisch
fundierte „actor-observer-Differenz"[145] nicht restlos überwinden kann. Nur
allzu leicht kann deshalb die Einsicht, dass ärztliches Wirken wegen der Indi-
vidualität der patientenseitigen Konstitution und wegen der Komplexität der
Kausalverläufe niemals den intendierten Heilerfolg garantieren kann, auf der
Suche nach einem Verantwortlichen für den tatsächlich eingetretenen Miss-
erfolg unterlaufen werden. Dass die Kategorie des „Behandlungsfehlers"
nicht längst auch jenseits des sog. „Organisationsverschuldens" zu einem
„catch-all"[146] geworden ist, dürfte einzig der hier zum Nachteil des Patienten
richterrechtlich (jetzt aber auch in § 630h BGB) festgelegten Beweislastverteilung zu verdanken sein.[147] Freilich ist auch dies nur die halbe Wahrheit:
Misserfolge einer ärztlichen Behandlung werden gerade aufgrund der diver-
gierenden Beweislastverteilung heute üblicherweise mittels des Vorwurfes
einer mangelhaften Patientenaufklärung justitiabel gemacht (sog. „Aufklä-
rungsschiene").[148]

---

[142] Zu diesem zentralen Problem der Zuschreibung von (zivil- wie strafrechtlicher) „Fahrlässigkeit"
bereits *Binding*, Die Normen und ihre Übertretung, Bd. IV, 1919, § 312 (= 646 f.); im Kontext der
modernen Fahrlässigkeitslehre näher *Duttge*, Zur Bestimmtheit des Handlungsunwerts von Fahrlässigkeitsdelikten, 2001, 8 ff. sowie jüngst *ders.*, Wider die Palmströmsche Logik: Die Fahrlässigkeit im
Lichte des Bestimmtheitsgebots, in: JZ 2014, 261.

[143] Vgl. etwa *Quaas/Zuck*, Medizinrecht, 2. Aufl. 2008, § 72 Rn 7.

[144] *Kuhlen*, in: Jung/Müller-Dietz/Neumann (Hrsg.), Recht und Moral, 1991, 341 ff., insbes. 342.

[145] Statt vieler nur *Bierhoff*, Sozialpsychologie. Ein Lehrbuch, 4. Aufl. 1998, 221 ff.

[146] Krit. u.a. *Katzenmeier*, in: Laufs/Katzenmeier/Lipp (Fn 132), Kap. XI Rn 30.

[147] Freilich wiederum mit Ausnahme der sog. „voll beherrschbaren Risiken", bei denen das Vorliegen
eines Behandlungsfehlers von Rechts wegen vermutet wird (vgl. § 630h Abs. 1 BGB).

[148] *Schreiber*, in: Lilie/Rosenau (Hrsg.), Hans-Ludwig Schreiber. Schriften zur Rechtsphilosophie, zum
Strafrecht und zum Medizin- und Biorecht, 2013, 395 (Nachdruck aus NJW 1981, 1985); zur Beweis-
last des Arztes für eine vollständige Aufklärung siehe etwa BGH NJW 1984, 1807 sowie jetzt § 630h
Abs. 2, 1 BGB.

Eine spezifische Form der „Verrechtlichung" genuin ärztlicher Entscheidungen findet sich in der mittlerweile unüberschaubaren Anzahl und Vielfalt sog. „Leitlinien". Allein die Arbeitsgemeinschaft der wissenschaftlichen medizinischen Gesellschaften (AWMF) hat derzeit rund 700 Leitlinien veröffentlicht;[149] daneben treten als Herausgeber solcher „systematisch entwickelter Hilfen für Ärzte zur Entscheidungsfindung in spezifischen Situationen"[150] die Vielzahl an medizinischen Fachgesellschaften, die Bundesärztekammer und ärztlichen Berufsverbände, Kostenträger (Berufsgenossenschaften, Rentenversicherer), Arztnetze und „Qualitätszirkel", Krankenkassenverbände wie auch einzelne Krankenhauseinrichtungen in Erscheinung. In begrifflicher Hinsicht ist dabei nicht selten auch von „Richtlinien"[151], „Konsensus-" oder „Positionspapieren" oder schlicht von „Empfehlungen" die Rede. Bei dieser Urheberschaft bedarf es jedoch einer Erklärung, warum in diesem Zusammenhang überhaupt von einer rechtlichen Imprägnierung gesprochen werden kann. Dies ist erstens aber schon dadurch begründet, dass der sich hierin manifestierende „Konsens" i.d.R. aus der Arbeit einer multidisziplinären Expertengruppe hervorgeht,[152] in die je nach Themenstellung keineswegs nur selten – und zwar um der „Rechtssicherheit" willen – auch Juristen berufen werden.[153] Zweitens nehmen Leitlinien bewusst Anleihe an das Medium einer Rechtsetzung mittels abstrakt-genereller Regeln, mit der erklärten Intention, einer sich auf die ärztliche Therapiefreiheit berufenden individuellen Willkür durch Einhegung innerhalb eines Handlungskorridors Grenzen zu setzen. Drittens schließlich beanspruchen die Inhalte solcher Empfehlungen selbstredend auch Beachtung in der Weise, dass die jeweils implizit behauptete (klinische) Evidenz für den Regelfall die Vorzugswürdigkeit einer bestimmten Vorgehensweise gegenüber alternativen Optionen nahelege. Über

[149] Online abrufbar: http://www.awmf.org/leitlinien.html.
[150] Wie vorstehende Fn.
[151] Nicht gemeint sind insoweit aber die Richtlinien des Gemeinsamen Bundesausschusses (§ 92 SGB V), der Bundesärztekammer nach § 16 TPG sowie die Empfehlungen der Kommission für Krankenhaushygiene und Infektionsprävention beim Robert Koch-Institut gem. § 23 Abs. 3 IfSG, die aufgrund der gesetzlichen Ermächtigung jeweils einen Sonderstatus innehaben.
[152] AWMF/ÄZQ (Hrsg.), Das Leitlinien-Manual von AWMF und ÄZQ, ZaeFQ (2001) 95, 5 ff.
[153] Beispiel aus der jüngeren Vergangenheit: Positionspapier der Sektion Ethik der Deutschen Interdisziplinären Vereinigung für Intensiv- und Notfallmedizin (DIVI) zu „Therapiezieländerung und Therapiebegrenzung in der Intensivmedizin", abgedr. in: MedR 2012, 647 (mit Einführung, 650).

diese bloß medizininterne Informationsfunktion hinaus werden Leitlinien
jedoch inzwischen auch de jure von der Rechtsprechung mit einer Indizwir-
kung dergestalt versehen, dass ein Abweichen hiervon, sofern nicht die besonderen Umstände des konkreten Falles gute Gründe dafür bieten, regelmäßig als „Behandlungsfehler" gilt.[154] In seinem jüngsten Urteil hat der Bundesgerichtshof sogar die Möglichkeit eines (beweisrechtlich relevanten)[155]
„groben Behandlungsfehlers" anerkannt, wenngleich jene „elementaren medizinischen Grundregeln", die dazu verfehlt worden sein müssen, keineswegs
nur in Leitlinien oder sonstigen Handlungsanweisungen zu finden sind.[156]

Zahlreich sind allerdings die Bedenken gegen diese Form der „Verrechtlichung": Naheliegend ist die Gefahr des raschen Alterns, ohne dass sich solches der Leitlinie selbst entnehmen ließe. Da verschafft auch die Verfahrens-
weise der AWMF, die bei Verstreichen einer zum Zeitpunkt der Veröffentli-
chung gesetzten Überprüfungsfrist das betreffende Dokument als nicht mehr
„gültig" kennzeichnet, keine Abhilfe; denn die Dynamik des medizinischen
Fortschritts macht jede Vorabfestlegung der Gültigkeitsdauer zu einer will-
kürlichen Setzung. Zudem bleibt für den jeweils im Entscheidungszwang
stehenden Arzt unklar, wie er mit solchermaßen gekennzeichneten Leitlinien
umgehen soll: Kann er sie gänzlich ignorieren oder muss er sie – durch eigene aufwendige Recherchen – gleichsam in Eigenregie aktualisieren, oder
kann er notfalls die ursprüngliche Fassung zur Maxime seines Handelns
machen nach der Devise, dass eine vergangene Evidenz immer noch besser
sei als gar keine? Noch ratloser machen des Weiteren (in der Praxis offenbar
gar nicht selten vorkommenden) Fälle, in denen Leitlinien sich teilweise widersprechen, ohne dass sich dieser Widerspruch durch eine klare Präferenz-
regel (z.B. „neu vor alt") auflösen lässt: Ein Teil des medizinrechtlichen
Schrifttums verlangt in diesem Fall das Einholen ergänzender Informationen
zur Klärung der Vorrangfrage;[157] dies führte die Sinnhaftigkeit von Leitlinien
jedoch ad absurdum, abgesehen von den praktischen Nöten, die sich dadurch

---

[154] Vgl. etwa BGH PflegeR 2008, 443; GesR 2008, 361; OLG Hamm MedR 2008, 217.
[155] Dazu bereits o. bei Fn 137.
[156] BGH NJW 2011, 3442 f. m. Bspr. *Hart*, MedR 2012, 453 f.; zur missverständlichen Fassung des Leitsatzes zutr. *Katzenmeier*, LMK 2012, 327738.
[157] *Bergmann*, in: Ratajczak (Hrsg.), Leitlinien, Richtlinien und Gesetz, 2003, 73 ff.; *Hart*, MedR 1998, 8, 13.

für den behandelnden Arzt ergäben. Das stärkste Bedenken gegen die Einbeziehung der Leitlinien in die rechtliche Beurteilung von Haftungsfragen resultiert jedoch daraus, dass eben dies den Intentionen der Leitlinienverfasser in der Regel geradewegs zuwiderläuft: Als Instrument des „internen Qualitätsmanagements"[158] sollen sie zwar den Entscheidungsprozessen eine bestmögliche (informationelle und ggf. auch strukturelle) Basis verleihen, ohne dadurch aber das konkrete Handeln im zumeist dynamisch verlaufenden Behandlungsfall auch nur annäherungsweise vorwegnehmen zu wollen.[159] Wenn das Verfehlen eines potentiell höchsten Qualitätsstandards (nominell insbesondere bei den sog. S3-Leitlinien)[160] – von den neuerdings verstärkt aufgekommenen grundsätzlichen Zweifeln an der Validität klinischer Prüfungen[161] einmal abgesehen – sogleich einen „Behandlungsfehler" nahelegt, so dürfte das nicht nur vielfach unangemessen sein, sondern eine Haltung der „sklavischen Leitlinientreue" als einer spezifischen Ausprägung von „Defensivmedizin" befördern – paradoxerweise wiederum nicht selten zum Schaden des Patienten.

Dass Leitlinien das Vertrauen der Patienten stärken könnten, wird zwar vereinzelt behauptet:[162] Lebensweltlich muss man dies allerdings angesichts des Faktums, dass nur für ca. sieben Prozent aller Leitlinien überhaupt eine laienverständliche Patientenversion zur Verfügung steht,[163] bei der hohen fachspezifischen Komplexität der jeweiligen Inhalte wohl als eine reichlich fiktionale Annahme auffassen. Das patientenseitige Vertrauen dürfte sich vielmehr zumeist darauf beschränken, von einem Arzt mit der erforderlichen Qualifikation eine Behandlung (i.w.S.) zu erhalten, die generaliter dem aktuellen Stand der jeweiligen Fachdisziplin entspricht; dies gilt um so mehr, als die ärztliche Aufklärung des Patienten üblicherweise nicht das evtl. Vorhandensein und die Inhalte einer thematisch einschlägigen Leitlinie umfasst

---

[158] Näher *Ollenschläger*, in: Ratajczak (Fn 157), 49.

[159] Vgl. *Kirch*, Fehldiagnosen in der inneren Medizin, 1992, 3, 5, 7; *Hoffmann*, Der Internist 1999, M3, M10; ähnlich *Dressler*, in: Hart (Hrsg.), Ärztliche Leitlinien – Recht und Empirie professioneller Normbildung, 2000, 168.

[160] Vgl. *AWMF* (Hrsg.), Das AWMF-Regelwerk Leitlinien (online abrufbar: http://www.awmf.org/ fileadmin/user_upload/Leitlinien/AWMF-Regelwerk/AWMF-Regelwerk-Weblinks.pdf, 2012, 9).

[161] Dazu jüngst *Kleinert/Horton*, The Lancet 2014, doi:10.1016/S0140-6736(13)62678-1.

[162] Vgl. *Raspe*, in: Hart (Fn 159), 2000, 121.

[163] Ergebnis eigener Auswertung der gesamten Leitliniensammlung.

(und auch de jure bis heute nicht explizit verlangt wird). Das Vertrauen der Ärzteschaft in die Vertrauenswürdigkeit einer Leitlinie ist aber nicht nur durch die schon erwähnten praktischen Anwendungsprobleme (Altern etc.)[164] gebrochen, sondern insbesondere dadurch, dass das Recht auf sie in einer schlechterdings nicht voraussehbaren Weise zugreift: Denn zur Frage, unter welchen Voraussetzungen die rechtliche Beurteilung von den Vorgaben einer Leitlinie abweichen kann, fehlt es an jedweder methodischen Vorklärung; de facto hängt am Ende alles von den Einlassungen des gerichtsseitig beauftragten Sachverständigen und von der Überzeugung und Argumentationskunst des jeweiligen Richters ab.

In einem anderen Kontext ist der Begriff des Vertrauens jedoch sogar expliziter Bestandteil des Medizinrechts; hier scheint das Recht somit Raum für personale Vertrauensbeziehungen zu geben: So sollen „im Interesse eines geordneten Ablaufs" in Konstellationen der sog. horizontalen Arbeitsteilung die Vertreter der einen Fachrichtung grundsätzlich auf die fehlerfreie Mitwirkung der anderen vertrauen können, sofern und solange sich hieran nicht Zweifel aufgrund konkreter Anhaltspunkte aufdrängen.[165] In beschränktem Umfang gilt dies auch für Konstellationen der sog. vertikalen Arbeitsteilung, mithin im Verhältnis der fachlichen Über- bzw. Unterordnung, weil ein gewisses Maß an Vertrauendürfen bei jedweder Art des Zusammenwirkens unerlässlich ist. Die Reichweite dieses sog. „Vertrauensgrundsatzes" ist allerdings aus Gründen des Patientenschutzes von vornherein auf solche Gefahren beschränkt, die ausschließlich der Sphäre des jeweils anderen (z.B. des Operateurs aus Sicht des Anästhesisten) entstammen, d.h. unter Ausschluss der erfahrungsgemäß meist besonders gefährlichen „Schnittstellen" (infolge Zusammentreffens isoliert jeweils tolerabler eigener und fremder Grundgefährlichkeit), die dem eigenen, somit nicht vertrauensbegründenden Verantwortungsbereich zugerechnet werden.[166] Noch mehr aber zeigt sich die juristische Überformung dieses Vertrauensphänomens in der rechtsdogmatischen Setzung, dass ein von eigener Haftung bzw. Strafbarkeit befreiendes Vertrau-

---

[164] Siehe o. nach Fn 156.
[165] Im Grundsatz anerkannt, vgl. BGH NJW 1980, 649; VersR 1989, 186; MedR 1998, 218; OLG Zweibrücken VersR 1988, 165; näher *Duttge*, HRRS 2009, 145 ff. und ZIS 2011, 349 ff. (jew. m.w.N.).
[166] So ausdrücklich BGHZ 140, 309, 314.

endürfen sich auf das „ordnungsgemäße Verkehrsverhalten anderer" bezieht und nur bei eigenem „verkehrsgerechten Verhalten" in Betracht komme:[167] Mit anderen Worten sind es somit die Setzungen des Rechts, die entscheiden, inwieweit eine Begrenzung der eigenen Sorge beim arbeitsteiligen Miteinander erlaubt ist, und nicht die sozialtypischen Vertrauensstrukturen. Damit bestätigt sich die Einsicht *Niklas Luhmanns*, dass Recht und personales Vertrauen Mechanismen sind, die „weitgehend unabhängig voneinander operieren und nur noch durch mehr allgemeine Bedingungen ihrer Möglichkeit verknüpft und dann nach Bedarf in wichtigen Einzelfragen koordiniert werden"[168]. Gänzlich offen ist damit aber, ob diese „Koordinierung" mit Blick auf die Setzungen des (Medizin-)Rechts immer als gelungen bezeichnet werden kann.[169]

7.4 Ausgewählte praktische Anwendungsfelder

Es erscheint lohnenswert, die sich nach Vorstehendem längst herauskristallisierte ambivalente Stellung des Rechts in Bezug auf die ihm zugedachte orientierungsstärkende Kraft noch einmal anhand ausgewählter Thematiken punktuell zu beleuchten. Allen drei Themenfeldern ist gemeinsam, dass sie den Gesetzgeber in der jüngsten Vergangenheit erklärtermaßen dazu veranlasst haben, zwecks „Stärkung des Vertrauens" normgebend tätig zu werden. Und in allen drei Fällen ist das jeweilige Gesetzgebungsprojekt als solches – also jenseits unvermeidlicher Divergenzen zu Detailfragen – gerade im Lichte von „Transparenz" und „Rechtssicherheit" von einer breiten Zustimmung getragen gewesen.

7.4.1 Patientenrechte(-gesetz)

So waren eben dies die Leitmotive, die u.a. zur Kodifizierung der Patientenrechte in den neu gefassten §§ 630a-h BGB führten.[170] Damit Patienten ihren

---

[167] Dazu näher die Nachweise bei *Duttge* (Fn 142), 473 ff.
[168] *Luhmann* (Fn 34), 44.
[169] Für den Bereich der arbeitsteiligen Medizin einen „erweiterten, lebensnäheren Vertrauensgrundsatz" anmahnend: *Duttge* (Fn 165).
[170] Durch das Patientenrechtegesetz v. 20.02.2013 (Fn 19).

Behandlern künftig „auf Augenhöhe" begegnen könnten, sei es unabdingbar gewesen, ihre zentralen, bislang „nur" richterrechtlich gewährleisteten Rechte in Gesetzesform zu gießen.[171] Es ist geradezu augenfällig, dass schon dieser grundlegenden, so präsentierten Zielsetzung eine arg simplifizierende Vorstellung von der Wirkweise des Rechts zugrunde liegt. Denn wenn die (nahezu unverändert die bisherige Rechtslage übernehmende)[172] Vergesetzlichung als Mittel der Wahl die bestehende Machtasymmetrie im klinischen Alltag nachhaltig mindern können sollte, müssten drei Prämissen erfüllt sein:[173] Erstens, dass die beklagten Defizite bei der Durchsetzung der Patientenrechte in der Vergangenheit gerade oder jedenfalls nicht unwesentlich auch durch deren Unkenntnis bedingt waren; dass zweitens das zentrale Moment dieser Unkenntnis in der fehlenden Gesetzesform lag und schließlich drittens die jetzt implementierte Rahmenregelung die erstrebte Transparenz und Verlässlichkeit herstellt. Bei allem, was in den letzten Jahrzehnten den Strukturwandel der Gesundheitsversorgung nachhaltig geprägt hat, muss aber die Annahme einer mangelnden Realisierung des Idealbildes einer „therapeutischen Partnerschaft" gerade wegen eines kognitiven Defizits auf Patientenseite als reichlich lebensfern erscheinen. Überdies befördert die hehre Rede von der größeren Rechtssicherheit durch Gesetze nur den weit verbreiteten Irrglauben, dass die Komplexität des Rechts auch von Laien bereits durch simple Lektüre einer „passend" erscheinenden Vorschrift erfasst werden könne. In Wahrheit ist aber die Hoffnung, dass die Aufgabe der Norminterpretation durch Anwendung der juristischen Auslegungsmethodik sowie unter Heranziehung der durch rechtswissenschaftliche Arbeit herausgebildeten dogmatischen Aussagen sowie der bisherigen Rechtsprechung von jedermann zu leisten wäre, ähnlich realistisch wie das Zutrauen in eine gelungene Operation durch einen Nicht-Arzt. Es liegt daher auf der Hand, dass bei solchen Versprechungen die Enttäuschung geradezu vorprogrammiert ist.

---

[171] Zu den Motiven im Einzelnen: BT-Drucks. 17/10488 bzw. BR-Drucks. 312/12.

[172] Durchaus vom Gesetzgeber eingeräumt, vgl. BR-Drucks. 312/12, 10: „Schließlich sichert die Bezugnahme auf die Grundsätze der bisherigen Rechtsprechung Kontinuität und Verlässlichkeit".

[173] Dazu bereits *Duttge*, in: Frewer/Schmidt/Bergemann (Hrsg.), Fehler und Ethik in der Medizin – Neue Wege für Patientenrechte (Jahrbuch Ethik in der Klinik, Bd. 6), 2013, 135 ff.

Es kommt jedoch hinzu, dass eine nähere Lektüre der neuen Gesetzesvorschriften eine Reihe von Unklarheiten offenbart.[174] Medizinrechtlich und -ethisch besonders bedeutsam ist dabei die altbekannte und vieldiskutierte Frage, ob bzw. inwieweit die ärztliche Aufklärung (*„informed consent"*) aus therapeutischen bzw. humanitären Gründen ausnahmsweise unterbleiben darf („Wahrheit am Krankenbett"). Der Gesetzgeber hat eine Antwort hierauf überraschenderweise in die Gesetzesmaterialien „versteckt", und auch dort nur überschlägig und deutungsoffen Stellung genommen;[175] das Gesetz selbst spricht noch viel unbestimmter lediglich von „besonderen Umständen", aufgrund deren eine Aufklärung des Patienten u.U. entbehrlich sein könne (vgl. §§ 630c Abs. 4, 630e Abs. 3 BGB). Nimmt man noch hinzu, dass der ursprüngliche Referentenentwurf der zuständigen Ministerien den „therapeutischen Vorbehalt" noch ausdrücklich benannt hatte (vgl. §§ 630c Abs. 4 Nr. 2, 630e Abs. 3 Nr. 2 BGB-E)[176], dieser Vorschlag dann aber aufgrund der hiergegen vorgebrachten Kritik (aus der Medizinrechtswissenschaft) aus dem Gesetzestext gestrichen worden ist – um gleichsam still und heimlich „durch die Hintertüre" wieder Eingang zu finden, so erweisen sich „Transparenz" und „Stärkung der Patientenrechte" bloß als Verlautbarungen des rechtspolitischen Marketings. Dabei hätte die anhaltende Debatte um sog. Nocebo-Effekte[177] doch hinreichend Anlass gegeben, das gesamte Modell der ärztlichen Aufklärung mitsamt seiner unklaren Reichweite in Bezug auf evtl. Risiken, seiner den Patienten häufig überfordernden Wirkung und seiner formalistischen Umsetzung in der klinischen Praxis als „Schicksalsfrage des

---

[174] Erste Analysen bei *Hart*, MedR 2013, 159 ff.; *Katzenmeier*, MedR 2012, 576 ff. und NJW 2013, 817 ff.; *Olzen/Metzmacher*, JR 2012, 271 ff.; *Olzen/Uzunovic*, JR 2012, 447 ff.; *Preis/Schneider*, NZS 2013, 281 ff.; *Rehborn*, MDR 2013, 497 ff., 565 ff.; *Spickhoff*, ZRP 2012, 65 ff. und VersR 2013, 267 ff.; *Thurn*, MedR 2013, 153 ff.; *Wagner*, VersR 2012, 789 ff.

[175] Vgl. BT-Drucks. 17/10488, 25, wonach „das Selbstbestimmungsrecht des Patienten nur unter engen Voraussetzungen eingeschränkt werden" dürfe, so dass die Anforderungen an solche therapeutischen Gründe „sehr streng" zu handhaben seien und dem „Gebot einer schonenden Aufklärung" Vorrang eingeräumt werden müsse. Übersehen wurde dabei aber die Rechtsprechung des BVerfG, wonach es einer „ausreichenden Wahrscheinlichkeit" aufgrund „konkreter, substantieller Anhaltspunkte" für eine substantielle Schädigung des Patienten durch Aufklärung bedarf (vgl. BVerfG NJW 2006, 1116 ff.).

[176] Abrufbar unter: www.bmj.de/SharedDocs/Downloads/DE/pdfs/RefE_Gesetz zur_Verbesserung_der_Rechte_von_Patientinnen_und_Patienten.pdf?_blob=publicationFile.

[177] Dazu etwa *Häuser/Hansen/Enck*, Deutsches Ärzteblatt 109 (2012), A-459 ff.

Arzt-Patienten-Verhältnisses"[178] zu begreifen und dementsprechend gründ-
lich auf den Prüfstand zu stellen. Mit § 630e Abs. 1, 2 BGB hat der Gesetzgeber jedoch bloß die bisherige Aufklärungsrechtsprechung in Gesetzesform
gegossen, ohne jedwede Grenzziehung bzgl. der „erwarteten Folgen und
Risiken" und in der einigermaßen lebensfernen Annahme, dass die hierin
vorgesehene Beschränkung der (wie übrigens schon bisher!)[179] bloß ergän-
zungshalber erlaubten Verwendung von Aufklärungsformularen jetzt ohne
Weiteres Beachtung finden werde.

7.4.2 Patientenverfügung

Um dem Selbstbestimmungsrecht des Patienten mit Blick auf spätere Situationen der eigenen (juristischen[180] oder gar tatsächlichen) Handlungsunfähigkeit die nötige Durchsetzungsmacht zu verleihen, hat sich das Instrument der
Vorausverfügung zuerst richterrechtlich[181] und inzwischen auch gesetzlich
(vgl. § 1901a Abs. 1 BGB)[182] etabliert. Hiermit verbindet sich allgemein die
große Hoffnung, dass der einmal aufgeschriebene Wille im Akutfall dann
auch auf ärztlicher Seite unbedingte Beachtung findet.[183] Erst eine nähere
Analyse erweist jedoch, dass diese – von rechtspolitischer Seite vielfach be-
förderte – Vorstellung in mehrfacher Hinsicht unzutreffend ist: Denn erstens
entspricht es der vorherrschenden Auffassung in Medizinrecht und -ethik,
dass der Patientenwille nur auf dem Boden einer ärztlichen Indikation und
im Rahmen eines ärztlichen Therapieangebots Geltung beanspruchen kann
(i.d.S. jetzt auch § 1901b Abs. 1 BGB),[184] so sehr die dadurch eröffnete Mög-

---

[178] *Schreiber*, in: Lilie/Rosenau (Fn 148), 371 (Nachdruck eines Artikels in der F.A.Z. v. 3.10.1980, 10).
[179] BGH NJW 1985, 1399; OLG Köln NJW 1996, 1564, 1565.
[180] Sog. Einwilligungsfähigkeit; zu den Voraussetzungen näher *Duttge*, in: Wiesemann/Simon (Hrsg.), Patientenautonomie. Handbuch, 2013, 77 ff. (m.w.N.).
[181] Zuerst BGHSt 40, 257, 263 (allerdings nur als Indiz für den mutmaßlichen Willen) und sodann vor allem BGHZ 154, 205 ff. – zur rechtspolitischen Entwicklung näher *Schreiber*, in: Deutsch-FS 2009, 493 ff.
[182] Siehe o. Fn 16.
[183] Siehe BT-Drucks. 16/8442, 2: „Viele Menschen wollen die Gewissheit haben, dass sie über die Art und Weise ihrer medizinischen Behandlung selbst bestimmen können, wenn sie infolge einer Krankheit oder eines Unfalles ihre Entscheidungsfähigkeit verloren haben".
[184] BGHZ 154, 205, 225 f.

lichkeit einer „einseitigen Therapiebegrenzung" (wegen „Wegfalls der Indikation") veranlasst durch die Sorge vor sachwidrigen (z.b. ökonomischen) Einflüssen auch durchaus kritisch betrachtet wird.[185] Wenn das Recht bislang aber die Augen vor einer evtl. doch erforderlichen dosierten Rechtskontrolle der ärztlichen Indikationsstellung[186] ebenso wie vor der abweichenden klinischen Praxis verschließt, die den Patientenwillen selten ganz unberücksichtigt lässt,[187] untergräbt es seinen Anspruch auf Verhaltenssteuerung und -orientierung.

Ein zweiter Vorbehalt gegenüber dem Anschein einer ungebrochenen Anerkennung der sog. „Patientenautonomie" resultiert aus der jederzeitigen – formfreien – Widerrufbarkeit der Patientenverfügung (vgl. § 1901a Abs. 1 S. 3 BGB). Dies soll dem strukturellen Defizit einer jeden Vorausverfügung, die schließlich in nur begrenztem Maße den späteren Willen antizipieren kann,[188] Rechnung tragen. Weder durch Gesetz noch durch Rechtsprechung oder durch eine „herrschende Literaturansicht" geklärt ist jedoch die Frage, ob es für die Wirksamkeit eines Widerrufs der Einwilligungsfähigkeit des Widerrufenden bedarf. Diese Frage hat ersichtlich geradezu fundamentale Bedeutung, sowohl praktisch als auch für die Sinnhaftigkeit des Instruments Patientenverfügung überhaupt. Denn wenn es einer Einwilligungsfähigkeit nicht bedarf[189] und somit auch „konkludentes Verhalten" eines nicht mehr urteilsfähigen Patienten bis hin zu einem bloß widerspruchslosen Tolerieren der Behandlung schon als Widerruf gewertet werden kann, lässt sich nicht mehr von einer Geltung des Selbstbestimmungsrechts sprechen und erweist sich das gesamte Gesetzesprojekt als Illusion. Je nachdem aber, wo die Grenzen der Einwilligungsfähigkeit gezogen werden (was wiederum ganz dem

---

[185] Im Überblick *Duttge*, NStZ 2006, 473 ff. (m.w.N.); zuletzt auch *Holtappels/Behringer/Behringer*, ASUP 2013, 24 ff.; i.S. einer restriktiven Handhabung *Verrel*, in: Jakobs-FS 2007, 715, 726 f.
[186] Dafür etwa *Sternberg-Lieben*, in: Duttge/Zimmermann-Acklin (Fn 119), 37, 55 ff.
[187] Für eine Einbeziehung des Patientenwillens als „co-indizierender Faktor" – freilich mit unklarer Abgrenzung zur bloßen „Wunschmedizin" – etwa *Alt-Epping/Nauck*, Ethik in der Medizin 2012, 19 ff., insbes. 27.
[188] Zu diesem strukturellen Defizit näher *Duttge*, Intensiv- und Notfallbehandlung 2005, 171 ff. (m.w.N.).
[189] In diesem Sinne etwa *Höfling*, NJW 2009, 2849, 2850 f.; *Simon*, Intensiv- und Notfallmedizin 2010, 43, 44; a.A. *Spickhoff*, FamRZ 2009, 1949, 1955, freilich ergänzt um eine Zweifelsregelung, dass i.d.R. von Einwilligungsfähigkeit ausgegangen werden solle.

behandelnden Arzt überlassen ist), könnte das womöglich auch für die gegenteilige Position behauptet werden, wenn also einer Willensbekundung in der Entscheidungssituation – da von einem Einwilligungsunfähigen abgegeben – die Gefolgschaft versagt wird. Es ist augenfällig, dass hier eine zentrale Weichenstellung erkennbar wird, zu der das Recht leider beharrlich schweigt.

Um mehr als nur einem bloßen Schweigen, das alle weiter in Unsicherheit verbleiben lässt, handelt es sich schließlich drittens, wenn der Gesetzgeber in seinem Patientenrechtegesetz die Verzichtbarkeit eines Stellvertreters (Betreuers oder Gesundheitsbevollmächtigten) bei Vorliegen einer Patientenverfügung erklärt. Dies findet sich in § 630d Abs. 1 S. 2 BGB zumindest angedeutet und in der Gesetzesbegründung deutlich ausgesprochen.[190] Eben dies entspricht seit Jahren auch der Position der Bundesärztekammer, die sich in ihren Empfehlungen zum „Umgang mit Vorsorgevollmacht und Patientenverfügung in der ärztlichen Praxis"[191] nachdrücklich dafür stark gemacht hat, dem behandelnden Arzt den sofortigen Vollzug einer „eindeutigen Patientenverfügung" ohne Inanspruchnahme eines Betreuers oder gar des Betreuungsgerichts zu ermöglichen. Allerdings ist auch die Zuschreibung von „Eindeutigkeit" einer sprachlich fixierten Erklärung niemals ein rein objektives Datum, sondern stets Ergebnis einer Interpretation. Dass den behandelnden Ärzten auf diese Weise eine Interpretationshoheit über die Reichweite ihres eigenen Gebundenseins fern jedweder Kontrolle überantwortet wird,[192] entsprach weder den Intentionen bei gesetzlicher Anerkennung der Patientenverfügung noch der bisherigen Deutung von § 1901a Abs. 1 S. 2 BGB („[...] hat der Betreuer dem Willen des Betreuten Ausdruck und Geltung zu verschaffen"). Darin ist aber nicht etwa bloß ein weiterer Anknüpfungspunkt für die faktische Infragestellung der „Patientenautonomie" zu erkennen, sondern viel grundlegender eine durchaus verständliche Reaktion darauf, dass behandelnde Ärzte sich wegen Fehlens einer verpflichtenden ärztlichen Beratung

---

[190] Vgl. BT-Drucks. 17/10488, 23: „sofern der Behandelnde keine Zweifel hat, dass eine wirksame Patientenverfügung vorliegt"; neuerdings sieht der BGH sogar die für den Dissensfall vorgesehene betreuungsgerichtliche Kontrolle (vgl. § 1904 Abs 2, 4 BGB) als entbehrlich an: BGH JZ 2015, 39 ff. mit krit. Anm. *Duttge*.

[191] Zuerst in Deutsches Ärzteblatt 107 (2010), A-877, 879 und 882; neuerdings bekräftigt in Deutsches Ärzteblatt 110 (2013), A-1580, 1582.

[192] Beanstandet bereits von *Duttge*, Intensiv- und Notfallmedizin 2011, 34 ff.

vor Abfassen einer Patientenverfügung in die unzumutbare Lage eines blinden Vollzuges selbst hochgradig „unvernünftiger" Patientenwünsche genötigt sehen. Ein vorausschauendes, bedürfnissensibles Recht hätte diese Dilemmasituation vermieden und auf die isolierte Anerkennung der Patientenverfügung womöglich solange verzichtet, bis sie in eine übergreifende Struktur des „advance care planning" eingebunden werden kann.[193]

7.4.3 Postmortale Organtransplantation

Um dem horrenden „Vertrauensverlust" in der Folge der sog. „Organspendeskandale" entgegenzuwirken, hat der Gesetzgeber im Juli 2013[194] zwei Maßnahmen ergriffen: Zum einen enthält § 10 Abs. 3 S. 2 TPG n.F. jetzt ein ausdrückliches Verbot der unrichtigen Erhebung oder unrichtigen Dokumentation von gesundheitsbezogenen Patientendaten bzw. der Übermittlung eines unrichtigen Gesundheitszustandes an das Transplantationszentrum, wenn dies geschieht, „um Patienten bei der Führung der einheitlichen Warteliste [...] zu bevorzugen". Erfolgt eine solche Manipulation „absichtlich", so findet sich hierfür in § 19 Abs. 2a TPG n.F. Kriminalstrafe angedroht. Zum anderen sind die Richtlinien der Bundesärztekammer, welche nach § 16 TPG u.a. „die Regeln zur Aufnahme in die Warteliste [...] einschließlich der Dokumentation der Gründe für die Aufnahme oder Ablehnung der Aufnahme" zu konkretisieren hatten, künftig dem Bundesgesundheitsministerium zur Genehmigung vorzulegen (§ 16 Abs. 3 TPG n.F.). Dadurch sollen die Inhalte dieser Richtlinien einer „staatlichen Rechtsaufsicht" unterworfen werden, um ihnen eine „größere Verbindlichkeit" zu verleihen,[195] daneben aber natürlich auch evtl. Lücken und Mängel frühzeitig aufzudecken und bedenklichen Verfahrensweisen frühzeitig vorzubeugen.

---

[193] Näher *Duttge*, in: Albers (Hrsg.), Patientenverfügungen, 2008, 185 ff.; dazu eingehend die Beiträge in: *Coors/Fox/in der Schmitten* (Hrsg.) Advance Care Planning: Neue Wege der gesundheitlichen Vorausplanung, 2015 [im Erscheinen].
[194] Siehe o. Fn 24.
[195] BT-Drucks. 17/13897, 4 f. – zur verfassungsrechtlichen Problematik der bislang schwachen demokratischen Legitimation eingehend *Mohammadi-Kangarani*, Die Richtlinien der Organverteilung im Transplantationsgesetz – verfassungsgemäß? 2011, 99 ff. (m.w.N.) sowie 141 ff. (Regelungsvorschlag).

Beide Maßnahmen lassen sich prima vista gut nachvollziehen und dürften dennoch eher der Kategorie „symbolisches Recht"[196] zuzuordnen sein: Denn mit Hilfe von abstrakt-generellen Wegweisungen lassen sich niemals bewusste Missbräuche, sondern stets nur defizitäre Strukturen verhindern. So ist etwa in einem vor etwas mehr als einem Jahr bekannt gewordenen Fall einem Patienten aus dem Irak die Aufnahme in die Warteliste für eine lebensrettende Herztransplantation mit der Begründung verweigert worden, dass zweifelhaft sei, ob er wegen seiner fehlenden Kenntnisse der deutschen Sprache die ärztlichen Vorgaben für die Vor- und Nachbehandlung verstehen und konsequent umsetzen werde.[197] In der Tat enthalten die einschlägigen Richtlinien der Bundesärztekammer den Hinweis, dass die „unzureichende oder gar fehlende Mitarbeit des Patienten (*compliance*)" eine Kontraindikation begründen und dies u.a. auch aus „sprachlichen Schwierigkeiten" resultieren *kann*.[198] Allerdings spricht die Richtlinie an gleicher Stelle unmissverständlich davon, dass es sich dabei grundsätzlich um eine „überbrückbare Schwierigkeit" handelt und deshalb die behandelnden Ärzte stets auf die nötige Compliance „hinwirken" müssen. Dazu dürfte ohne Weiteres auch die Beiziehung eines Dolmetschers zählen. Eine Transplantation ist schließlich nur dann ausgeschlossen, wenn die fehlende Compliance erwiesenermaßen von Dauer („anhaltend")[199] und unveränderbar ist. An diesem Beispielsfall lässt sich leicht erkennen, wie eine an sich schlüssige, wenngleich an der entscheidenden Stelle etwas weich formulierte Richtlinie im Konfliktfall instrumentalisiert werden und auf Patientenseite Vertrauen verspielen kann.[200] Derartige

---

[196] Allgemein *Hassemer*, NStZ 1989, 553 ff.; *Hassemer/Steinert/Treiber*, in: Hassemer/Lüderssen (Hrsg.), Sozialwissenschaften im Studium des Rechts. Bd. III: Strafrecht, 1978, 23 ff.; *Voß*, Symbolische Gesetzgebung. Fragen zur Rationalität von Strafgesetzgebungsakten, 1989, 82 ff.; *Newig*, in: Cottier/Estermann/Wrase (Hrsg.), 301, 302 ff.

[197] Bericht in: Legal Tribune Online v. 20.12.2013 (online abrufbar: http://www.lto.de).

[198] Ziff. I., 4. der Richtlinien für die Wartelistenführung und Organvermittlung zur Herz- und Herz-Lungen-Transplantation (online abrufbar: http://www.bundesaerztekammer.de/downloads/RiliOrga HerzLunge20130308.pdf).

[199] Ebd.

[200] Der Patient wehrte sich auf rechtsförmlichem Wege hiergegen bis zum Bundesverfassungsgericht (Beschl. v. 28.1.2013 – 1 BvR 274/12); am Ende stimmt er vor dem LG Bielefeld einem Vergleich zu (Az 4O 106/11), nachdem er bei einem anderen Klinikum die Aufnahme in die Warteliste erreicht hatte.

Praktiken lassen sich aber vorab nur schwer gedanklich vorwegnehmen und so gut wie nie durch abstrakt-generelle Regelungen ausschließen. Daran vermag eine Genehmigungspflicht nichts zu ändern, noch dazu, wenn die Interventionsmöglichkeiten auf eine bloße „Rechtsaufsicht"[201] beschränkt sind.

Die Verbotsregelung zu den Patientendaten dürfte noch weniger reale Wirkungen zeitigen: Denn sie verlangt ausdrücklich eine spezifische „Bevorzugungsabsicht", die sich wie alle subjektiven Unrechtsmerkmale (z.B. Zueignungs-, Bereicherungsabsicht, §§ 242, 263 StGB)[202] im konkreten Verdachtsfall nur schwer nachweisen lassen wird. Hinzu kommt die nochmalige Verschärfung der Anforderungen, die zur Verhängung einer Kriminalstrafe berechtigen: § 19 Abs. 2a TPG verlangt zusätzlich auch bzgl. der jeweiligen Tathandlung (Erheben, Dokumentieren oder Übermitteln eines „unrichtigen" Gesundheitszustands) „Absicht", was im juristischen Sprachgebrauch i.d.R. mit einem „zielgerichteten Erstreben" bzw. „planmäßigen Verwirklichungswillen"[203] übersetzt wird. Da Strafvorschriften in besonderem Maße dem Gesetzlichkeitsprinzip (Art. 103 Abs. 2 GG, § 1 StGB) verpflichtet sind, dürfte sich die mit dieser Neuregelung erhoffte Abschreckungswirkung nach den ersten Erfahrungen mit konkreten Strafverfahren wohl schnell verflüchtigt haben.[204] Dies gilt um so mehr, als sich über das entscheidende unrechtsbegründende Merkmal, die „Unrichtigkeit" der erhobenen Patientendaten, in der klinischen Praxis mit Blick auf einen meist dynamischen Krankheitsverlauf offenbar mitunter trefflich streiten lässt, solange selbige nicht frei erfunden werden. Dennoch sind die Aktivitäten im Nachgang der entdeckten Manipulationen zu begrüßen, weil weit über die vorstehend benannten Maßnahmen des Gesetzgebers hinaus ein ganzheitlicher Ansatz verfolgt wurde, der insbesondere auf transparente Strukturen, Beseitigung von Fehlanreizen

---

[201] Diese umfasst keine fachliche Zweckmäßigkeitsüberprüfung, s. etwa *Hofmann/Gerke*, Allgemeines Verwaltungsrecht, 10. Aufl., 2010, Rn 687 ff.; Maurer, Allgemeines Verwaltungsrecht, 18. Aufl., 2011, § 23 Rn 17 ff.

[202] Zu diesen allg. Dölling/*Duttge*/Rössner, Gesamtes Strafrecht. Handkommentar, 3. Aufl. 2013, § 15 Rn 15.

[203] HK-GS/*Duttge* (Fn 202), § 15 Rn 13.

[204] Harsche Kritik bei *Schroth*, MedR 2013, 645 ff.: „missglückter medizinstrafrechtlicher Schnellschuss".

und effektivere Kontrollen ausgerichtet war.[205] Es ist nicht schwer zu prophe-
zeien, dass diese auf die realen Vorgänge abzielenden Sicherungen weit größere Wirkung haben werden; nicht zuletzt tragen sie aber auch maßgeblich
dazu bei, dass die gesetzlichen Vorgaben in den Augen der sozialen Player
ihre Glaubhaftigkeit nicht verlieren. Dazu gehört im Selbstverständnis eines
bedürfnissensiblen Rechts aber auch die selbstkritische Überprüfung der
bisherigen Rechtsakte, etwa zur (bislang nicht abschließenden) Benennung
und (fehlenden) Gewichtung der relevanten Allokationskriterien (vgl. § 12
Abs. 3 S. 1 TPG: „insbesondere nach Erfolgsaussicht und Dringlichkeit").[206]

7.5 Schlussfolgerungen und Ausblick

Aus der Fülle der vorstehenden Überlegungen, sowohl hinsichtlich der theoretischen Grundlagen als auch der anwendungsbezogenen Exemplizierun-
gen, lassen sich jetzt mehrere allgemeingültige Schlussfolgerungen ziehen:
1. Das Recht ist nach wie vor ein machtvolles Instrument, das mit Blick auf
das soziale Geschehen den Anspruch erhebt, Freiheitsräume, Chancen und
Risiken von Individuen, Gruppen und Institutionen ordnungsstiftend auszu-
tarieren („Steuerungsanspruch"). Im Kontext des Arzt-Patienten-Verhältnisses macht es sich seit langem insbesondere zur Aufgabe, die vorherrschenden Machtasymmetrien (ärztlicher Expertenstatus, Krankenhausorga-
nisation etc.) zugunsten effektiver Mitbestimmungsmöglichkeiten der Pati-
enten/Probanden („Patientenautonomie") auszubalancieren. Der besondere
Status des Rechts resultiert dabei aus seinem spezifischen Geltungsanspruch,
der grundsätzlich mit der Möglichkeit von Rechtszwang verbunden ist.[207]
Weil generaliter die Erwartung rechtskonformen Verhaltens aller besteht
(aus welchen individuellen Gründen die Grenzen der Legalität auch immer

---

[205] Siehe im Einzelnen die Aufzählung der ad-hoc-Maßnahmen in BT-Drucks. 17/13897, 2 ff.

[206] Zur Lückenhaftigkeit des Gesetzes etwa *Bader*, Organmangel und Organverteilung, 2010, 332 ff.;
Gutmann, Gutachtliche Stellungnahme anlässlich der Anhörung des Gesundheitsausschusses am
29.6.2011, 11 (online abrufbar: http://www.bundestag.de/bundestag/ausschuesse17/a14/anhoerungen/
Archiv/jj_Organspende_Block_II/Stellungnahmen/17_14_0148_4_.pdf); zur kontroversen Debatte über
die Gewichtung der Kriterien etwa *Oduncu*, in: Oduncu/Schroth/Vossenkuhl (Hrsg.), Transplantation –
Organgewinnung und -allokation, 2003, 10.

[207] Treffend *Ryffel*, Grundprobleme der Rechts- und Staatsphilosophie, 1969, 352: Recht als das „vor-
läufig Maßgebende".

respektiert werden mögen), verschafft das Recht dem Einzelnen prima vista Orientierung über die Handlungsspielräume der anderen („Rechtsvertrauen") mit der Folge eigener Entfaltungsmöglichkeiten in der begründeten Erwartung eines schadensfreien Erreichens der selbstgesetzten Handlungsziele.

2. Diese Orientierungssicherheit ist allerdings rechtstatsächlich ein unerreichbares Ideal, weil die sich mit dem Postulat der „Rechtssicherheit" verbindenden Attribute, seine Berechenbarkeit, Verlässlichkeit und Erkennbarkeit, in der sozialen Wirklichkeit vielfältig bedingt und begrenzt sind. Der einer jeden Normgebung inhärente Zielkonflikt zwischen größtmöglicher Normkonformität und größtmöglichen Handlungsspielräumen[208] offenbart dabei eine überraschende Paradoxie: Je dichter das Netz der Regelungen – sei es in gesetzlicher oder richterrechtlicher Form – geknüpft wird, um so weniger besteht eine realistische Aussicht, die damit bezweckte Klarheit, Fassbarkeit und infolgedessen Normkonformität tatsächlich zu erreichen. Denn eine Vielzahl von kleinteiligen Rechtsvorschriften lässt sich in ihrem komplexen Zusammenspiel nur noch von Spezialisten verstehen (Beispiel: Krankenversicherungsrecht) und erhöht damit die Distanz zur sozialen Wirklichkeit, von der hinzukommenden fortlaufenden Änderungsbedürftigkeit und den dadurch zusätzlich entstehenden Irritationen ganz abgesehen. Umgekehrt lässt sich somit eine größtmögliche Wirksamkeit des (Medizin-)Rechts nur erreichen, wenn es wohldosiert eingesetzt wird: Weniger ist also nicht selten mehr!

3. Dies gilt nicht zuletzt auch deshalb, weil ein Übermaß an rechtlicher Regulierung dazu tendiert, die Aufmerksamkeit des Publikums zu sehr auf sich zu konzentrieren und damit von den eigentlichen im Sozialverkehr relevanten Aufgaben abzulenken („Defensivmedizin"). Es darf dabei nicht übersehen werden, dass dem Recht stets eine Ambivalenz von Freiheitsverbürgung und Freiheitsentzug immanent ist: Wo Rechte gewährleistet werden, gibt es auf der anderen Seite auch Pflichten. Deshalb erhöht sich im Zuge der Verrechtlichung unweigerlich die Wahrscheinlichkeit von Normkonflikten in Bezug auf vorhandene „professionelle Kulturen" und „Binnenmoralen" mit der Gefahr einer bewusster Instrumentalisierung oder Umgehung des Rechts

---

[208] Grdl. *Llewellyn*, in: The Yale Law Journal Vol. 40 Nr. 8 (1940), 1355, 1379.

zugunsten der tradierten Haltung (Beispiel: Patientenverfügung). Dies wirkt zwangsläufig auf die Glaubwürdigkeit des Rechts zurück und kann u.U. sogar einen Dominoeffekt auslösen: Die defizitäre Wirksamkeit des Rechts veranlasst zu einer Steigerung an rechtlicher Regulierung (*„more of the same"*) mit der naheliegenden Folge einer noch geringeren Normakzeptanz etc. etc.

4. Wo genau das richtige Maß, die „magische Balance"[209] zwischen Regulierung und Nicht-Regulierung verläuft, lässt sich nicht generaliter, sondern stets nur kontextspezifisch ermitteln. Im Ausgangspunkt ist dazu vor allem vonnöten, den Blick nicht auf die wohlgeordnete, in sich stimmige und daher „heile" Welt des Rechts zu beschränken, sondern die Reaktionen der sozialen Player sorgfältig zu beobachten und im Falle normabweichender Verhaltensweisen auf deren Gründe hin zu analysieren. Da wirkungslose oder gar schädliche Gesetze zur Vermeidung von Orientierungsverlusten erst gar nicht auf den Weg gebracht werden sollten, bedarf es zusätzlich einer schon vorausgehenden, prospektiven Rechtsfolgenabschätzung. Die hierzu erforderlichen und möglichen Methodiken sind im Allgemeinen hinlänglich bekannt;[210] in Bezug auf medizinrechtliche Fragestellungen gilt es zu betonen, dass die Interdisziplinarität des Bezugsgegenstandes selbstredend eine Interdisziplinarität der Analysekonzepte wie auch der vorhandenen Kompetenzen auf Seiten der Analysten verlangt. Im Idealfall könnte eine Institutionalisierung fortlaufend die Wirkungen medizinrechtlicher Regelungen evaluieren und den mitunter geradezu hilflos anmutenden Gesetzgeber[211] im Vorfeld neuer Gesetzesprojekte oder Bestrebungen nach Gesetzesänderungen beratend unterstützen.

5. Die für die Wirksamkeit des Rechts essentielle Vermittlung von Rechtskenntnissen ist eine Aufgabe, die sich nicht in der Bekanntgabe neuer Gesetze im Bundesgesetzblatt erschöpft. Die zutreffende Kenntnis medizinrechtlicher Regelungen und maßgeblicher Rechtsprechung liegt im ureigenen Inte-

---

[209] *Boehme-Neßler*, MMR 2009, 444.

[210] Eingehend *Böhret/Konzendorf*, Handbuch Gesetzesfolgenabschätzung (GFA), 2001; *Hensel/Bizer/Führ*/Lange, Gesetzesfolgenabschätzung in der Anwendung, Perspektiven und Entwicklungstendenzen, 2010.

[211] Gleiches käme natürlich auch für die obersten Gerichte in Betracht, insbesondere im Vorfeld von Grundsatzentscheidungen. Das Bundesverfassungsgericht behilft sich schon heute gelegentlich mit der Erteilung von Gutachtenaufträgen (vgl. § 27a BVerfGG).

Vertrauen durch Recht?

283

resse aller medizinischen Institutionen samt ihres gesamten Personals. Die hierzu bestehenden Möglichkeiten einer professionellen, auf Breitenwirkung angelegten interdisziplinären Aufklärung sind bislang noch nicht einmal in Ansätzen ausgeschöpft. Dies wird um so leichter fallen, je mehr die Protagonisten des Rechts der Versuchung widerstehen, die nahezu unendliche Komplexität und Vielfalt des sozialen Lebens in allen Details zu erfassen und ordnend zu regulieren. Es geht also darum, einen ohnehin durch Werte, soziale Normen und Verständigungsprozesse bereits strukturierten und hierauf angewiesenen Lebensbereich nicht durch das Recht zu „kolonialisieren" und dadurch auf Imperative umzustellen, die dafür dysfunktional sind.[212]

Literatur

Alt-Epping, B./Nauck, F.: Der Wunsch des Patienten – ein eigenständiger normativer Faktor in der klinischen Therapieentscheidung? In: Ethik in der Medizin 24/1 (2012), 19-28.
Antfang, P./Urban, D.: „Vertrauen" – soziologisch betrachtet. Stuttgart 1994.
von Arnauld, A.: Rechtssicherheit. Perspektivische Annäherungen an eine idée directrice. Tübingen 2006.
Bader, M.: Organmangel und Organverteilung. Tübingen 2010.
Baier, A.: Trust and Anti-Trust. In: Ethics 96 (1986), 231-260.
Bergmann, K.-O.: Leitlinien und Haftung. In: T. Ratajczak (Hrsg.): Leitlinien, Richtlinien und Gesetz: Wieviel Reglementierung verträgt das Arzt-Patienten-Verhältnis. Berlin 2003, 65-80.
Bierhoff, H.-W.: Sozialpsychologie. Ein Lehrbuch. Stuttgart 1998 [1984].
Binding, K.: Die Normen und ihre Übertretung, Bd. IV. Leipzig 1919.
Black, D.: The Mobilization of Law. In: Journal of Legal Studies 2/1 (1973), 125-149.
Blankenburg, E.: Mobilisierung des Rechts. Eine Einführung in die Rechtssoziologie. Berlin 1995.
Blankenburg, E.: Über die Unwirksamkeit von Gesetzen. In: ARSP 63 (1977), 31-57.
Boehme-Neßler, V.: Vertrauen im Internet – Die Rolle des Rechts. In: MMR (2009), 439-444.
Böhret, C./Konzendorf, G.: Handbuch Gesetzesfolgenabschätzung (GFA). Gesetze, Verordnungen, Verwaltungsvorschriften. Baden-Baden 2001.

---

[212] In Anlehnung an Habermas, Theorie des kommunikativen Handelns, Bd. 2, 1981, 522, 330 ff., 547.

Bosshardt, C.: Homo Confidens. Eine Untersuchung des Vertrauensphänomens aus soziologischer und ökonomischer Perspektive. Frankfurt a.M. 2001.

Burchardi, H./Larsen, R./Kuhlen R./Jauch, K.-W./Schölmerich, J. (Hrsg.): *Die Intensivmedizin*. Heidelberg 2008 [1955].

Buchborn, E.: Zur Verrechtlichung der Medizin – vom ärztlichen Heilauftrag zum zivilrechtlichen Behandlungsvertrag. In: *MedR* (1984), 126-129.

Dahrendorf, R.: Homo Sociologicus. Wiesbaden [17]2010.

Deutsch, E./Spickhoff, A.: Medizinrecht. Arztrecht, Arzneimittelrecht, Medizinprodukterecht und Transfusionsrecht. Berlin/Heidelberg [7]2007.

Deutsch, E./Duttge, G./Schreiber, H.-L./Spickhoff, A./Taupitz, J. (Hrsg.): *Die Implementierung der GCP-Richtlinie und ihre Ausstrahlungswirkungen*. Heidelberg [7]2011.

Dettling, H.-U.: Gesundheitsökonomie und Gesundheitsrecht: Der eine und der andere Adam Smith. Frankfurt a.M. 2005.

Dickhaut, H./Luban-Plozza, B.: Arzt-Patient-Beziehung. In: A. Eser/M- v. Lutterotti/ P. Sporken: *Lexikon Medizin – Ethik – Recht*. Freiburg 1992, 120.

Diekmann, A.: Die Befolgung von Gesetzen. Empirische Untersuchungen zu einer rechtssoziologischen Theorie. Berlin 1980.

Dressler, W.-D.: Ärztliche Leitlinien und Arzthaftung. In: D. Hart (Hrsg.): *Ärztliche Leitlinien – Recht und Empirie professioneller Normbildung*. Baden-Baden 2000, 379 - 388.

Dölling, D./Duttge, G./Rössner, D.: Gesamtes Strafrecht. Handkommentar. Baden-Baden [3]2013 [2008].

Duttge, G.: Zur Bestimmtheit des Handlungsunwerts von Fahrlässigkeitsdelikten. Tübingen 2001.

Duttge, G.: Zum typologischen Denken im Strafrecht - Ein Beitrag zur "Wiederbelebung" der juristischen Methode. In: S. Byrd/J. Hruschka/J. Joerden (Hrsg.): *Jahrbuch für Recht und Ethik* 11 (2003), 103-126.

Duttge, G.: Zur rechtlichen Problematik von Patientenverfügungen. In: *Intensiv- und Notfallbehandlung* 30 (2005), 171-179.

Duttge, G.: Einseitige („objektive") Begrenzung ärztlicher Lebenserhaltung? – ein zentrales Kapitel zum Verhältnis von Recht und Medizin. In: *NStZ* 2006, 479-484.

Duttge, G.: Rechtliche Typenbildung: Aktive und passive, direkte und indirekte Sterbehilfe. In: D. Kettler/A. Simon/R. Anselm/V. Lipp/G. Duttge (Hrsg.): *Selbstbestimmung am Lebensende*. Göttingen 2006, 36-68.

Duttge, G.: Disziplinübergreifende Regulierung von Patientenverfügungen: Ausweg aus der strafrechtlichen Zwickmühle? In: M. Albers (Hrsg.): *Patientenverfügungen*. Baden-Baden 2008, 185-197.

Duttge, G.: Arbeitsteiliges Zusammenwirken und Fahrlässigkeitsstrafbarkeit. In: *HRRS* 2009, 145-150.

Duttge, G.: Arbeitsteilige Medizin zwischen Vertrauen und strafbarer Fahrlässigkeit. In: *ZIS* 2011, 349-353.

Duttge, G.: Anmerkung zu BGH, Urteil v. 25.06.2010 – 2 StR 454/09 – Aktives Beenden einer laufenden Therapiemaßnahme (künstliche Ernährung mittels PEG-Sonde). In: *MedR* 2011, 36-38.

Duttge, G.: Patientenverfügungen unter ärztlicher Deutungshoheit? In: *Intensiv- und Notfallmedizin* 2011, 34-37.

Duttge, G.: Vertrauen am Lebensende durch Recht? In: G. Höver/H. Baranzke/A. Schaeffer (Hrsg.): *Sterbebegleitung: Vertrauenssache. Herausforderungen einer person- und bedürfnisorientierten Begleitung am Lebensende.* Würzburg 2011, 143-174.

Duttge, G.: Zwischen „Myozyme" und „Nikolaus": Die Ratlosigkeit des (deutschen) Rechts. In: G. Duttge/M. Zimmermann-Acklin (Hrsg.): *Gerecht sorgen. Verständigungsprozesse über den Einsatz knapper Ressourcen bei Patienten am Lebensende.* Göttingen 2013, 73-90.

Duttge, G.: Fehler im Patientenrechtegesetz. Juristische und ethische Probleme der Neuregelung. In: A. Frewer/K. Schmidt/L. Bergemann (Hrsg.): *Fehler und Ethik in der Medizin – Neue Wege für Patientenrechte (Jahrbuch Ethik in der Klinik, Bd. 6).* Würzburg 2013, 135-151.

Duttge, G.: Patientenautonomie und Einwilligungsfähigkeit. In: C. Wiesemann/A. Simon (Hrsg.): *Patientenautonomie. Theoretische Grundlagen, Praktische Anwendungen.* Münster 2013, 77-90.

Duttge, G.: Das Gewissen im Kontext des modernen Arztrechts. In: F.-J. Borman/ V. Wetzstein (Hrsg.): *Gewissen. Dimensionen eines Grundbegriffs medizinischer Ethik.* 2014, 543-560.

Duttge, G.: Der reformierte Strafprozess: Entscheidende Wende in die rationale Moderne? In: W. Heun/F. Schorkopf (Hrsg.): *Wendepunkte der Rechtswissenschaft. Aspekte des Rechts in der Moderne.* Göttingen 2014, 230-246.

Ehlers, A./Broglie, M.: *Arzthaftungsrecht.* München ⁴2008.

Engisch, K.: Die Idee der Konkretisierung in Recht und Rechtswissenschaft unserer Zeit. Heidelberg 1953.

Faller, H./Lang, H.: Medizinische Psychologie und Soziologie. Berlin/Heidelberg 2010 [1998].

Fischer, G.: Bringt das neue Patientengesetz neue zivilrechtliche Pflichten und Haftungsrisiken für die Ärzte? In: *ZfMER* 2 (2013), 6-15.

Funder, M.: Vertrauen - Die Wiederentdeckung eines soziologischen Begriffs. In: *ÖZSoz* 24 (1999), 76-97.

Gambetta, D.: *Trust. Making and Breaking Cooperative Relations.* Oxford 1988.

Geiger, T.: *Vorstudien zu einer Soziologie des Rechts.* Berlin 1987 [1964].

Gerlinger, T.: Wettbewerb und Patientenorientierung in der gesetzlichen Krankenversicherung. In: R. Böckmann (Hrsg.): *Gesundheitsversorgung zwischen Solidarität und Wettbewerb*. Wiesbaden 2009, 19-41.

Gesellensetter, C.: Die Annäherung des Freien Arztberufes an das Gewerbe. Eine verfassungs-, sozial und berufsrechtliche Untersuchung. Berlin 2007.

Giddens, A.: Konsequenzen der Moderne. Frankfurt a.M. 1996 (engl. 1990).

Götsch, K.: Riskantes Vertrauen: theoretische und empirische Untersuchung zum Konstrukt Glaubwürdigkeit. Münster 1994.

Greenhalgh, T./Hurwitz, B.: Narrative-based Medicine – Sprechende Medizin. Bern 2005.

Habermas, J.: Strukturwandel der Öffentlichkeit. Untersuchungen zu einer Kategorie der bürgerlichen Gesellschaft. Frankfurt a.M. 1990 [1962].

Habermas, J.: Theorie des kommunikativen Handelns. Bd. 2. Zur Kritik der funktionalistischen Vernunft. Frankfurt a.M. 1981.

Hart, D.: Ärztliche Leitlinien, Definitionen, Funktionen, rechtliche Bewertungen. In: *MedR* 16/1 (1998), 8-16.

Hart, D.: Patientensicherheit, Fehlermanagement, Arzthaftungsrecht – zugleich ein Beitrag zur rechtlichen Bedeutung von Empfehlungen. In: *MedR* 30/1 (2012), 1-15.

Hart, D.: Patientensicherheit nach dem Patientenrechtegesetz. In: *MedR* 31/3 (2013), 159-165.

Hart, D./Francke, R.: Off label use, Arzneimittelrechtliche, haftungsrechtliche, berufsrechtliche und sozialrechtliche Fragen. In: *SGb* 12 (2003), 653-664.

Hassemer, W.: Tatbestand und Typus. Untersuchungen zur strafrechtlichen Hermeneutik. Köln 1968.

Hassemer, W.: Symbolisches Strafrecht und Rechtsgüterschutz. In: *NStZ* 12 (1989), 553-559.

Hassemer, W./Steinert, H./Treiber, H.: Soziale Reaktion auf Abweichung und Kriminalisierung durch den Gesetzgeber. In: W. Hassemer/K. Lüderssen (Hrsg.): *Sozialwissenschaften im Studium des Rechts. Bd. III: Strafrecht*. München 1978, 1-65.

Häuser, W./Hansen, E./Enck, P.: Nocebophänomene in der Medizin. In: *Deutsches Ärzteblatt* 109 (2012), 459-466.

von Hippel, E.: *Rechtspolitik*. Berlin 1992.

Hillgruber, C.: Fremdbestimmung des Arztes durch Politik und Gesetzgeber. In: H. Thomas (Hrsg.): *Ärztliche Freiheit und Berufsethos*. Dettelbach 2005, 155-181.

Hoffmann, H.: Leitlinien in der Medizin Eine vornehme, aber risikobehaftete Aufgabe der medizinischen Fachgesellschaften. In: *Der Internist* 1 (1999), M3-M4.

Hofmann, H./Gerke, J.: *Allgemeines Verwaltungsrecht*. Stuttgart [10]2010.

Höfling, W.: Das neue Patientenverfügungsgesetz. In: *NJW* 39 (2009), 2849-2853.

Hollmann, A.: Rechtliche Beurteilung des Arzt-Patienten-Verhältnisses. In: *ArztR* 3 (1977), 69-77.

Holtappels, P./Behringer, B./Behringer, D.: „Futility" eignet sich nicht als Kriterium für eine Behandlungsbegrenzung. In: *ASUP* 1 (2013), 24-28.

Huster, S.: Anmerkung zu BVerfG v. 6. 12. 2005 - 1 BvR 347/98 (Leistungspflicht der GKV für neue Behandlungsmethoden). In: *JZ* 9 (2006), S. 466-468.

Jehle, J.-M.: *Strafrechtspflege in Deutschland*, Mönchengladbach 2009 [1997].

von Jhering, R.: Der Kampf um's Recht. Wien 1872.

Kalitzkus, V./Wilm, S./Matthiesen, P.: Narrative Medizin –Was ist es, was bringt es, wie setzt man es um? In: *Z Allg Med* 85/2 (2009), 60-66.

Katzenmeier, C.: Anmerkung zu BGH, Urteil vom 20.09.2011 – VI ZR 55/09. In: *LMK* (2012), 327738.

Katzenmeier, C.: Die Rahmenbedingungen der Patientenautonomie - Eine kritische Betrachtung des Patientenrechtegesetz-Regierungsentwurfs. In: *MedR* 30/9 (2012), 576-583. *

Katzenmeier, C.: Der Behandlungsvertrag – Neuer Vertragstypus im BGB. In: *NJW* 12 (2013), 817-824.

Katzenmeier, C.: Verrechtlichung der Medizin. In: C. Katzenmeier/K. Bergdolt (Hrsg.): *Das Bild des Arztes im 21. Jahrhundert*. Berlin 2009, 45-60.

Kaufmann, F.-X. (Hrsg.): Ärztliches Handeln zwischen Paragraphen und Vertrauen. Düsseldorf 1984.

Kaufmann, A.. Das Verfahren der Rechtsgewinnung. München 1999.

Kilian, M.: Berater und Verbraucher im Spannungsfeld von Vertrauen, Regulierung und Informierung – Gedanken zur Diskussion über die Deregulierung von Expertensystemen. In: *ZRP* 7 (2005), 209-211.

Kirch, W.: Fehldiagnosen in der inneren Medizin. München 1992.

Kleinert, S./Horton, R.: How should medical science change? In: *The Lancet* 2/1 (2014), 1 - 2.

Kluth, W.: Ärztliche Berufs- und Gewissensfreiheit im Rahmen eines ökonomisch gesteuerten Gesundheitswesens. In: H. Thomas/C. Hillgruber (Hrsg.): *Ärztliche Freiheit und Berufsethos*. Dettelbach 2005, 127-152.

Koch, H.: Die Präventions- und Steuerungswirkung des Schuld- und Wettbewerbsrechts. In: *JZ* 19 (1999), 922-930.

Kühl, I.: Wirtschaftlichkeitsgebot und Vertragsarzt im Strafrecht, Berlin 2013.

Kuhlen, L.: Zur Problematik der nachträglichen ex ante-Beurteilung im Strafrecht und in der Moral. In: H. Jung/H. Müller-Dietz/U. Neumann (Hrsg.): *Recht und Moral*. Baden-Baden 1991, 341-372.

Lahno, B.: *Der Begriff des Vertrauens*. Paderborn 2002.

Laufs, A.: Arzt und Recht im Wandel der Zeit. In: *MedR* 4/4 (1986), 163-170.

Laufs, A.: Arzt zwischen Heilberuf, Forschung und Dienstleistung. In: H. Thomas/ C. Hillgruber (Hrsg.): *Ärztliche Freiheit und Berufsethos*. Dettelbach 2005, 77-97.

Laufs, A./Kern, B.-R. (Hrsg.): *Handbuch des Arztrechts*. München ⁴2010.

Laufs, A./Katzenmeier, C./Lipp, V.: Arztrecht. München [6]2009.

Lipp, V./Simon, A.: Beihilfe zum Suizid: Keine ärztliche Aufgabe. In: *Deutsches Ärzteblatt* 108 (2011), 2-7.

Llewellyn, K.: The Normative, The Legal and the Law-Jobs: The Problems of Juristic Method. In: *The Yale Law Journal* 40/8 (1940), 1355-1400.

Lown, B.: Die verlorene Kunst des Heilens. Anleitung zum Umdenken. Frankfurt a.M. 2012 (engl. 1996).

Luhmann, N.: Vertrauen. Ein Mechanismus der Reduktion sozialer Komplexität Stuttgart 2000 [1968] (Nachdruck 2009).

Luhmann, N.: Rechtssoziologie, Bd. 1. Hamburg 1972.

Luhmann, N.: Rechtssoziologie, Bd. 2. Hamburg 1972.

Luhmann, N.: Soziologie des Risikos. Berlin 1991.

Luhmann, N.: Kontingenz und Recht. Rechtstheorie im interdisziplinären Zusammenhang. Berlin 1972 (Nachdruck 2013).

Luhmann, N.: Soziologische Aufklärung 5. Konstruktivistische Perspektiven. Wiesbaden [3]2009.

Maio, G.: Wenn die sprachliche Hilflosigkeit flüchtend zur Technik greift – Für eine neue Kultur der Besonnenheit am Ende des Lebens. In: G. Duttge/M. Zimmermann-Acklin (Hrsg.): *Gerecht sorgen.* Göttingen 2013, 169-177.

Maio, G.: Mittelpunkt Mensch: Ethik in der Medizin. Stuttgart 2012.

Mathe, T.: Medizinische Soziologie und Sozialmedizin. Idstein 2005 [2003].

Maurer, H.: *Allgemeines Verwaltungsrecht.* München [18]2011.

Mnookin, R./Kornhauser, L.: Bargaining in the Shadow of the Law: The Case of Divorce. In: *Yale Law Journal* 88 (1979), 950-968.

Mohammadi-Kangarani, E.: Die Richtlinien der Organverteilung im Transplantationsgesetz – verfassungsgemäß? Frankfurt a.M. 2011.

Neumann, G.: Gutachterkommissionen und Schlichtungsstellen - Eine Evaluation der Ergebnisse. In: *MedR* 16/7 (1998), 309-315.

Newig, J.: Symbolische Gesetzgebung zwischen Machtausübung und gesellschaftlicher Selbsttäuschung. In: M. Cottier/J. Estermann/M. Wrase (Hrsg.): *Wie wirkt Recht?* Baden-Baden 2010, 301-322.

Oduncu, F.: Die Verpflanzung von Organen und Geweben. In: F. Oduncu/U. Schroth/W. Vossenkuhl (Hrsg.): *Transplantation – Organgewinnung und -allokation.* Göttingen 2003, 9-14.

Ollenschläger, G.: Evidenzbasierte Leitlinien - Risiken und Chancen. In: T. Ratajczak (Hrsg.): *Leitlinien, Richtlinien und Gesetz: Wieviel Reglementierung verträgt das Arzt-Patienten-Verhältnis.* Berlin 2003, 47-64.

Olzen, D./Metzmacher, A.: Erste Überlegungen zum Referentenentwurf für ein Patientenrechtegesetz. In: *JR* 7 2012, 271-278.

Olzen, D./Uzunovic, H.: Der Behandlungsvertrag im BGB - Ein Vergleich des Referenten- und Regierungsentwurfs für ein Gesetz zur Stärkung der Patientenrechte. In: *JR* 11 2012, 447-451.

Opp, K.-D.: *Soziologie im Recht*. Hamburg 1973.

Oswald, M. E.: Vertrauen – eine Analyse aus psychologischer Sicht. In: H. Hof/H. Kummer/P. Weingart (Hrsg.): *Recht und Verhalten. Verhaltensgrundlagen des Rechts – zum Beispiel Vertrauen*. Baden-Baden 1994, 111-128.

Peintinger, M.: Therapeutische Partnerschaft. Aufklärung zwischen Patientenautonomie und ärztlicher Selbstbestimmung. Wien 2003.

Preis, U./Schneider, A.: Das Patientenrechtegesetz - eine gelungene Kodifikation? In: *NZS* 8 (2013), 281-288.

Quaas, M./Zuck, R.: Medizinrecht. München ²2008.

Raiser, T.: Das lebende Recht. Baden-Baden ⁶2013.

Raspe, H.: Leitlinien als professioneller Normsetzungsprozeß. In: D. Hart (Hrsg.): *Ärztliche Leitlinien – Recht und Empirie professioneller Normbildung*. Baden-Baden 2000, 168-178.

Rehbinder, M.: Rechtssoziologie. München ⁷2007.

Rehbinder, M.: Rechtskenntnis, Rechtsbewußtsein und Rechtsethos als Probleme der Rechtspolitik. In: M. Rehbinder/H. Schelsky (Hrsg.): *Jahrbuch für Rechtssoziologie und Rechtstheorie* 3 (1972), 25-46 .

Rehborn, M.: Patientenrechtegesetz 2013 - Behandlungsvertrag, Mitwirkung, Information, Einwilligung, Aufklärung. In: *MDR* 9 (2013), 497-502.

Röhl, K. F.: Allgemeine Rechtslehre. Köln ³2008.

Rottleuthner, H.: Einführung in die Rechtssoziologie. Darmstadt 1987.

Rüthers, B./Fischer, C./Birk, A.: Rechtstheorie. München ⁶2011.

Ryffel, H.: Grundprobleme der Rechts- und Staatsphilosophie. Luchterhand 1969.

Schaal, G. S.: Vertrauen, Verfassung und Demokratie. Über den Einfluss konstitutioneller Prozesse und Prozeduren auf die Genese von Vertrauensbeziehungen in modernen Demokratien. Wiesbaden 2004.

Schmidt, E.: Der Arzt im Strafrecht. In: A. Ponsold (Hrsg.): *Lehrbuch der gerichtlichen Medizin*. Stuttgart 1957 [1950].

Schmidtchen, D.: Ökonomik des Vertrauens. In: H. Hof/H. Kummer/P. Weingart (Hrsg.): *Recht und Verhalten. Verhaltensgrundlagen des Rechts – zum Beispiel Vertrauen*. Baden-Baden 1994, 129-163.

Schnapp, F. E.: Der Vertragsarzt als Sachwalter der gesetzlichen Krankenkassen? In: G. Duttge (Hrsg.): *Tatort Gesundheitsmarkt*. Göttingen 2011, 47-67.

Schöch, H./Verrel, T.: Alternativ-Entwurf Sterbebegleitung (AE-StB). In: *GA* 10 (2005), 553-586.

Scholz, F.: Die Rechtssicherheit. Berlin 1955.

290   *Gunnar Duttge / Derya Er / Eike Sven Fischer*

Schreiber, H.-L.: Notwendigkeit und Grenzen rechtlicher Kontrolle der Medizin. Göttin-
    gen 1984.
Schreiber, H.-L.: Das Dilemma der ärztlichen Aufklärung – Neue Probleme für die Recht-
    sprechung. In: H. Lilie/H. Rosenau (Hrsg.): *Schriften zur Rechtsphilosophie, zum
    Strafrecht und zum Medizin- und Biorecht.* Frankfurt a.M. 2013, 395-403.
Schroth, U.: § 19 Abs. 2a TPG – Ein missglückter medizinstrafrechtlicher Schnellschuss.
    In: *MedR* 31/10 (2013), 645-647.
Schüler-Springorum, H.: Kriminalprognose und Vertrauen. In: H. Hof/H. Kummer/
    P. Weingart (Hrsg.): *Recht und Verhalten. Verhaltensgrundlagen des Rechts – zum
    Beispiel Vertrauen.* Baden-Baden 1994, 215-224.
Simmel, G.: Soziologie. Gesamtausgabe II. Frankfurt a.M. 1992.
Simmel, G.: Soziologie. Untersuchungen über die Formen der Vergesellschaftung. Berlin
    [6]1983.
Simon, A.: Patientenverfügung in der Intensiv- und Notfallmedizin. In: *Intensiv- und
    Notfallmedizin* 47/1 (2010), 43-48.
Spickhoff, A.: Patientenrechte und Gesetzgebung. In: *ZRP* 3 (2012), 65-69.
Spickhoff, A.: Patientenrechte und Patientenpflichten - Die medizinische Behandlung als
    kodifizierter Vertragstypus. In: *VersR* 7 (2013), 267-282.
Spickhoff, A.: Rechtssicherheit kraft Gesetzes durch sog. Patientenverfügungen? - Zum
    Dritten Gesetz zur Änderung des Betreuungsrecht. In: *FamRZ* 23 (2009), 1949-1957.
Stemmer, P.: Normativität. Eine ontologische Untersuchung. Berlin 2008.
Sternberg-Lieben, D.: Gerechter Einsatz knapper Ressourcen bei Patienten am Lebensen-
    de – die medizinstrafrechtliche Perspektive. In: G. Duttge/M. Zimmermann-Acklin
    (Hrsg.): *Gerecht sorgen. Verständigungsprozesse über den Einsatz knapper Ressourcen
    bei Patienten am Lebensende.* Göttingen 2013, 37-60.
Strasser, H./Voswinkel, S.: Vertrauen im gesellschaftlichen Wandel. In: M. Schweer
    (Hrsg.): *Interpersonales Vertrauen: Theorien und empirische Befunde.* Opladen 1997,
    27 – 48.
Stünker, J.: Das Gesetz zur Patientenverfügung und wie es dazu kam. In: G. D. Borasio/H.-
    J. Heßler/R. J. Jox/C. Meier: Patientenverfügung. Das neue Gesetz in der Praxis.
    Stuttgart 2012, 9 – 15.
Thurn, P.: Das Patientenrechtegesetz – Sicht der Rechtsprechung. In: *MedR* 31/3 (2013),
    153-158.
Verrel, T.: In dubio pro vita. Überlegungen zur Behandlungsbegrenzung aus „objektiven"
    Gründen. In: M. Pawlik/R. Zaczyk (Hrsg.): *Festschrift für Günther Jakobs.* Köln u.a.
    2007, 715-730.
Vesting, T.: Soziale Geltungsansprüche in fragmentierten Öffentlichkeiten. Zur neueren
    Diskussion über das Verhältnis von Ehrenschutz und Meinungsfreiheit. In: *AÖR* 122
    (1997), 337-371.

Voswinkel, S.: Glaubwürdigkeit kommunizieren. In: A. Mönnich/E. Bartsch (Hrsg.): Jahresheft der Sprech-Kontakte über Zukunftsthemen der Sprechkommunikation in Wirtschaft, Wissenschaft, Weiterbildung und Verwaltung. 1997/1998, 2.

Voß, M.: Symbolische Gesetzgebung. Fragen zur Rationalität von Strafgesetzgebungsakten. Ebelsbach 1989.

Wagner, G.: Kodifikation des Arzthaftungsrechts – Zum Entwurf eines Patientenrechtegesetzes. In: *VersR* 19 (2012), 789-801.

Weber, M.: Typologie der Herrschaftsformen. Tübingen 1922.

Weber, M./Stiehl, M./Reiter, J./Rittner, C.: Ethische Entscheidungen am Ende des Lebens: Sorgsames Abwägen der jeweiligen Situation. In: *Deutsches Ärzteblatt* 98 (2001), A-3184-3188.

Wieland, W.: Strukturwandel der Medizin und ärztliche Ethik. Heidelberg 1986.

Zintl, R.: Rationalität und Moralität politischen Vertrauens. In: R. Schmalz-Bruns/R. Zintl (Hrsg.): *Politisches Vertrauen. Soziale Grundlagen reflexiver Kooperation.* Baden-Baden 2002, 171-190.

Zu den Autorinnen und Autoren

Bernd **Alt-Epping**, PD Dr., ltd. Oberarzt der Klinik für Palliativmedizin der Universitätsmedizin Göttingen, Tätigkeitsschwerpunkte in der klinischen und außerklinischen Palliativversorgung, der palliativmedizinischen Aus- und Weiterbildung, der Ethikberatung sowie der palliativmedizinischen Forschung (klinische Studien, Lehr- und Versorgungsforschung, ethische Fragestellungen).

Reiner **Anselm**, Prof. Dr. theol., Professor für Systematische Theologie und Ethik an der Ludwig-Maximilians-Universität München. Forschungsgebiete: Geschichte der evangelischen Ethik im 20. Jahrhundert, Religion und Gesellschaft, Bio- und Medizinethik.

Katharina **Beier**, Dr., wissenschaftliche Mitarbeiterin am Institut für Ethik und Geschichte der Medizin an der Universitätsmedizin Göttingen. Forschungsschwerpunkte: ethische und rechtliche Aspekte der Biobankforschung, Autonomie und Vertrauen in der modernen Medizin, Ethik der Reproduktionsmedizin.

Daniel **Brauer**, Dr. iur., Dipl. iur., LL.M. (Medizinrecht), Rechtsreferendar am Landgericht Kassel. Forschungsschwerpunkte: Autonomie und Vertrauen in der modernen Medizin, Definition der ärztlichen Berufsausübung, Sterbehilfe.

Ulrike **Butz**, Dipl. theol. und Pfarrerin, Wissenschaftliche Mitarbeiterin und Promovendin im Forschungsprojekt „Autonomie und Vertrauen", Theologische Fakultät der Georg-August-Universität Göttingen. Forschungsschwerpunkte: Medizin- und Bioethik.

Gunnar **Duttge**, Prof. Dr., Direktor der Abteilung für strafrechtliches Medizin- und Biorecht der Juristischen Fakultät, stellvertr. geschäftsführender Direktor des Zentrums für Medizinrecht der Georg-August-Universität Göttingen. Forschungsschwerpunkte: Medizinrecht, formelles und materielles Strafrecht, Verfassungsrecht, Rechtsphilosophie/-theorie.

Derya **Er**, Dipl. iur., Wissenschaftliche Mitarbeiterin im Forschungsprojekt „Autonomie und Vertrauen", Juristische Fakultät der Georg-August-Universität Göttingen. Forschungsschwerpunkte: Rechtliche Regulierung und ihre Wirkung (insb. im Bereich des Medizinrechts), Strafverfahrensrecht.

Eike Sven **Fischer**, Dipl. iur., bis 2013 wissenschaftliche Hilfskraft im Forschungsprojekt „Autonomie und Vertrauen", Juristische Fakultät der Georg-August-Universität Göttingen, Mitglied der Arbeitsgemeinschaft Medizinrecht des Deutschen Anwaltvereins, seit 2013 Rechtsanwalt (Associate) für Arzt-/Medizinrecht, Haftungsrecht, Strafrecht und Wirtschaftsstrafrecht. Forschungsschwerpunkte: Medizinrecht, Recht der ärztlichen Berufsausübung.

Isabella **Jordan**, Dr., Wissenschaftliche Mitarbeiterin am Institut für Ethik und Geschichte der Medizin an der Universitätsmedizin Göttingen. Forschungsschwerpunkte: Geschichte und Ethik am Lebensanfang und Lebensende, Konzepte von Autonomie, Vertrauen und Verantwortung, Soziale Akteure und Bewegungen in der Gesundheitspolitik.

Volker **Lipp**, Prof. Dr., Lehrstuhl für Bürgerliches Recht, Zivilprozessrecht, Medizinrecht und Rechtsvergleichung, Direktor des Instituts für Privat- und Prozessrecht und des Göttinger Zentrums für Medizinrecht der Georg-August-Universität Göttingen, Präsident der Deutschen Sektion der Commission Internationale de l'État Civil, Mitglied des Vorstandes des Betreuungsgerichtstags sowie Mitglied im Ausschuss der Bundesärztekammer für ethische und medizinisch-juristische Grundsatzfragen und in der Zentralen Ethikkommission bei der Bundesärztekammer, Mitglied der Unterhaltskommission des Deutschen Familiengerichtstags. Forschungsschwerpunkte: Familienrecht, Medizinrecht, Zivilprozessrecht sowie Internationales Privat- und Prozessrecht und ihre europa- und verfassungsrechtlichen Grundlagen.

Gabriella **Marx**, Dr. disc. pol., Wissenschaftliche Mitarbeiterin der Klinik für Palliativmedizin an der Universitätsmedizin Göttingen, Forschungskoordination. Forschungsschwerpunkte: Patientenperspektiven, Patient-Arzt-Beziehungen, Autonomie und Vertrauen am Lebensende, Theorie und Methoden qualitativer Forschung.

Friedemann **Nauck**, Prof. Dr., Direktor der Klinik für Palliativmedizin an der Universitätsmedizin Göttingen, Präsident der Deutschen Gesellschaft für Palliativmedizin von 2010 - 2014. Forschungsschwerpunkte: Versorgung am Lebensende, Symptomkontrolle, ethische und rechtliche Fragestellungen in der Patientenversorgung, Autonomie und Vertrauen in der modernen Medizin.

Sonja **Owusu Boakye**, M.A., Wissenschaftliche Mitarbeiterin der Klinik für Palliativmedizin an der Universitätsmedizin Göttingen. Forschungsschwerpunkte: Autonomie und Vertrauen am Lebensende, Versorgung von PatientInnen am Lebensende, Biographie- und Migrationsforschung, Theorien und Methoden qualitativer Forschung.

Silke **Schicktanz**, Prof. Dr., Professur für Kultur und Ethik der Biomedizin, Institut für Ethik und Geschichte der Medizin an der Universitätsmedizin Göttingen. Forschungsschwerpunkte: Ethik der Biomedizin, Kulturelle Unterschiede in der Bioethik, Körper- und Identitätsverständnisse in der Medizin, Konzepte von Autonomie, Vertrauen und Verantwortung, Laien- und Patientenperspektiven, Verhältnis von Ethik und Empirie.

Holmer **Steinfath**, Prof. Dr., Professor für Philosophie an der Georg-August-Universität Göttingen, ordentliches Mitglied der Akademie der Wissenschaften zu Göttingen. Forschungsschwerpunkte: Grundlagen der Ethik, philosophische Anthropologie, Aristoteles.

Claudia **Wiesemann**, Prof. Dr., Direktorin des Instituts für Ethik und Geschichte der Medizin an der Universitätsmedizin Göttingen, Mitglied des Deutschen Ethikrats. Forschungsschwerpunkte: Autonomie und Vertrauen in der modernen Medizin, Ethik der Reproduktionsmedizin, Ethik des Kindes.

Printed in the United States
By Bookmasters